Alexander Herold, Thomas Schiedeck (Hrsg.)

Manual der Koloproktologie

Band 1, **2. Auflage**

Alexander Herold, Thomas Schiedeck (Hrsg.)

Manual der Koloproktologie

Band 1

2. Auflage

DE GRUYTER

Herausgeber

Prof. Dr. Alexander Herold
Deutsches End- und Dickdarmzentrum
Mannheim
Bismarkplatz 1
68165 Mannheim
E-Mail: a.herold@enddarm-zentrum.de

Prof. Dr. Thomas Schiedeck
Klinikum Ludwigsburg/Klinik f. Allgemein Viszeral-,
Thorax- und Kinderchirurgie
Posilipostr. 4
71640 Ludwigsburg
E-Mail: thkschiedeck@me.com

ISBN: 978-3-11-125301-5
e-ISBN (PDF): 978-3-11-133127-0
e-ISBN (EPUB): 978-3-11-125344-2
ISBN Band 2 (2. Aufl.): 978-3-11-125302-2
ISBN Band 1 + Band 2 (2.Aufl.): 978-3-11-133103-4

Library of Congress Control Number: 2024933470

Bibliografische Information der Deutschen Nationalbibliothek
Die Deutsche Nationalbibliothek verzeichnet diese Publikation in der Deutschen Nationalbibliographie;
detaillierte bibliografische Daten sind im Internet über http://dnb.d-nb.de abrufbar.

Der Verlag hat für die Wiedergabe aller in diesem Buch enthaltenen Informationen mit den Autoren große
Mühe darauf verwandt, diese Angaben genau entsprechend dem Wissensstand bei Fertigstellung des
Werkes abzudrucken. Trotz sorgfältiger Manuskriptherstellung und Korrektur des Satzes können Fehler
nicht ganz ausgeschlossen werden. Autoren und Verlag übernehmen infolgedessen keine Verantwortung
und keine daraus folgende oder sonstige Haftung, die auf irgendeine Art aus der Benutzung der in dem
Werk enthaltenen Informationen oder Teilen davon entsteht.
Die Wiedergabe der Gebrauchsnamen, Handelsnamen, Warenbezeichnungen und dergleichen in diesem
Buch berechtigt nicht zu der Annahme, dass solche Namen ohne weiteres von jedermann benutzt werden
dürfen. Vielmehr handelt es sich häufig um gesetzlich geschützte, eingetragene Warenzeichen, auch wenn
sie nicht eigens als solche gekennzeichnet sind.

Einbandabbildung: Prof. Dr. Alexander Herold
Satz/Datenkonvertierung: L42 GmbH, Berlin

www.degruyter.com

Vorwort zur 2. Auflage

Die 2. Auflage des Standardwerks der Koloproktologie für jeden kostenfrei!

Nach der 1. Auflage dieses Manuals der Koloproktologie, im Jahr 2019 herausgegeben im Auftrag der Deutschen Gesellschaft für Koloproktologie, liegt heute die 2. Auflage – wiederum in 2 Bänden – vor Ihnen und dies aus folgenden Gründen:

1. Die 1. Auflage war sehr erfolgreich und hat alle unsere Erwartungen bei Weitem übertroffen: Mit über 35.000 Downloads und fast 1000 gedruckten Büchern müsste jeder koloproktologisch Interessierte dieses Standardwerk teilweise oder sogar ganz, digital oder gedruckt besitzen.
2. Im Jahr 2024 feiert die Deutsche Gesellschaft für Koloproktologie ihren 50. Deutschen Koloproktologen-Kongress und unterstützt zur Feier des Jubiläums die 2. Auflage finanziell, um erneut eine Open Access Publikation zu ermöglichen.
3. Die Deutsche Gesellschaft für Koloproktologie ist ein gemeinnütziger Verein und kommt damit ihren Vereinsstatuten mit der Auflage der Unterstützung der Allgemeinheit in idealer Weise nach.

Die 2. Auflage, die bereits 5 Jahre nach Erscheinen der 1. Auflage vorliegt, präsentiert den aktuellen Stand der Wissenschaft in 36 Kapiteln auf über 600 Seiten. Es werden alle koloproktologischen Erkrankungen – von den häufigen bis zum seltenen Kolibri –, von der Symptomatik zur Diagnostik bis zur Differentialtherapie ausführlich referiert. Es ist erneut gelungen Autoren zu gewinnen, die in ihrem Fachgebiet als Experten gelten und die ihr fundiertes Wissen hier einbringen. Die einzelnen Kapitel zeichnen sich durch hervorragende didaktische Qualität, gründliche Darstellung der Informationen auf höchstem wissenschaftlichem Niveau und umfassende Übersicht der aktuellen Therapiemöglichkeiten und eine abschließende Auflistung von weiterführenden Literaturhinweisen aus.

Unser Dank gebührt den Autoren für das Verfassen der einzelnen Kapitel und dem Verlag De Gruyter, Berlin für die konstruktive Zusammenarbeit, hier insbesondere Frau Jessika Kischke in ihrer Funktion als Content Editor.

Wir wünschen der 2. Auflage eine Fortsetzung des Erfolgs der 1. Auflage, und dass beide Bände einen wesentlichen Bestandteil der koloproktologischen Literatur und das Standardwerk der deutschen Koloproktologie weiterhin darstellen.

Alexander Herold und Thomas Schiedeck

Vorwort zur 1. Auflage

Dieses Standardwerk der Deutschen Gesellschaft für Koloproktologie bietet in zwei Bänden das komplette koloproktologische Spektrum: von der Ileozökalklappe bis zum Anus.

Die beiden Bände entstanden aus dem Wunsch heraus, allen Vertretern aus den verschiedenen Fachbereichen der Medizin, die sich für Koloproktologie interessieren, eine Grundlage zu bieten, ihr Wissen zu intensivieren. Das Werk beinhaltet alle koloproktologischen Erkrankungen. Es ist dabei gelungen Autoren zu gewinnen, die in diesem Fachgebiet sehr bekannt sind und die ihr Wissen von der Diagnostik bis zur Therapie einbringen. Die einzelnen Inhalte zeichnen sich durch hervorragende didaktische Qualität, gründliche Darstellung der Informationen und Therapiemöglichkeiten und die sehr gute Auflistung von Literaturhinweisen aus.

Besonders hervorzuheben ist, dass dieses Manual – von der ersten bis zur letzten Seite – jedermann kostenfrei zugänglich online zur Verfügung steht. Hier wird der moderne Gedanke der freien Verfügbarkeit von Wissen und Weiterbildung von der Deutschen Gesellschaft für Koloproktologie mit Leben erfüllt: Open Access.

Nicht zuletzt gebührt mein Dank den Autoren für das Verfassen der einzelnen Kapitel und den beiden Herausgebern für ihren Einsatz beim Zusammenstellen des Inhalts und der unermüdlichen Koordination bei der Erstellung des Gesamtwerks.

Ich wünsche dem Buch Erfolg, und dass beide Bände ein wesentlicher Bestandteil der koloproktologischen Literatur und das Standardwerk der deutschen Koloproktologie werden.

Kronach, im August 2019

Thorolf Hager
Ehrenmitglied der DGK

Inhalt

Die Kapitel 19–36 finden Sie im Manual der Koloproktologie Band 2,
ISBN 978-3-11-25302-2.

Inhalt Band 2

Autorenverzeichnis

PD Dr. Birgit Bittorf
Chirurgische Klinik der Friedrich-Alexander-Universität Erlangen
Krankenhausstr. 12
91054 Erlangen
E-Mail: birgit.bittorf@uk-erlangen.de
Kapitel 12

Prof. Dr. med. Dieter Bussen
Deutsches End- und Dickdarm-Zentrum
Bismarckplatz 1
68165 Mannheim
E-Mail: d.bussen@enddarm-zentrum.de
Kapitel 16

Prof. Dr. med. Dr. phil. Dietrich Doll
St. Marienhospital Vechta
Marienstraße 6–8
49377 Vechta
E-Mail: ddoll@gmx.de
Kapitel 11

Univ.-Prof. Dr. med. Paolo Fornara
Universitätsklinik für Urologie und Nierentransplantation
Martin-Luther-Universität, Halle/Saale
Ernst-Grube-Straße 40
06120 Halle/Saale
E-Mail: paolo.fornara@uk-halle.de
Kapitel 17

PD Dr. med. Stefan Fritz
Deutsches End- und Dickdarmzentrum Mannheim
Bismarckplatz 1
68165 Mannheim
E-Mail: stefan.fritz@enddarm-zentrum.de
Kapitel 7

Dr. med. Christian Fünfgeld
Klinik für Gynäkologie und Geburtshilfe
Kontinenz- und Beckenbodenzentrum
Klinik Tettnang GmbH
Emil-Münch-Str. 16
88069 Tettnang
E-Mail: fuenfgeld.christian@medizincampus.de
Kapitel 18

Prof. Dr. med. Alois Fürst
Klinik für Allgemein-, Viszeral-. Thoraxchirurgie, Adipositasmedizin
Minimal Invasive Chirurgie
Caritas-Krankenhaus St. Josef
Landshuterstr. 65
93053 Regensburg
E-Mail: afuerst@csj.de
Kapitel 5

Dr. med. Alex Furtwängler
Die Koloproktologen, Praxis für Koloproktologie
Praxisklinik 2000
Wirthstr. 11 A
79110 Freiburg
E-Mail: furtwaengler@diekoloproktologen.de
Kapitel 10

Prof. Dr. med. Alexander Herold
Deutsches End- und Dickdarmzentrum Mannheim
Bismarckplatz 1
68165 Mannheim
E-Mail: a.herold@enddarm-zentrum.de
Kapitel 7

Prof. Dr. med. Igors Iesalnieks
Evang. Krankenhaus Köln-Kalk
Buchforststraße 2
51103 Köln
E-Mail: igors.iesalnieks@evkk.de
Kapitel 11

Dr. med. Johannes Jongen
Proktologische Praxis Kiel
Beselerallee 67
24105 Kiel
E-Mail: info@proktologie-kiel.de
Kapitel 9

Prof. Dr. med. Volker Kahlke
Proktologische Praxis Kiel
Beselerallee 67
24105 Kiel
E-Mail: info@proktologie-kiel.de
Kapitel 9

Caroline Kemper
Klinik für Allgemein-, Viszeral-. Thoraxchirurgie,
Adipositasmedizin
Minimal Invasive Chirurgie
Caritas-Krankenhaus St. Josef
Landshuterstr. 65
93053 Regensburg
E-Mail: ckemper@csj.de
Kapitel 5

Prof. Dr. med. Heiner Krammer
Praxis für Gastroenterologie und
Ernährungsmedizin am
Dt. End- und Dickdarmzentrum
Bismarckplatz 1
68165 Mannheim
E-Mail: krammer@magendarm-zentrum.de
Kapitel 14

Dr. med. Jennifer Kranz, FEBU, MHBA
Klinik für Urologie und Kinderurologie
Uniklinik RWTH Aachen
Pauwelsstraße 30
52074 Aachen
und
Klinik für Urologie und Kinderurologie,
St.-Antonius Hospital,
Lehrakademisches Krankenhaus der Uniklinik
Aachen,
Dechant-Deckers-Straße 8
52249 Eschweiler
E-Mail:
jennifer.kranz@rwth-aachen.de
Kapitel 17

Prof. Dr. med. Tilman Laubert
Proktologische Praxis Kiel
Beselerallee 67
24105 Kiel
E-Mail: info@proktologie-kiel.de
Kapitel 9

Dr. med. Horst Loch
Proktologie Dr. Loch
Tauentzienstrasse 3
10789 Berlin
E-Mail: info@proktologie-dr-loch.de
Kapitel 15

PD Dr. med. Lukas Marti
Kantonsspital St. Gallen
Klinik für Allgemein-, Viszeral-, Endokrin- und
Transplantationschirurgie
CH-9007 St. Gallen
E-Mail: lukas.marti@kssg.ch
Kapitel 6

Prof. Dr. Klaus Matzel
Leiter Sektion Koloproktologie
Chirurgische Universitätsklinik Erlangen
Krankenhausstr. 12
91054 Erlangen
E-Mail: klaus.matzel@uk-erlangen.de
Kapitel 12

Dr. med. Philipp Oetting
Enddarmzentrum München-Bavaria
Bavariaring 45
80336 München
E-Mail: oetting@mprokt.de
Kapitel 3

Dr. med. Andreas Ommer
Dr.Andreas Ommer
End- und Dickdarm-Zentrum Essen
Rüttenscheider Straße 66
45130 Essen
E-Mail: aommer@online.de
Kapitel 11

Prof. Dr. Dr. med. Uwe Johannes Roblick
Klinik für Allgemein-, Viszeral- und
minimal-invasive Chirurgie
Agaplesion Diakonieklinikum Hamburg
Hohe Weide 17
20259 Hamburg
E-Mail: Uwe.Roblick@agaplesion.de
Kapitel 2

Dr. med. Andreas Schmidt
Klinik für Allgemein-, Viszeral- und
minimal-invasive Chirurgie
Agaplesion Diakonieklinikum Hamburg
Hohe Weide 17
20259 Hamburg
E-Mail: Andreas.Schmidt@agaplesion.de
Kapitel 2

Prof. Dr. med. Andreas de Weerth
Klinik für Gastroenterologie
Agaplesion Diakonieklinikum Hamburg
Hohe Weide 17
20259 Hamburg
E-Mail: Andreas.deWeerth@agaplesion.de
Kapitel 2

Dr. med. Martin Schmidt-Lauber
Gastroenterologische Gemeinschaftspraxis
Oldenburg
Unter den Eichen 26
26122 Oldenburg
E-Mail: info@gastro-ol.de
Kapitel 14

Priv.-Doz. Dr. med. Sandra Schönburg
BG Klinikum Bergmannstrost
Neuro-Urologie
Merseburger Straße 165
06112 Halle/Saale
E-Mail: sandra.schoenburg@bergmannstrost.de
Kapitel 17

Prof. Dr. med. Oliver Schwandner
Institut für Proktologie
Serpiliusweg 8
93049 Regensburg
E-Mail: info@institut-fuer-proktologie.de
Kapitel 13

Priv.-Doz. Dr. med. Steffen Seyfried
Universitätsklinikum Mannheim GmbH
Chirurgische Klinik
Theodor-Kutzer-Ufer 1–3
68167 Mannheim
E-Mail: steffen.seyfried@umm.de
Kapitel 16

Priv.-Doz. Dr. med. Sigmar Stelzner
Klinik und Poliklinik für Viszeral-, Transplantations-,
Thorax- und Gefäßchirurgie
Universitätsklinikum Leipzig AöR
Liebigstraße 20, Haus 4
04103 Leipzig
E-Mail: sigmar.stelzner@medizin.uni-leipzig.de
Kapitel 1

Dr. med. Sabrina Stollberg (geb. Ebinger)
Gesundheitswissenschaften
Helsana Versicherungen AG
Postfach, CH-8081 Zürich
E-Mail: sabrina.ebinger@gmx.ch
Kapitel 6

Dr. med. Bernhard Strittmatter
Praxisklinik 2000 – Die Koloproktologen
Wirthstr. 11 A
79110 Freiburg i. Br.
E-Mail: Strittmatter.B@t-online.de
Kapitel 4

Dr. med. Ernst Tabori
Deutsches Beratungszentrum für Hygiene
Schnewlinstr. 4
79098 Freiburg i. Br.
E-Mail: tabori@bzh-freiburg.de
Kapitel 4

Prof. Dr. med. Thilo Wedel
Anatomisches Institut
Zentrum für Klinische Anatomie
Universität Kiel
Otto-Hahn-Platz 8
24118 Kiel
E-Mail: t.wedel@anat.uni-kiel.de
Kapitel 1

PD Dr. med. Gerhard Weyandt
Klinik für Dermatologie und Allergologie
Klinikum Bayreuth GmbH
Preuschwitzer Str. 101
95445 Bayreuth
E-Mail: Gerhard.Weyandt@Klinikum-Bayreuth.de
Kapitel 8

1 Anatomie

Thilo Wedel, Sigmar Stelzner

1.1 Kapitelzusammenfassung

Das Verständnis der Anatomie von Kolon, Anorektum und Beckenboden ist unabding-
bare Voraussetzung für die Diagnostik und Therapie koloproktologischer Erkrankungen. Die stetig zunehmenden technischen Innovationen und alternativen operativen
Zugangswege erfordern einen entsprechend anspruchsvollen Umgang mit den topographischen anatomischen Verhältnissen. Die aus der Embryologie sowie makroanato-
mischen und mikroskopischen Untersuchungen gewonnenen Erkenntnisse haben entscheidend dazu beigetragen, die chirurgischen Interventionen einerseits so radikal wie
nötig, andererseits so funktionserhaltend wie möglich durchzuführen – und dies zunehmend unter der Maxime eines minimal-invasiven Vorgehens. Vor diesem Hinter-
grund widmet sich das Kapitel der klinisch-chirurgisch orientierten Anatomie und vermittelt die morphologischen Grundlagen zu dem in diesem Buch vorgestellten koloproktologischen Krankheitsspektrum.

1.2 Kolon

1.2.1 Wandaufbau des Kolons

Entsprechend des allgemeinen Wandaufbaus des Magen-Darm-Traktes setzt sich die
Kolonwand aus folgenden Schichten zusammen:
- Mucosa
- Submucosa
- Tunica muscularis mit Ring- und Längsmuskelschicht
- Adventitia bzw. Serosa

In Abgrenzung zu anderen gastrointestinalen Abschnitten weist das Kolon charakteristische Merkmale auf:
- subserosale Fettanhängsel (Appendices epiploicae)
- regelmäßige Aussackungen (Haustra coli)
- halbmondförmige Schleimhautfalten (Plicae semilunares)
- drei bandförmige Verdickungen der Längsmuskelschicht (Taenia libera, Taenia
  omentalis, Taenia mesenterialis)

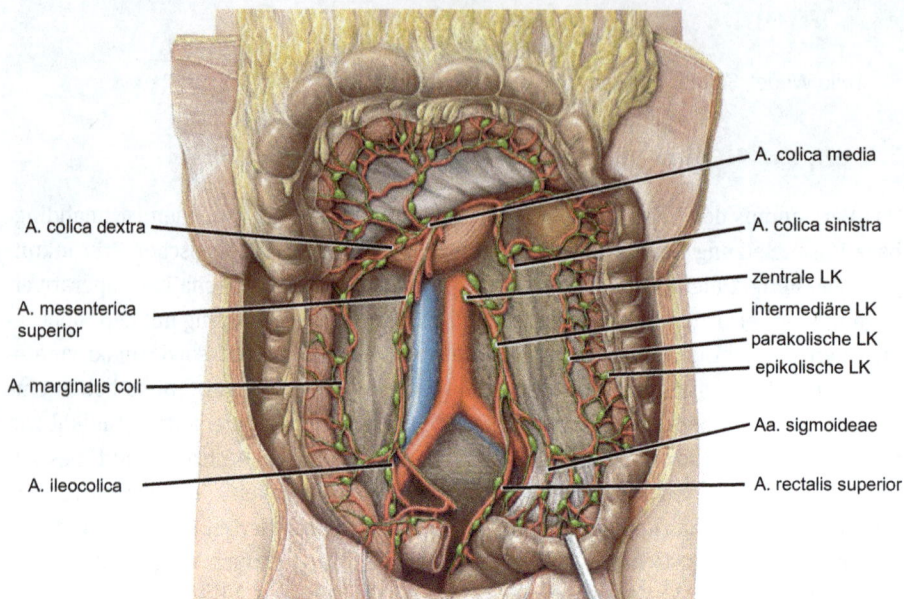

A. colica media

A. colica dextra

A. colica sinistra

zentrale LK

A. mesenterica superior

intermediäre LK

parakolische LK

epikolische LK

A. marginalis coli

Aa. sigmoideae

A. ileocolica

A. rectalis superior

Abb. 1.1: Kolon mit arterieller Gefäßversorgung und Lymphknotenstationen. Ansicht von ventral. Dünndarm weitgehend entfernt, Colon transversum mit Omentum majus hochgeklappt. LK = Lymphknoten (mit freundlicher Genehmigung des Georg Thieme Verlags; Schünke et al. Prometheus LernAtlas der Anatomie, Innere Organe, 5. Aufl. Thieme, 2018).

1.2.2 Kolonsegmente

Die Kolonlänge beträgt normalerweise 100–150 cm und kann erheblich variieren. Durch die während der Embryonalentwicklung gegen den Uhrzeigersinn vollzogene 270-Grad-Drehung um die Nabelschleife legt sich das Kolon wie ein Fensterrahmen („Kolonrahmen") um die Dünndarmschlingen. Aufgrund dieser Konfiguration lassen sich folgende Segmente und Flexuren beschreiben (Abb. 1.1).

Zökum mit Appendix vermiformis

Das Zökum (Blinddarm) ist der blind endende, ca. 6 cm lange Anfangsteil des Dickdarms, der sackförmig nach unten in die rechte Fossa iliaca ragt. Normalerweise ist das Zökum rückwandig fixiert, kann jedoch bei embryologisch nicht erfolgter Anheftung seines Mesenteriums eine freie intraperitoneale Lage einnehmen (Coecum mobile). Medialseitig mündet das terminale Ileum über die Valva ileocaecalis (Bauhin-Klappe) in das Zökum. Die Ileozökalklappe besteht aus einem lippenartig in das Zökum hineinragenden, ringförmigen Wulst, der durch Verdickung der Ringmuskelschicht gebildet wird. 2–3 cm unterhalb befindet sich die Einmündung der 6–10 cm langen Appendix vermiformis (Wurmfortsatz). An der Basis der Appendix vereinigen sich die drei Tänien des Zökums zu einer kontinuierlichen Längsmuskelschicht. Bei intraperitonealer Lage besitzt die Appendix ein eigenes Mesenterium (Mesoappendix), in dem die A. appendicularis verläuft. Zumeist befindet sich die Appendix in retrozökaler Position im gleichnamigen Recessus oder intrapelvin, selten prä- oder retroileal. Der Ileozökalpol liegt durch die embryonal erfolgte Fixierung der Fossa iliaca dextra auf und steht in topographischer Beziehung nach dorsal zum M. psoas, Nerven des Plexus lumbalis (insbesondere N. cutaneus femoris lateralis, N. genitofemoralis) sowie Vasa testicularia/ovarica, nach medial zum Ureter und nach kaudal zu den Beckenorganen (bei der Frau insbesondere zu den Adnexen).

Colon ascendens

Das Colon ascendens (aufsteigender Dickdarm) hat mit 4–6 cm einen kleineren Durchmesser als das Zökum. Es erstreckt sich vom Zökum über ca. 15–20 cm bis zur rechten Kolonflexur unterhalb des rechten Leberlappens (Flexura coli hepatica) und ist dorsalseitig fixiert. Durch peritoneale Umschlagfalten, die vom Zwerchfell, dem rechten Nierenlager sowie der Leber zum Kolon ziehen (Lig. phrenicocolicum dextrum, Lig. renocolicum dextrum, Lig. hepatocolicum), wird die Flexur in Position gehalten. Obwohl diese peritonealen Anheftungen allgemein üblich als Ligamente bezeichnet werden, handelt es sich nicht um Bandstrukturen im engeren Sinne. Darüber hinaus stehen das Colon ascendens und die rechte Kolonflexur mit dem Gallenblasenfundus und dem Duodenum (Pars descendens) sowie über die Fascia renalis anterior nach dorsal mit der rechten Nebenniere bzw. dem oberen Nierenpol in enger Lagebeziehung.

Colon transversum

Das Colon transversum (querer Dickdarm) erstreckt sich von der rechten bis zur linken Kolonflexur und ist über das Mesocolon transversum mobil aufgehängt. Darüber hinaus hat sich während der Embryonalentwicklung das Mesogastrium dorsale schürzenförmig in Form des Omentum majus über das Querkolon gelegt und ist entlang der Taenia omentalis mit diesem verwachsen. Der Teil des Omentum majus, der von der großen Magenkurvatur bis zum Querkolon reicht, wird als Lig. gastrocolicum bezeichnet. Über das Mesocolon transversum und das Lig. gastrocolicum besteht eine enge Lagebeziehung des Colon transversum zu den Oberbauchorganen, insbesondere Magen, Pankreas und Duodenum. Die Länge und Lage des Colon transversum sind aufgrund der flexiblen mesenterialen Aufhängung sehr variabel. Erst an der linken Kolonflexur im Bereich der Milzunterfläche (Flexura coli splenica) sorgen wieder peritoneale Umschlagfalten, die das Zwerchfell, das linke Nierenlager sowie die Milz mit dem Kolon verbinden (Lig. phrenicocolicum sinistrum, Lig. renocolicum sinistrum, Lig. splenocolicum), für entsprechenden Halt. Auch hier handelt es sich nicht um Ligamente im engeren Sinne, sondern um peritoneale Anheftungen bzw. Verwachsungen. Die linke Kolonflexur liegt meist kranialer und dorsaler als die rechte Kolonflexur und hat topographischen Bezug zum Pankreasschwanz und Milzhilus sowie über die Fascia renalis anterior nach dorsal zur linken Nebenniere bzw. zum oberen Nierenpol.

Colon descendens

Das Colon descendens (absteigender Dickdarm) hat einen Durchmesser von 3–5 cm und zieht von der linken Kolonflexur ca. 25–30 cm nach kaudal zur linken Fossa iliaca. Im Vergleich zum Colon ascendens liegt das Colon descendens etwas weiter dorsal und ist ventralseitig meist von Dünndarmschlingen bedeckt. Der Wechsel vom fixierten zum mobilen Mesokolon im Bereich der linken Fossa iliaca markiert den Übergang in das Colon sigmoideum.

Colon sigmoideum

Das Colon sigmoideum (S-förmiger Dickdarm) ist frei in der Bauchhöhle beweglich und über ein entsprechendes Mesocolon sigmoideum (Mesosigma) mit der hinteren Bauchwand verbunden. Der S- oder omegaförmig gewundene Dickdarmabschnitt erstreckt sich vom Ende des Colon descendens bis zum Beginn des Rektums. Die Länge beträgt normalerweise 35–45 cm, kann jedoch erheblich variieren. Abhängig von ihrer Länge und Lage kann die Sigmaschlinge Kontakt zu allen von Peritoneum bedeckten Beckenorganen aufnehmen (z. B. Harnblase, Adnexe und Uterus, vordere Rektumwand) oder auf bzw. zwischen die Beckenkompartimente (Sigmoideozele) gedrückt werden.

1.2.3 Mesenterien des Kolons

Embryologische Entwicklung

Die embryonale Bauchhöhle wird von einer mesenchymalen Schicht ausgekleidet, die von einem serösen Mesothel (Peritoneum parietale) überzogen ist. Das in die Bauchhöhle hineinwachsende primitive Darmrohr wird ebenfalls von dieser mesenchymalen, mesotheltragenden Schicht (Peritoneum viscerale) überzogen und befindet sich somit in einer intraperitonealen Lage. Die Aufhängung des primitiven Darmrohrs an die hintere Bauchwand erfolgt über ein kontinuierliches dorsales Mesenterium, das einerseits als mechanische Aufhängung, andererseits als funktionelle Versorgungsschiene fungiert. So verlaufen alle den Magen-Darm-Trakt versorgenden Blut- und Lymphgefäße einschließlich der autonomen Nerven innerhalb dieses Mesenteriums. Der Truncus coeliacus zieht zum Vorderdarm, die A. mesenterica superior zum Mitteldarm, die A. mesenterica inferior zum Hinterdarm. Während Zökum, Colon ascendens und Colon transversum Mitteldarmabkömmlinge sind, sind das Colon descendens und Colon sigmoideum sowie das Rektum aus dem Hinterdarm hervorgegangen.

Alle Kolonabschnitte besitzen ein korrespondierendes Mesokolon und befinden sich zunächst in intraperitonealer Lage. Im Zuge des Längenwachstums, der Rotation und Reposition des Kolons in die Bauchhöhle heften sich einzelne Dickdarmabschnitte mit ihren jeweiligen Mesos an das die Bauchhöhle auskleidende parietale Peritoneum. Entgegen der tradierten Lehrmeinung kommt es hierbei nicht zu einer Verschmelzung und vollständigen Auflösung dieser mesothelialen Schichten – die an das parietale Peritoneum angehefteten Mesokolonabschnitte bleiben erhalten und lassen sich entlang des sog. „parieto-renal interface" von der Fascia renalis anterior, die den eigentlichen retroperitonealen Raum begrenzt, separieren. Insofern sind die fixierten Kolon- abschnitte zwar an der hinteren Bauchwand angeheftet, jedoch nicht sekundär retro- peritonealisiert. Im chirurgischen Kontext bedeutet dies, dass eine vollständige Mobili- sierung aller Mesokolonabschnitte einschließlich der darin enthaltenen Blut- und Lymphgefäße ohne Beeinträchtigung ihrer Integrität im Sinne einer kompletten meso- kolischen Exzision (complete mesocolic excision, CME) möglich ist.

Mesocolon ascendens und Mesocolon descendens

Mesocolon ascendens und descendens werden im Zuge der Embryonalentwicklung an die hintere Bauchwand verlagert und heften sich an das dorsale parietale Peritoneum. Dieses retrokolisch gelegene parietale Peritoneum formiert sich im Adulten zu einer faszienartigen Struktur (parietale peritoneale Faszie), die historisch bedingt auch als Toldt-Faszie bezeichnet wird. Die parietale peritoneale Faszie liegt dorsal der Fascia renalis anterior an, die auch als Gerota-Faszie bezeichnet wird und den Retroperitone- alraum begrenzt, der Nieren, Harnleiter, gonadale Blutgefäße, Aorta und V. cava infe- rior beherbergt.

Die Grenzschicht zwischen der parietalen peritonealen Faszie und der Fascia rena- lis anterior („parieto-renal interface") ist weitgehend blutgefäßfrei und stellt die opti- male chirurgische Präparationsebene zur Mobilisierung der fixierten auf- und abstei- genden Kolonabschnitte dar. Während das Mesocolon descendens an die hintere Bauchwand fixiert ist, lagert sich das kraniale Mesocolon ascendens der duodenopan- kreatischen Platte ventralseitig an. Hier kommt es zur Anheftung des Mesocolon ascen- dens an die preduodenopankreatische Faszie, die auch als Fredet-Faszie bezeichnet wird. Insbesondere im Mesocolon ascendens fehlen häufig die sonst für Mesenterien typischen Fetteinlagerungen, sodass diese transparent wirkenden mesokolischen Ab- schnitte auch als „mesocolic windows" bezeichnet werden (Abb. 1.2).

Mesocolon transversum

Die Anheftungslinie des Mesocolon transversum (Radix mesocoli transversi) erstreckt sich zwischen beiden Kolonflexuren und zieht über das Duodenum (Pars descendens) und Pankreas (Kopf, Unterrand von Körper und Schwanz). Ein topographischer Bezug zum Retroperitonealraum besteht über die Vasa mesenterica superiora – wobei die V. mesenterica superior aufgrund ihrer zentralen Leitstrukturfunktion in ihrem Ab- schnitt bis zur V. ileocolica auch als „surgical trunk" bezeichnet wird. Die kraniale Flä- che des Mesocolon transversum bildet – zusammen mit Anteilen des dorsalen Meso- gastriums – den Boden der Bursa omentalis und ist rechtsseitig häufig mit dem Lig. gastrocolicum verwachsen (retrogastrische Adhäsionen). Linksseitig scheinen sich die beiden Blätter des Mesocolon transversum über die Vorder- und Hinterfläche des Pan- kreas fortzusetzen.

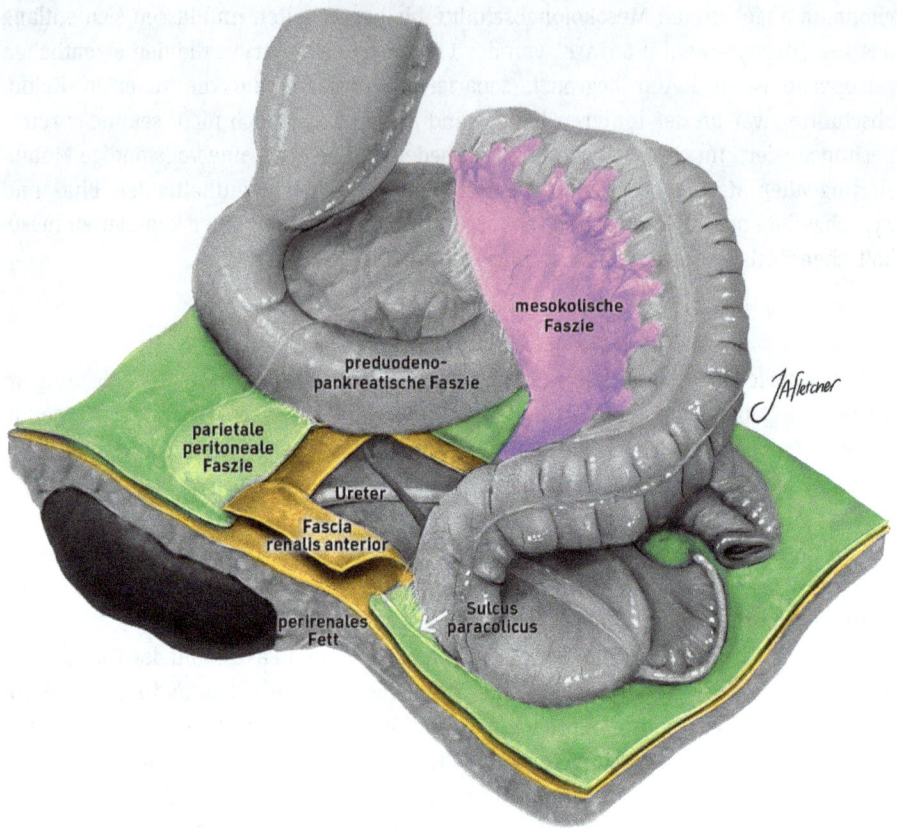

Abb. 1.2: Retrokolisches Fasziensystem am Rechtskolon. Das Mesocolon ascendens (mesokolische Faszie) wurde teilweise vom Peritoneum parietale (parietale peritoneale Faszie) sowie vom duodenopankreatischen Kompartiment (preduodenopankreatische Faszie) abgelöst. Das Peritoneum parietale liegt der Fascia renalis anterior auf, die durch Fensterung den Blick auf die im perirenalen Fettgewebe verlaufenden Ureter und Gonadalgefäße freigibt. (mit freundlicher Genehmigung von Wiley; Wedel et al. Colorectal Dis 2023).

Mesocolon sigmoideum

Die Anheftungslinie des Mesocolon sigmoideum (Mesosigma) ist ca. 9 cm lang und reicht von der linken Fossa iliaca über den M. psoas und die Beckeneingangsebene bis zum Beginn des Rektums auf Höhe des zweiten Sakralwirbels. Das Mesocolon sigmoideum bildet an seiner Unterseite einen Recessus sigmoideus und hat enge Lagebeziehungen zum Ureter, zu den linksseitigen Vasa testicularia/ovarica, Vasa iliaca externa/interna sowie zu den Nerven des Plexus lumbalis (insbesondere N. cutaneus femoris lateralis, N. genitofemoralis).

1.2.4 Arterielle Blutversorgung des Kolons

A. mesenterica superior und A. mesenterica inferior

Da das Kolon embryologisch aus Mittel- und Hinterdarm hervorgegangen ist, wird es von Ästen der Aa. mesenterica superior und inferior versorgt (Abb. 1.1). Beide Arterien stehen über eine Kolonrandarkade im Bereich der linken Kolonflexur in Verbindung, die der sog. „Wasserscheide" beider arteriellen Stromgebiete entspricht und auch als Griffith-Punkt bezeichnet wird. Die Kolonrandarkaden verlaufen parakolisch als A. marginalis coli (Drummond-Marginalarterie) entlang des gesamten Kolonrahmens und sind meistens durchgängig bis zum proximalen Rektum vorhanden. Allerdings ist nicht immer eine durchgehende darmwandnahe Arkade zum Rektum ausgebildet (sog. Sudeck-Punkt), was bei Resektionen und Anastomosen in diesem Bereich beachtet werden muss. Darüber hinaus können Anastomosen zwischen A. colica media und sinistra (Riolan-Anastomose) ausgebildet sein oder – sehr selten – auch direkte Kurzschlüsse zwischen A. mesenterica superior und inferior (Williams-Klop-Anastomose) bestehen. Eine aktuelle Klassifikation verzichtet auf die häufig uneinheitlich definierten Eponymbezeichnungen und unterteilt die Ausbildung von Gefäßkollateralen im Bereich der linken Kolonflexur pragmatisch in Anastomosen vom marginalen, intermediären und zentralen Typ.

A. ileocolica

Die A. ileocolica ist der größte Endast der A. mesenterica superior, verläuft in etwa 50 % der Fälle vor bzw. hinter der V. mesenterica superior und versorgt neben Anteilen des terminalen Ileums vor allem das Zökum und den aufsteigenden Dickdarm. Im Bereich des ileozökalen Winkels teilt sich das Hauptgefäß auf in R. ilealis, R. caecalis anterior und posterior, R. colicus sowie eine fast immer retroileal verlaufende A. appendicularis.

A. colica dextra

Die rechte Kolonarterie ist inkonstant und liegt nur selten als eigenständiges Blutgefäß mit direktem Abgang aus der A. mesenterica superior (ca. 40 %) vor. Häufiger geht die A. colica dextra als zusätzlicher Ast aus der A. colica media oder der A. ileocolica hervor. Entsprechend findet sich im Mesocolon ascendens meist ein sog. „mesocolic window" ohne eine durchkreuzende A. colica dextra.

A. colica media

Die A. colica media ist ein sehr konstantes Blutgefäß mit einem Durchmesser von 3,3 ± 0,8 mm. Es entspringt aus dem infrapankreatischen Segment der A. mesenterica superior, zieht ins Mesocolon transversum hinein und teilt sich nach etwa 3 cm in einen rechten und linken Ast auf – wobei Varianten mit proximaler bzw. distaler Aufteilung häufig anzutreffen sind. Seltener gehen beide Äste separat aus der A. mesenterica superior hervor. Eine A. colica media accessoria wird in etwa einem Viertel der Fälle beschrieben und zieht zur linken Kolonflexur, insbesondere bei fehlendem R. ascendens der A. colica sinistra.

A. colica sinistra

Die A. colica sinistra entspringt als konstanter erster Abgang aus der A. mesenterica inferior mit einem Durchmesser von 3,1 ± 1,0 mm und teilt sich in einen auf- und absteigenden Ast auf. Der R. ascendens verläuft häufig zunächst mit der V. mesenterica inferior nach kranial und erreicht dann die Kolonrandarkade im Bereich der linken Kolonflexur. Der R. descendens tritt an das Colon descendens heran und anastomosiert nach kaudal mit den Aa. sigmoideae.

Aa. sigmoideae

Aus der A. mesenterica inferior gehen 2–5 Arterien mit einem Durchmesser von 3,0 ± 0,5 mm hervor, die im Mesocolon sigmoideum Arkaden bilden und darüber das Colon sigmoideum erreichen. Es bestehen sowohl Anastomosen zu A. colica sinistra über den R. descendens als auch zur A. rectalis superior. Das Fehlen der letzteren Anastomose wird als Sudeck-Punkt bezeichnet, unterhalb dessen die Blutversorgung des Rektums ausschließlich von den Rektumblutgefäßen übernommen wird.

Vasa recta

Aus der A. marginalis coli entspringen in regelmäßigen Abständen gradlinig auf die Kolonwand zulaufende Gefäße. Diese Vasa recta erreichen mit kurzen und langen Ästen die gesamte Zirkumferenz des Kolons und ziehen entlang der Tänienränder durch die Muskelschicht bis zur Darmschleimhaut. Die schräg in der Muskulatur angeordneten perivaskulären Bindegewebssepten stellen präformierte Schwachstellen (Loci minoris resistentiae) dar und können als „Bruchpforten" für den Schleimhautdurchtritt bei Kolondivertikeln fungieren.

1.2.5 Venöse Drainage des Kolons

Während die peripheren, kolonnahen Venen parallel zu den entsprechenden Arterien verlaufen, ergeben sich nach zentral für die größeren Kolonvenen unterschiedliche, von den gleichnamigen Arterien abweichende Verläufe mit teilweise erheblichen Variationen (Abb. 1.3).

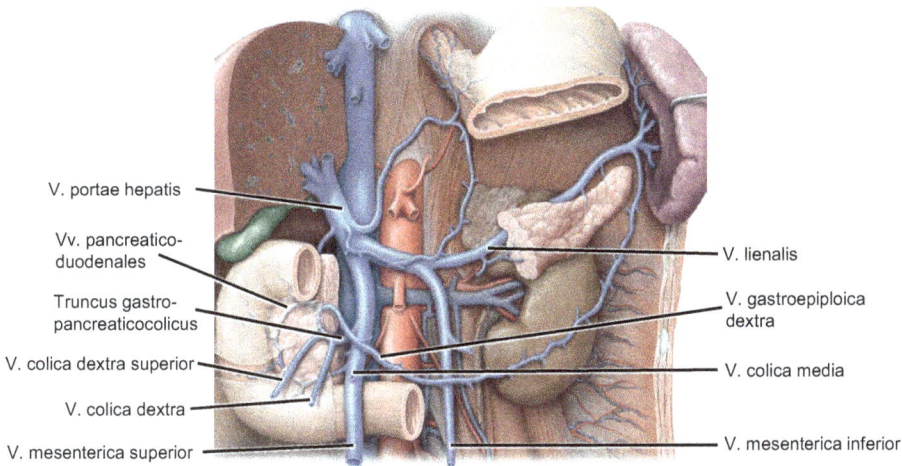

Abb. 1.3: Venöse Drainage des Kolons. Ansicht von ventral. Magen und Pankreas sind teilweise entfernt. Darstellung der gemeinsamen venösen Drainage von rechtsseitigem Kolon, Pankreaskopf und großer Magenkurvatur in den Truncus gastropancreaticocolicus (mit freundlicher Genehmigung des Georg Thieme Verlags; Schünke et al. Prometheus LernAtlas der Anatomie. Innere Organe. 5. Aufl. Thieme, 2018).

V. mesenterica inferior

Nach Einmündung der V. rectalis superior und Vv. sigmoideae in die V. mesenterica inferior verläuft diese im Mesocolon descendens zunächst lateral der gleichnamigen Arterie parallel zur Aorta. Das venöse Blutgefäß zieht dann weiter nach kranial linksseitig an der Flexura duodenojejunalis vorbei bis zum Pankreasunterrand und nimmt im Verlauf häufig Beziehung zum R. ascendens der A. colica sinistra auf. In 70 % der Fälle erfolgt die Mündung retropankreatisch in die V. lienalis. Hinter dem Pankreaskopf vereinigt sich die Milzvene mit der V. mesenterica superior zur V. portae hepatis (Confluens venae portae). Die V. mesenterica inferior kann jedoch auch unter Umgehung der Milzvene direkt in die V. mesenterica superior münden oder als isolierter Ast den portalen Confluens erreichen.

Venen aus dem rechtsseitigen Kolon

Die V. ileocolica verläuft in etwa 10 % der Fälle getrennt von der gleichnamigen Arterie. Neben der eigentlichen V. colica dextra liegt in etwa einem Drittel der Fälle eine zusätzliche Vene vor, die als V. colica dextra superior bezeichnet wird und das Blut aus der rechten Kolonflexur und dem rechtsseitigen Querkolon drainiert. Besonders bemerkenswert ist, dass in etwa 70 % der Fälle die rechtsseitigen Kolonvenen gemeinsam mit Venen des Magens und des Pankreas über den sog. Truncus gastropancreaticocolicus drainiert werden.

Truncus gastropancreaticocolicus

Der nach dem Erstbeschreiber auch als Henle-Truncus bezeichnete Truncus gastropancreaticocolicus besteht aus dem Zusammenfluss von Venen aus Magen, Pankreas und Dickdarm in die V. mesenterica superior. Es handelt sich dabei um die V. gastroepiploica dextra, die V. pancreaticoduodenalis anterosuperior sowie die V. colica dextra, V. colica dextra superior und – seltener – die V. colica media. Nur in ca. 25 % der Fälle münden die genannten Kolonvenen separat in die V. mesenterica superior, sodass dann lediglich ein Truncus gastropancreaticus vorliegt.

1.2.6 Lymphdrainage des Kolons

Zentripetale Lymphdrainage

Klassischerweise erfolgt die Lymphdrainage des Kolons von peripher nach zentral und folgt vorwiegend den arteriellen Blutgefäßen innerhalb der jeweiligen Kolonmesos. Der Lymphabfluss mündet für das Zökum, Colon ascendens und transversum in die Nodi lymphatici mesenterici superiores, für das Colon descendens und sigmoideum sowie das Rektum in die Nodi lymphatici mesenterici inferiores – wobei die Lymphdrainage der linken Kolonflexur in beide zentrale Lymphknotenstationen erfolgen kann. Folgende Lymphknotenstationen werden im Verlauf beschrieben (Abb. 1.1):
– epikolische Lymphknoten in unmittelbarer Nähe zur Kolonwand
– parakolische Lymphknoten entlang der arteriellen Kolonrandarkaden
– intermediäre Lymphknoten entlang der größeren mesokolischen Blutgefäße
– zentrale Lymphknoten in Umgebung der A. mesenterica superior und inferior

Lymphdrainage entlang der Darmachse

Darüber hinaus findet der Lymphabfluss innerhalb der Darmwand statt. Die Lymphdrainage entlang der longitudinalen Darmachse erfolgt bidirektional über eine Länge von maximal 10 cm. Somit kann es bei Karzinomen im linken Querkolon bzw. an der linken Kolonflexur zur lymphogenen Ausbreitung sowohl über die A. colica media in Richtung A. mesenterica superior als auch über die A. colica sinistra in Richtung A. mesenterica inferior kommen.

Atypische Lymphdrainage

Als atypische Lymphdrainage werden solche Lymphabflusswege bezeichnet, die kompartiment- bzw. organübergreifend erfolgen. So lassen sich kleinere Blut- und Lymphgefäßverbindungen vom Querkolon sowohl zum Pankreas via Mesocolon transversum als auch zur großen Magenkurvatur via Lig. gastrocolicum aufzeigen. Diese atypischen Lymphabflusswege erklären möglicherweise das Auftreten von pankreatischen, infrapylorischen und gastroepiploischen Lymphknotenmetastasen insbesondere bei fortgeschrittenen Transversumkarzinomen.

1.2.7 Nervenversorgung des Kolons

Plexus mesentericus superior und Plexus mesentericus inferior

Die autonome Innervation des Kolons erfolgt über sympathische und parasympathische Nervenfasern, die sich präaortal zu Geflechten anordnen und entlang der arteriellen Blutgefäße die Kolonwand erreichen. Sympathikus und Parasympathikus führen sowohl efferente als auch afferente Nervenfasern. Über den Plexus mesentericus superior werden neben dem gesamten Dünndarm das rechtsseitige Kolon, über den Plexus mesentericus inferior das linksseitige Kolon versorgt. In Form relativ derber und engmaschiger Geflechte umhüllen die ganglionären Plexus insbesondere die abgangsnahen Abschnitte der jeweiligen arteriellen Mesenterialgefäße.

Sympathische Nervenversorgung

Präganglionäre sympathische Nervenfasern stammen aus den Rückenmarksegmenten Th5–Th12 sowie L1–L2. Via Nn. splanchnici majores und minores sowie lumbales erreichen die Nervenfasern die Ganglia mesenterica superius und inferius, wo sie auf postganglionäre Nervenfasern umgeschaltet werden. Die postganglionären Nervenfasern folgen den Abgängen der jeweiligen arteriellen Mesenterialgefäße und gelangen so bis zu den entsprechenden Kolonabschnitten.

Parasympathische Nervenversorgung

Die Nn. vagi repräsentieren den kranialen Teil des Parasympathikus und versorgen das rechtsseitige Kolon bis zur linken Kolonflexur (Cannon-Böhm-Punkt). Die präganglionären Nervenfasern verlaufen ab den präaortalen Nervenplexus zusammen mit den sympathischen Nervenfasern, werden jedoch erst auf Organebene innerhalb der enterischen Nervengeflechte umgeschaltet. Der sakrale Teil des Parasympathikus stammt aus den Rückenmarksegmenten S2–S4 und erreicht über die Nn. splanchnici pelvici den Plexus hypogastricus inferior/superior sowie den Plexus mesentericus inferior. Aus diesen Nervengeflechten erreichen die Nervenäste – überwiegend perivaskulär, teilweise aber auch aszendierend in der Kolonwand verlaufend – das linksseitige Kolon.

Enterisches Nervensystem

Innerhalb der Kolonwand befindet sich das enterische Nervensystem, das sich durch den gesamten Magen-Darm-Trakt erstreckt und mit ca. 170 Millionen Nervenzellen das größte zusammenhängende periphere Nervensystem darstellt (Abb. 1.4). Enterische Nervenzellen gruppieren sich zu intramuralen Ganglien, die innerhalb der Tunica muscularis (Plexus myentericus) und der Tela submucosa (Plexus submucosus) flächenhafte Nervengeflechte ausbilden und wesentliche sensomotorische Funktionen des Magen-Darm-Traktes übernehmen. Klinische Bedeutung erlangt das enterische

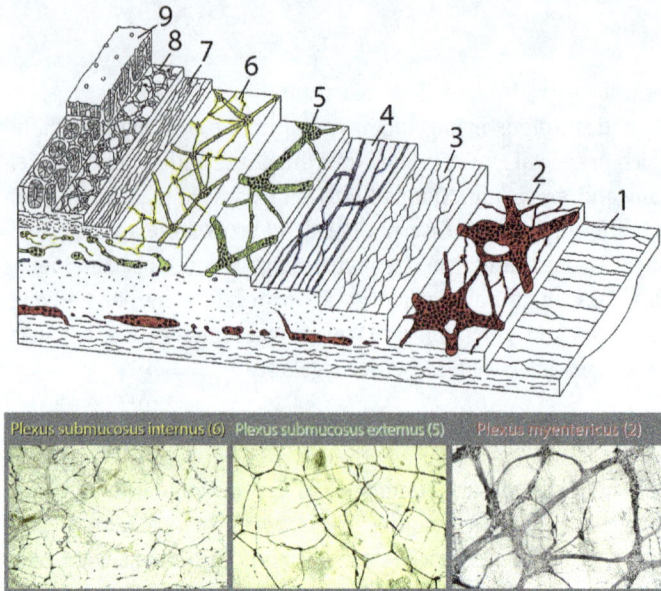

Abb. 1.4: Aufbau des enterischen Nervensystems. Plexus muscularis longitudinalis (1), Plexus myentericus (2), Plexus muscularis circularis (3), Plexus submucosus extremus (4), Plexus submucosus externus (5), Plexus submucosus internus (6), Plexus muscularis mucosae (7), Plexus mucosus subglandularis (8), Plexus mucosus periglandularis (9). Immunhistochemische Darstellung (neuronaler Marker PGP 9.5) der flächig präparierten ganglionären Plexus.

Nervensystem insbesondere dann, wenn es aufgrund von enterischen Neuropathien (z. B. Aganglionose, Hypoganglionose, enterische Ganglionitis) zu schwerwiegenden kolorektalen Motilitätsstörungen kommt.

1.3 Rektum

1.3.1 Definition und Wandaufbau

Als Rektum (Mastdarm, Enddarm) wird der dem Colon sigmoideum folgende und durch den Anus abgeschlossene letzte Abschnitt des Gastrointestinaltrakts bezeichnet. Rektum und Analkanal stehen im Dienste einer kontrollierten Defäkation und Kontinenzleistung und bilden als Anorektum eine funktionelle Einheit. Das Rektum liegt im hinteren Kompartiment des kleinen Beckens und folgt in der Sagittalen der Konkavität des Sakrums. Das Konfluieren der Kolontänien markiert den Beginn des Rektums, wobei dieser Übergang sowie die Länge des Rektums variabel sind. Bewährt hat sich die schematische Festlegung der Union International Contre le Cancer (UICC), den Beginn des Rektums mit Hilfe der starren Rektoskopie bei 16 cm ab Analrand festzulegen und die Grenzen zwischen proximalen, mittleren und distalem Rektumdrittel bei

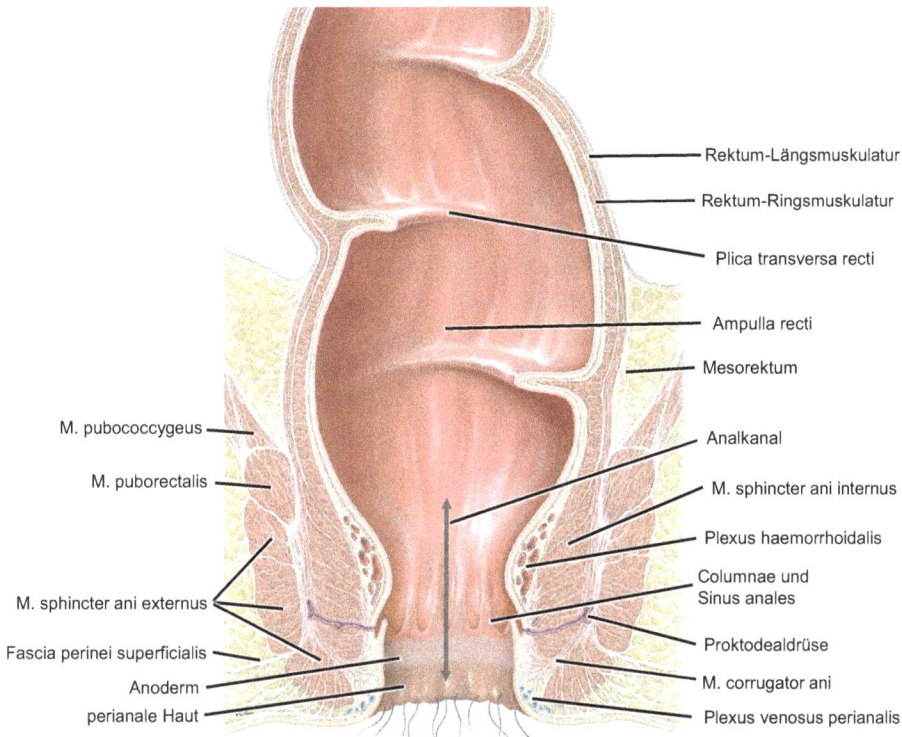

Abb. 1.5: Anorektum. Frontalschnitt, Ansicht von ventral. Die aus didaktischen Gründen lateral einge-zeichneten Proktodealdrüsen sind überwiegend dorsal bei 6 Uhr Steinschnittlage ausgebildet (mit freundli-cher Genehmigung des Georg Thieme Verlags; Schünke et al. Prometheus LernAtlas der Anatomie. Innere Organe. 5. Aufl. Thieme, 2018).

jeweils 12 cm und 6 cm zu definieren. Der allgemeine Wandaufbau ähnelt dem des Kolons, wobei das Rektum eine durchgehende Längsmuskelschicht besitzt und durch häufig weit in das Lumen vorspringende, semizirkuläre Falten gekennzeichnet ist, deren mittlere nach Kohlrausch benannt ist (Abb. 1.5).

1.3.2 Mesorektum

Die Adventitia des Rektums entspricht einem perirektalen Fettkörper, der von der Fascia recti propria (mesorektale Hüllfaszie) begrenzt wird. Der in Anlehnung an das Mesokolon klinisch etablierte Begriff des Mesorektum erlangt insbesondere eine tumor-chirurgische Bedeutung, da innerhalb dieses perirektalen Fettkörpers die lymphogene und vaskuläre Metastasierung von Rektumkarzinomen erfolgt. Das Mesorektum ist dor-solateral am ausgeprägtesten und bildet hier zwei von der mesorektalen Faszie umhüllte, mittig durch eine angedeutete Raphe geteilte Wangen. Nach kaudal verjüngt sich das Mesorektum, läuft konisch aus und endet oberhalb des M. puborectalis (Abb. 1.6).

1.3.3 Perirektale Faszien

Parietale pelvine Faszie

Die parietale pelvine Faszie kleidet die inneren Wandungen des kleinen Beckens aus. Mit ihren beiden Lamellen umhüllt sie die pelvinen autonomen Nerven (u. a. die Nn. hypogastrici) wie eine Scheide, wodurch der Begriff des „hypogastric sheath" geprägt wurde. Zwischen der inneren Lamelle der parietalen pelvinen Faszie und der mesorektalen Faszie erstreckt sich ein durch Zug und Gegenzug gut zu öffnender Spaltraum, das Spatium retrorectale bzw. perimesorectale („holy plane" nach Heald), der zur chirurgischen Mobilisierung des Mesorektum genutzt wird. Lediglich punktuell bestehen dorsolateral Verbindungen über kleinere Venen und Nervenfasern zwischen beiden Faszien. Während die innere Lamelle nach ventral in das Septum rectogenitale (Denonvilliers-Faszie) übergeht, überdeckt die äußere Lamelle die Äste der A. und V. iliaca interna (Abb. 1.6, Abb. 1.7).

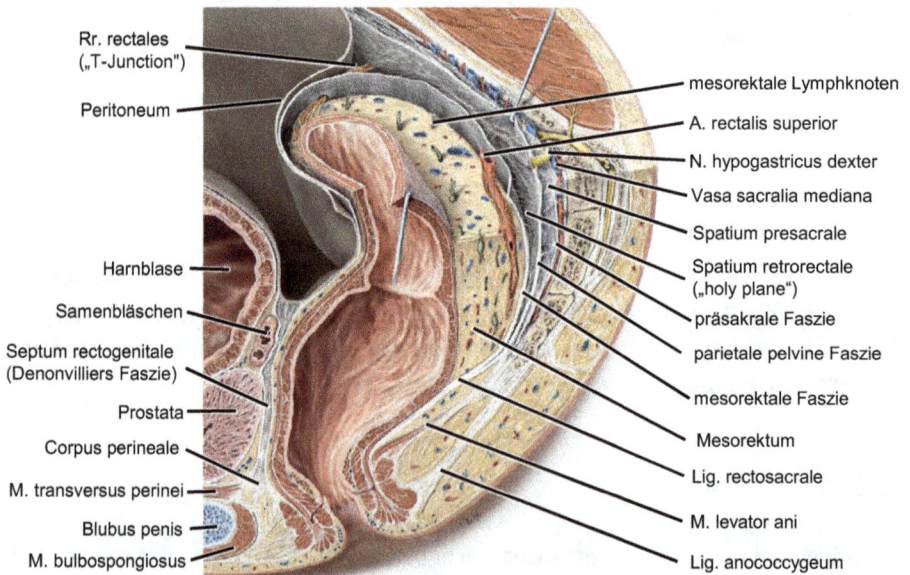

Abb. 1.6: Rektum mit Mesorektum und perirektalen Faszien. Männliches Becken, Sagittalschnitt, Ansicht von links (mit freundlicher Genehmigung des Georg Thieme Verlags; Schünke et al. Prometheus LernAtlas der Anatomie. Innere Organe. 5. Aufl. Thieme, 2018).

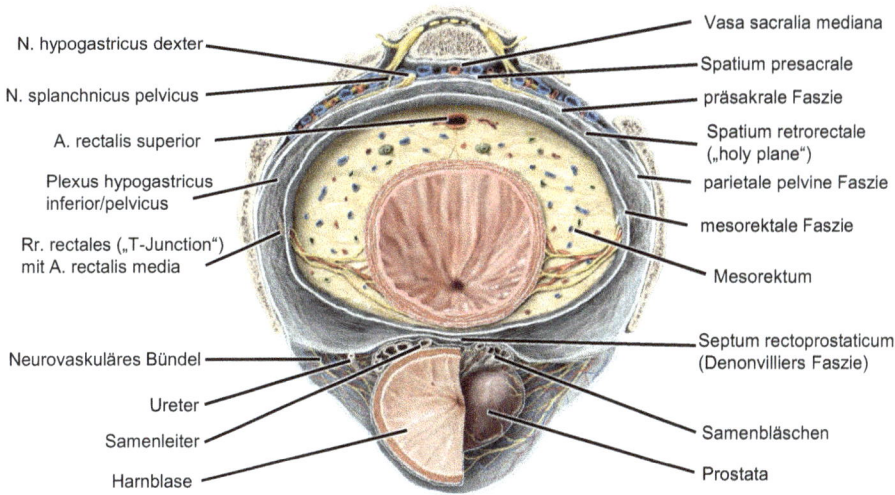

N. hypogasticus dexter

N. splanchnicus pelvicus

A. rectalis superior

Plexus hypogastricus inferior/pelvicus

Rr. rectales („T-Junction") mit A. rectalis media

Neurovaskuläres Bündel

Ureter

Samenleiter

Harnblase

Vasa sacralia mediana

Spatium presacrale

präsakrale Faszie

Spatium retrorectale („holy plane")

parietale pelvine Faszie

mesorektale Faszie

Mesorektum

Septum rectoprostaticum (Denonvilliers Faszie)

Samenbläschen

Prostata

Abb. 1.7: Rektum mit Mesorektum und perirektalen Faszien. Männliches Becken, Transversalschnitt, Ansicht von kranial. Linksseitige Harnblase entfernt zur Darstellung von Prostata und Samenbläschen (mit freundlicher Genehmigung des Georg Thieme Verlags; Schünke et al. Prometheus LernAtlas der Anatomie. Innere Organe. 5. Aufl. Thieme, 2018).

Paraproktien

Anterolateral steht das Rektum/Mesorektum mit der parietalen pelvinen Faszie über die sog. Paraproktien durch Fusionierung der parietalen pelvinen Faszie mit der mesorektalen Faszie in Verbindung. Diese beidseitig vorhandenen Fusionszonen werden auch als laterale rektale Ligamente, Rektumpedikel oder „T-Junctions" bezeichnet. Über diese ca. 2–4 cm lange bindegewebige Fusionszone ziehen Rr. rectales aus dem Plexus pelvicus sowie die A. rectalis media in das Rektum hinein (Abb. 1.7).

Lig. rectosacrale

Dorsal in variabler Höhe ab etwa dem dritten Sakralwirbel bildet sich häufig median eine bindegewebige Verdichtung, die vom Sakrum zur medianen Raphe des Mesorektums zieht. Dieses sog. Lig. rectosacrale wird im englischsprachigen Raum auch als Waldeyer-Faszie bezeichnet, wohingegen im deutschsprachigen Raum mit diesem Eponym die dorsale parietale pelvine Faszie gemeint ist (Abb. 1.6).

Präsakrale Faszie

Dorsal der parietalen pelvinen Faszie befindet sich eine weitere Faszie, die sich der konkaven Vorderfläche des Sakrums eng anlagert und die präsakralen Blutgefäße, ventralen Sakralforamina und austretenden Spinalnerven bedeckt. Zwischen dieser präsakralen Faszie und der parietalen pelvinen Faszie erstreckt sich ebenfalls ein leicht

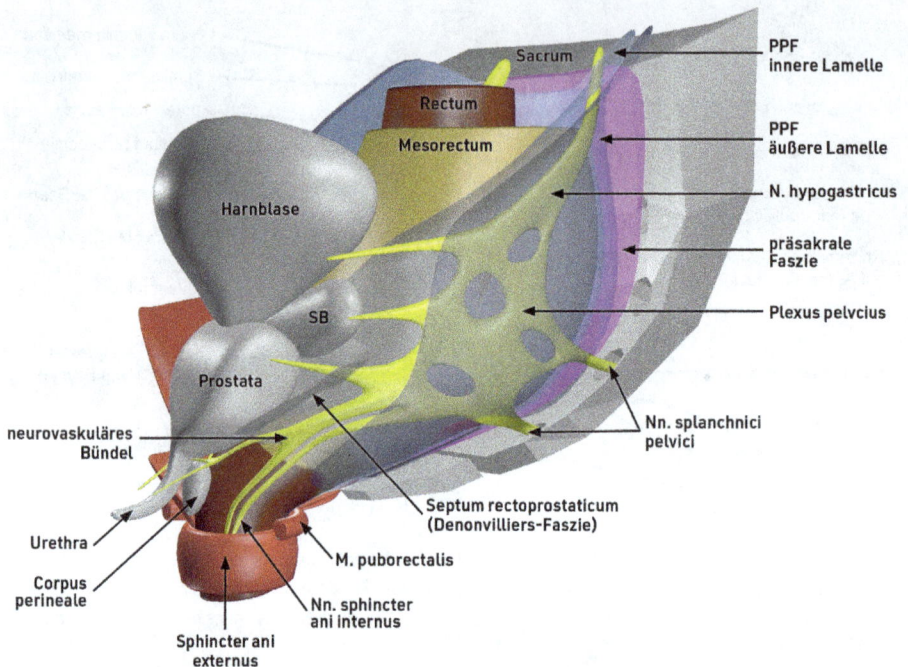

Abb. 1.8: Perirektale Faszien in schematischer dreidimensionaler Übersicht. PPF = parietale pelvine Faszie, SB = Samenbläschen (mit freundlicher Genehmigung von Wolters Kluwer Health; Stelzner et al. Dis Colon Rectum 2021).

zu separierender Spaltraum, das Spatium presacrale. Entsprechend ist bei der Mobilisation des Mesorektums darauf zu achten, nicht hinter, sondern vor der parietalen pelvinen Faszie die Präparation vorzunehmen (Abb. 1.6, Abb. 1.7). Abb. 1.8 zeigt eine zusammenfassende schematische Darstellung der perirektalen Faszien.

1.3.4 Blutversorgung des Rektums

Aa. rectales

Das wichtigste Blutgefäß für die Versorgung des Rektums ist die unpaare A. rectalis superior (3 ± 1,1 mm Durchmesser). Sie stellt nach dem Abgang der A. colica sinistra die direkte Fortsetzung der aus der Aorta entspringenden A. mesenterica inferior dar. Innerhalb des Mesorektums verzweigt sie sich in zwei bis vier dorsolateral verlaufende Äste, die bis in den anorektalen Übergangsbereich reichen und hier den Hämorrhoidalplexus speisen. Aus den Aa. iliacae internae treten über die Paraproktien die Aa. rectales mediae (1,9 ± 0,8 mm Durchmesser) mit 1–3 Ästen an das Rektum heran – wobei diese in ⅓ der Fälle nicht angelegt und häufig nur einseitig ausgebildet

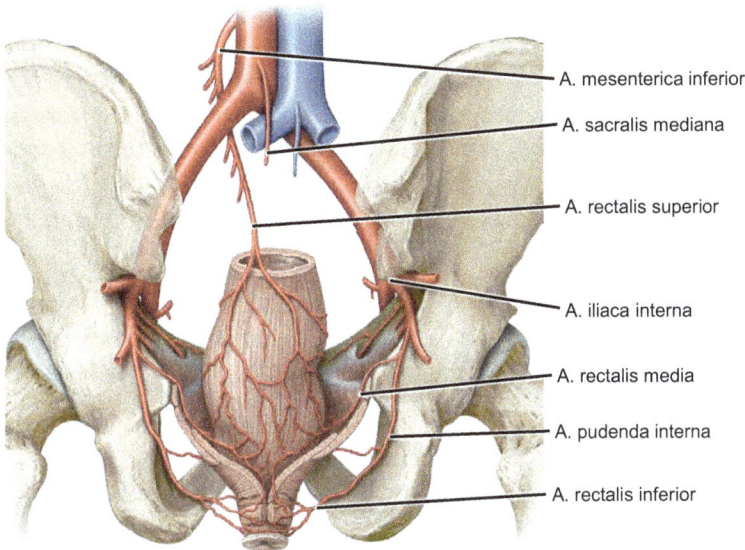

A. mesenterica inferior

A. sacralis mediana

A. rectalis superior

A. iliaca interna

A. rectalis media

A. pudenda interna

A. rectalis inferior

Abb. 1.9: Arterielle Blutversorgung des Anorektums. Ansicht von dorsal. Dorsale Anteile des Levatortrichters entfernt (mit freundlicher Genehmigung des Georg Thieme Verlags; Schünke et al. Prometheus LernAtlas der Anatomie. Innere Organe. 5. Aufl. Thieme, 2018).

sind. Der Analkanal wird vor allem von der beidseits aus der A. pudenda interna entspringenden A. rectalis inferior versorgt (Abb. 1.9). Durch ein ausgeprägtes intramurales Anastomosensystem stehen die A. rectalis superior, Aa. rectales mediae und inferiores in Verbindung, so dass die Durchblutung des Rektums nach Ligatur einer der arteriellen Zuflüsse (z. B. A. rectalis superior) kompensiert werden kann.

Rektale Venen

Der venöse Abstrom erfolgt hauptsächlich über die im Mesorektum verlaufende V. rectalis superior in die V. mesenterica inferior sowie über durch die Paraproktien ziehenden Vv. rectales mediae. Darüber hinaus können kleine venöse Verbindungen bestehen, die die mesorektale Faszie überschreiten. Bei fortgeschrittenen Karzinomen, die eine ausgeprägte extramurale vaskuläre Invasion aufweisen, werden diese Gefäße als Ausbreitungswege in die pelvinen Kompartimente angesehen.

1.3.5 Lymphdrainage des Rektums

Die Lymphdrainage des Rektums erfolgt hauptsächlich entlang der A. rectalis superior über mesorektale Lymphknotenstationen bis zur zentralen Lymphknotengruppe der Nodi lymphatici mesenterici inferiores am Abgang der A. mesenterica inferior

(Abb. 1.1, Abb. 1.6, Abb. 1.7). Entsprechend basiert eine onkologisch radikale Rektumkarzinomchirurgie auf einer vollständigen Entfernung der mesorektalen Lymphgefäße und -knoten mittels der totalen mesorektalen Exzision (TME). Da in 5–10 % der Fälle auch positive Lymphknoten im pelvinen Seitenkompartiment gefunden werden, muss davon ausgegangen werden, dass insbesondere bei Karzinomen im unteren und mittleren Rektumdrittel eine Metastasierung auch über Lymphgefäße entlang der A. rectalis media oder über das Mesorektum überschreitende kleine Blutgefäße erfolgt („lateral pelvic spread").

1.3.6 Nervenversorgung des Anorektums

Prinzipiell wird das Anorektum – so wie das Kolon – extrinsisch über sympathische und parasympathische Nervenfasern und intrinsisch durch das enterische Nervensystem innerviert. Besondere klinische Bedeutung hat der Verlauf autonomer Nervenfasern im kleinen Becken, da sie nicht nur anorektale, sondern auch urogenitale Funktionen steuern (Abb. 1.10). Daher ist bei operativen Eingriffen am Anorektum grundsätzlich eine nervenschonende Chirurgie anzustreben.

Plexus hypogastricus superior, Nn. hypogastrici, Nn. splanchnici pelvici

Die sympathischen Nervenfasern für die Beckenorgane formieren sich aus dem unteren präaortalen Plexus, der sich nach kaudal beidseits in die Trunci lumbales fortsetzt und vor dem Promontorium den Plexus hypogastricus superior bildet. Die präaortalen Nervenplexus haben eine enge topographische Beziehung zum Pedikel der A. mesenterica inferior und deren perivaskulären Nervengeflecht, so dass dessen Mobilisation immer auch die Schonung der ins Becken ziehenden präaortalen Nervenplexus beinhalten sollte. Unterhalb der Aortenbifurkation auf Höhe des Promontoriums teilt sich der Plexus hypogastricus superior in die Nn. hypogastrici, wobei selten ein singulärer Nerv, sondern häufig mehrere Nervenfaserstränge vorliegen. Die beiden Nn. hypogastrici verlaufen links- und rechtsseitig eingebettet in der parietalen pelvinen Faszie („hypogastric sheath") und strahlen in den Plexus hypogastricus inferior bzw. pelvicus ein. Von dorsal erhält dieser Plexus parasympathischen Zufluss aus den Nn. splanchnici pelvici, meist über zwei bis drei Nervenfaserstränge aus den Spinalnerven S2–S4.

Plexus pelvicus/Plexus hypogastricus inferior

Der Plexus hypogastricus inferior – aufgrund seiner Lage und Funktion auch treffender als Plexus pelvicus bezeichnet – erstreckt sich innerhalb der parietalen pelvinen Faszie entlang der seitlichen Beckenwand (Abb. 1.10). Von diesem ausgedehnten Nervengeflecht strahlen eine Vielzahl von Nervenfasern nach ventral und innervieren Ureter, Harnblase, Samenbläschen, Prostata bzw. Uterus und Vagina sowie als Nn. cavernosi die Schwellkörper der äußeren Genitalien. Nach medial zweigen die Nerven via Paraproktium zum Rektum ab – wegen ihres rechtwinkligen Abgangs bzw. Verlaufs im Bezug zum Plexus pelvicus werden sie auch als „T-junction" bezeichnet. Darüber hinaus verlaufen gemeinsam mit den Nn. cavernosi im anterolateralen Zwickel zwischen Rektum, Prostata bzw. Vagina und M. pubococcygeus distinkte Nervenfasern zum inneren analen Schließmuskel, die Nn. sphincter ani internus. Diese autonomen extrinsischen Nerven treten im Fusionsbereich vom M. corrugator ani und Sphincter ani internus in die Rektumwand ein, erreichen die intrinsischen Nervenplexus und üben damit modulierende Funktionen auf den inneren analen Schließmuskel aus (Abb. 1.8, Abb. 1.11). Aufgrund eines nur spärlich oder nicht ausgebildeten Plexus myentericus („physiologische Hypoganglionose bzw. Aganglionose") im Bereich des Sphincter ani internus steht dieser unter einem physiologischen Dauertonus, der im Rahmen des sog. rektoanalen Inhibitionsreflexes durch Stickoxydausschüttung intrinsischer Nervenfasern reflektorisch erschlafft.

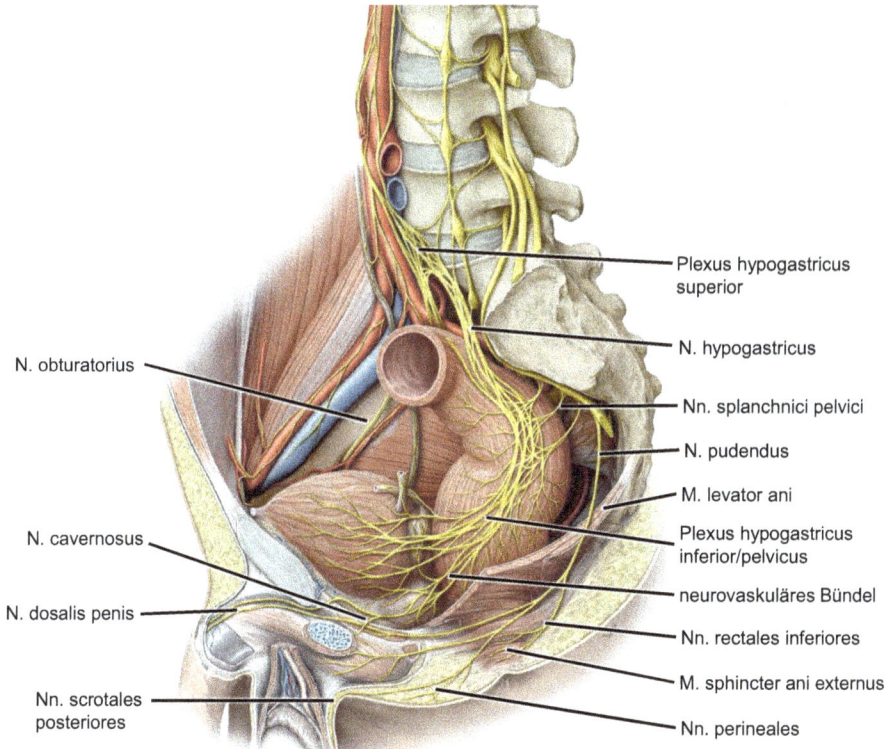

Abb. 1.10: Pelvine autonome Nerven und N. pudendus beim Mann. Männliches Becken, Paramedianschnitt, Ansicht von links. Vordere Anteile des Levatortrichters sind entfernt zur Darstellung von Harnblase, Prostata und Samenbläschen (mit freundlicher Genehmigung des Georg Thieme Verlags; Schünke et al. Prometheus LernAtlas der Anatomie. Innere Organe. 5. Aufl. Thieme, 2018).

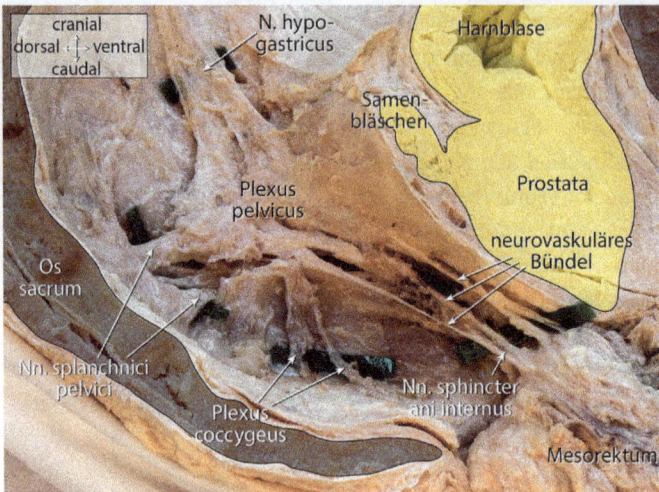

Abb. 1.11: Pelvine autonome Nerven. Männliches Becken, Sagittalschnitt, Ansicht von rechts. Mesorektum nach ventrokaudal verlagert, Urogenitalorgane durch gelb gefärbte Flächen, autonome Nerven durch dunkelgrüne Streifen hervorgehoben. Formalinfixiertes Humanpräparat.

1.4 Analkanal

1.4.1 Definition des Analkanals

Der Analkanal stellt zusammen mit Rektum und Beckenboden die anale Kontinenz sicher und gewährleistet eine kontrollierte Defäkation. Die untere Öffnung ist der Anus und befindet sich in der Rima ani dorsal des Dammes, wobei die Lage in Bezug zur Oberfläche sehr variabel sein kann (z. B. tief eingezogener Trichteranus, prominenter Anus bei verstrichener Rima ani). Der Analrand entspricht pragmatischerweise der Linie, die beim vorsichtigen Spreizen der Gesäßwangen gerade sichtbar ist bzw. sich beim Rektoskopieren an das starre Instrument anlegt. Der obere Abschluss wird klinisch durch die gut tastbare und für den anorektalen Winkel verantwortliche Puborektalisschlinge markiert. Der sich dem tastenden Finger anlegende Zylinder entspricht der analen Schließmuskulatur.

1.4.2 Innenrelief des Analkanals

Die innere Auskleidung des Analkanals besteht aus vier aufeinanderfolgenden, durch ihre jeweilige epitheliale Beschaffenheit abgrenzbaren Abschnitten (Abb. 1.5, Abb. 1.12). Der obere Abschnitt entspricht dem Zylinderepithel der distalen Rektumschleimhaut (Zona colorectalis), welcher ohne scharfe Begrenzung in die Transitionalzone (Zona transitionalis) übergeht. Dieser Übergangsbereich ist gekennzeichnet durch ein Neben-

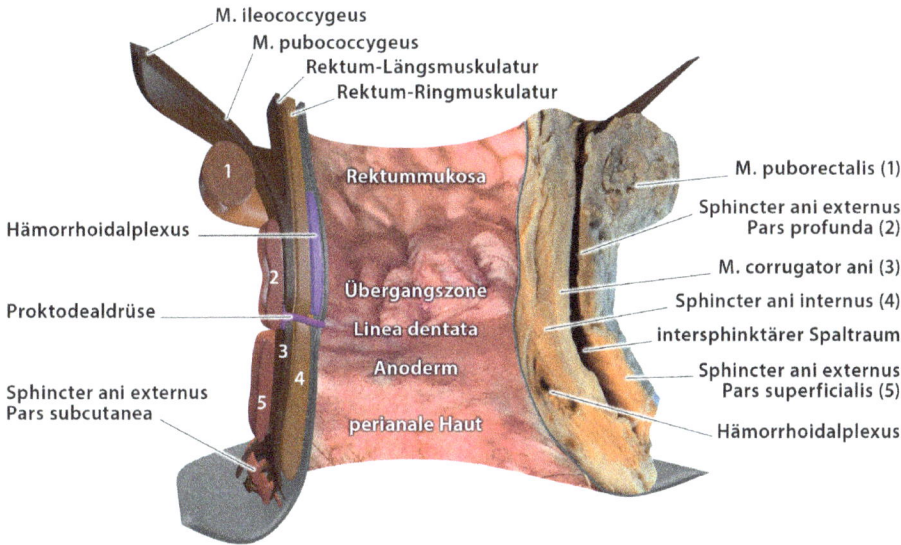

Abb. 1.12: Analkanal mit Kontinenzapparat. Kombination aus formalinfixiertem Humanpräparat (rechte Bildhälfte), endoskopischem In-vivo-Bild (Innenrelief) und Schemazeichnung (linke Bildhälfte). Die aus didaktischen Gründen lateral eingezeichneten Proktodealdrüsen sind überwiegend dorsal bei 6 Uhr Steinschnittlage ausgebildet. Der Hämorrhoidalplexus im formalinfixierten Humanpräparat ist aufgrund altersbedingter Veränderungen nach kaudal verlagert. In der Übergangszone deutlich erkennbare Columnae und Sinus anales (mit freundlicher Genehmigung von Florian Keller).

einander von Zylinderepithel und Plattenepithel, bedeckt den Hämorrhoidalplexus und erscheint dadurch häufig bläulich-livide. Durch die säulenförmig angeordneten hämorrhoidalen Gefäßpolster ist die Schleimhautoberfläche ziehharmonikaförmig in Columnae anales mit dazwischen liegenden Vertiefungen, den Sinus anales (Analkrypten), aufgeworfen. Die Linea dentata am distalen Rand der Columnae und Sinus anales markiert den scharfen Übergang zum Anoderm (Zona squamosa). Das Anoderm besteht aus unverhorntem Plattenepithel, weist eine glatte, häufig leicht spiegelnde Oberfläche auf und besitzt keinerlei Hautanhangsgebilde. Charakteristisch für das Anoderm ist die reichliche Ausstattung mit hochsensiblen somatoafferenten Nervenendigungen unterschiedlichster sensorischer Modalitäten, die über den N. pudendus vermittelt werden. An der Linea anocutanea geht das Anoderm in die perianale Haut (Zona perianalis) über. Obwohl das Anoderm typischerweise eine etwas dunklere Pigmentierung aufweist als die Umgebung, ist der Übergang häufig nicht scharf begrenzt.

1.4.3 Analer Sphinkterapparat

Sphincter ani internus

Der Sphincter ani internus entspricht der verdickten Fortsetzung der glatten Ringmuskelschicht des Rektums und leistet durch seinen unwillkürlichen Dauertonus den wichtigsten Beitrag zur analen Kontinenz. Die zirkulär verlaufenden Muskelfasern sind lamellenartig angeordnet und außen an den M. corrugator ani angeheftet, wobei die Lamellen in Fließrichtung des Stuhles ausgerichtet sind. Bei der digitalen Untersuchung ist der Muskel als fester, geschlossener Zylinder tastbar mit einer Höhe von 4,4 cm (3,2–5,3 cm) bei Männern und 4 cm (3–5 cm) bei Frauen. Normalerweise zeichnet sich der Unterrand bei Inspektion als ringförmiger Wulst ab und ist durch eine kreisförmige Einsenkung vom etwas weiter nach kaudal reichenden und dadurch vorstehenden Sphincter ani externus abgrenzbar. Diese Einsenkung wird als intersphinktäre Grube, Linea anocutanea oder auch Hilton-Linie bezeichnet (Abb. 1.5, Abb. 1.12).

M. corrugator ani

Der M. corrugator ani bildet sich einerseits aus der kaudalen Fortsetzung der Rektumlängsmuskulatur, andererseits aus Fasern des Levatorentrichters (M. pubococcygeus). Diese im Querschnitt Y-förmige Vereinigung wird im englischen Sprachraum treffend als „conjoint longitudinal muscle" bezeichnet. Der Muskel zieht weiter nach kaudal, durchflechtet den subkutanen Anteil des Sphincter ani externus und ist bindegewebig an der Cutis verankert, wodurch die radiären Falten der analen Rosette entstehen (lat. corrugare = runzlig machen) (Abb. 1.5, Abb. 1.12)

Sphincter ani externus

Der Sphincter ani internus ist ummantelt vom willkürlich durch den N. pudendus innervierten, quergestreiften Sphincter ani externus. Der äußere Schließmuskel ist nicht komplett konzentrisch angeordnet, sondern besteht aus mehreren Komponenten mit unterschiedlicher Morphologie und Ausrichtung. Die Unterscheidung in Pars profunda, superficialis und subcutanea widerspiegelt dabei eher ein didaktisches Konzept, da aufgrund der fließenden Übergänge eine klare anatomische Dreiteilung nicht immer nachweisbar ist. Der kraniale Anteil des Sphincter ani externus ist eng mit der Puborektalisschlinge verbunden und nach ventral nicht zwingend komplett geschlossen. Die elipsoidförmige Pars superficialis ist nach dorsal an das Lig. anococcygeum angeheftet, wohingegen die Pars subcutanea über die Fascia perinei superficialis wiederum nach ventral orientiert ist. Aufgrund dieser Ausrichtung entstehen bei Anspannung entgegengesetzte Kraftvektoren, die neben der konzentrischen Druckerhöhung auf den Analkanal zusätzlich einen kulissenartigen Quetschmechanismus bedienen (Abb. 1.5, Abb. 1.12, Abb. 1.13).

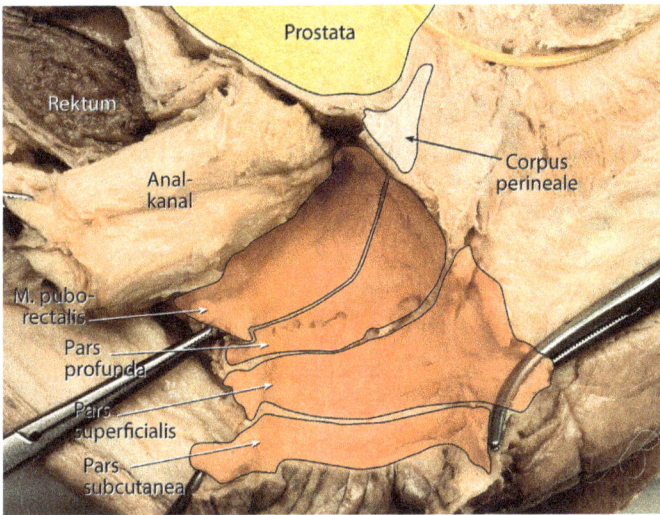

Abb. 1.13: M. sphincter ani externus und M. puborectalis. Männliches Becken, paramedianer Sagittal-schnitt, Ansicht von rechts. Analkanal mit M. sphincter ani internus und M. corrugator ani im inters-phinktären Spaltraum mobilisiert und nach dorsokranial verlagert, Corpus perineale scharf vom ventralen Anorektum abgelöst. Muskelanteile durch rot gefärbte Fläche, Prostata durch gelb gefärbte Fläche, Urethra durch gelben Schlauch hervorgehoben. Formalinfixiertes Humanpräparat.

Intersphinktärer Spaltraum

Der M. corrugator ani grenzt an seiner Außenseite an die Muskulatur des Sphincter ani externus. Diese angrenzenden Strukturen sind chirurgisch leicht voneinander zu separieren, weshalb sich der Begriff des intersphinktären Raumes eingebürgert hat, obwohl dieser Raum nur virtuell existiert und deshalb besser von einem Spatium bzw. Spaltraum gesprochen werden sollte. Nach kaudal ist der intersphinktäre Spaltraum durch die Verflechtung des M. corrugator ani mit dem Sphincter ani externus und der perianalen Haut abgeschlossen. Auch nach kranial besteht durch die Vereinigung vom M. pubococcygeus und Rektumlängsmuskulatur keine direkte Verbindung nach para-rektal bzw. zum konisch auslaufenden Mesorektum. Nach anterior wird der kraniale Abschluss zusätzlich durch die Verbindung des Anorektums mit dem Corpus perineale verstärkt. Es handelt sich um glattmuskuläre Ausläufer der Rektumlängsmuskulatur, die von der distalen Rektumvorderwand in das Corpus perineale hineinstrahlen und beim Mann bis zur Pars membranacea der Urethra reichen (M. rectourethralis). Kli-nische Bedeutung erlangt der intersphinktäre Spaltraum vor allem als Ausbreitungs-weg für perianale Fisteln und Abszesse, die von den hier in einigen Fällen endenden Proktodealdrüsen ausgehen, sowie für die chirurgische Präparation bei der inter-sphinktären Rektumresektion (Abb. 1.12).

1.4.4 Hämorrhoidalplexus

Der Hämorrhoidalplexus ist ein wichtiger Bestandteil des analen Kontinenzapparates und gewährleistet durch die mit Blut gefüllten submukösen Gefäßpolster einen luft- und wasserdichten Verschluss des Analkanals. Auf feingeweblicher Ebene besteht der Blutgefäßplexus aus sakkulär dilatierten Venolen, die durch sphinkterartige Wandverengungen in wurstschlangenartige Abschnitte gegliedert werden, wodurch es zu einer physiologischen Schwellung und Volumenvergrößerung kommt. Zusätzlich wird der physiologische Blutaufstau im Hämorrhoidalplexus aufgrund des Verlaufs der drainierenden Venen durch den dauerhaft angespannten Sphincter ani internus unterstützt. Bei Relaxation des Sphincter ani internus, z. B. während der Defäkation, kann das Blut aus dem Hämorrhoidalplexus abfließen, die Gefäßpolster entleeren sich und die kissenartige Schwellung wird kurzzeitig aufgehoben. Aufgrund dieser Eigenschaften wurde auch der Begriff des rektalen Schwellkörpers geprägt. Neben den in die Submucosa eingelagerten prominenten Hämorrhoidalgefäßen („funktionelle Gefäße") ziehen kleinere submuköse Versorgungsblutgefäße bis zur Schleimhaut („nutritive Gefäße").

Der Hämorrhoidalplexus erhält seinen Blutzufluss aus Ästen der A. rectalis superior, weshalb die Rektalarterien zuweilen auch als Aa. haemorrhoidales bezeichnet wurden. Häufig wird eine Betonung der Hämorrhoidalkissen bei 3, 7 und 11 Uhr in Steinschnittlage beobachtet, was für klinische Belange zwar als Orientierung dienen kann, keinesfalls aber als anatomisches Fixum betrachtet werden sollte. Vom Hämorrhoidalplexus klar abzugrenzen sind die subanodermal bzw. subkutan verlaufenden perianalen Venen, welche klinisch durch die Ausbildung schmerzhafter perianaler Thrombosen auf sich aufmerksam machen und fälschlicherweise als äußere Hämorrhoiden bezeichnet werden (Abb. 1.5, Abb. 1.12).

1.4.5 Proktodealdrüsen

Proktodealdrüsen entsprechen phylogenetisch Rudimenten analer Schleimdrüsen, die nicht bei allen Menschen angelegt sind. Die Endstücke der tubulär verzweigten Drüsen liegen zumeist im M. sphincter ani internus oder im M. corrugator ani und erreichen nur zu einem geringen Prozentsatz tatsächlich den intersphinktären Spaltraum. Die Verteilung der Drüsen bezogen auf die anale Zirkumferenz zeigt eine Häufung in der posterioren Hälfte des Anakanals, wobei insbesondere die bei 6 Uhr Steinschnittlage gelegenen Drüsen prädestiniert sind, den intersphinktären Spaltraum zu erreichen. Die Ausführungsgänge durchziehen den Sphincter ani internus und münden in den Analkrypten auf Höhe der Linea dentata. Proktodealdrüsen stellen den Ausgangspunkt der sog. kryptoglandulären Fisteln und perianalen Abszesse dar (Abb. 1.5, Abb. 1.6, Abb. 1.12).

1.4.6 Lymphdrainage der Analregion

Die Lymphdrainage der Analregion erfolgt einerseits nach kranial innerhalb des Meso-rektums, andererseits nach anterolateral zu den Nn. lymphatici inguinales. Ferner be-stehen nach lateral Verbindungen zu Lymphknoten der A. iliaca interna und über den inguinalen Abstrom zu Lymphknoten der A. iliaca externa.

1.5 Beckenboden

1.5.1 Diaphragma pelvis

Der aus Muskulatur und Faszien bestehende Beckenboden verschließt einerseits das knöcherne Becken nach kaudal, andererseits bildet er Öffnungen für den Gastrointesti-nal- und Urogenitaltrakt und ist damit u. a. an der Kontrolle der analen Kontinenz und Defäkation beteiligt. Zentrale Struktur ist der M. levator ani, welcher zusammen mit dem M. coccygeus das trichterförmige Diaphragma pelvis bildet, an dessen Trichter-spitze sich der anale Sphinkterapparat anschließt. Der M. levator ani besteht aus drei symmetrisch angeordneten Muskelanteilen, dem flächigen M. ileococcygeus und dem länglichen M. pubococcygeus, die entlang der Mittellinie mit der Gegenseite in einer bindegewebigen Raphe inserieren, sowie dem schlingenförmigen M. puborectalis. Die Ursprünge bilden das Os pubis, das Os coccygeum sowie eine sehnenartige, bindegewe-bige Verdichtung an der Innenseite des M. obturatorius internus, der Arcus tendineus m. levatoris ani („white line"). Der M. puborectalis nimmt beiderseits vom Os pubis sei-nen Ursprung und umschlingt den anorektalen Übergang dorsalseitig („Puborectalis-Schlinge"). Sein Grundtonus führt zum typischen anorektalen Winkel, welcher mit ca. 90° einen Knickverschluss und damit einen zusätzlichen Kontinenzmechanismus dar-stellt. Der M. puborectalis bildet nach ventral eine Lücke („Levator-Tor") für den Durchtritt des Analkanals (Hiatus analis) und der Urogenitalorgane (Hiatus urogenita-lis). Während beim Mann der Levatortrichter steiler und insgesamt kräftiger angelegt ist, ist das Diaphragma pelvis bei der Frau flacher und breiter und weist häufig Mus-kellücken auf (Abb. 1.14)

1.5.2 Diaphragma urogenitale und Corpus perineale

Unmittelbar ventral des analen Sphinkterapparates erstreckt sich das Diaphragma uro-genitale, das den Hiatus urogenitalis kaudalseitig überzieht. Es wird aus den Mm. transversus perinei profundus und superficialis gebildet, deren Muskelfasern sich zwischen den unteren Schambeinästen und Sitzbeinen ausspannen und die Durch-trittsöffnungen für Urethra und Vagina flankieren. Der für die Harnkontinenz mitver-antwortliche M. sphincter urethrae externus ist in das Diaphragma urogenitale einge-

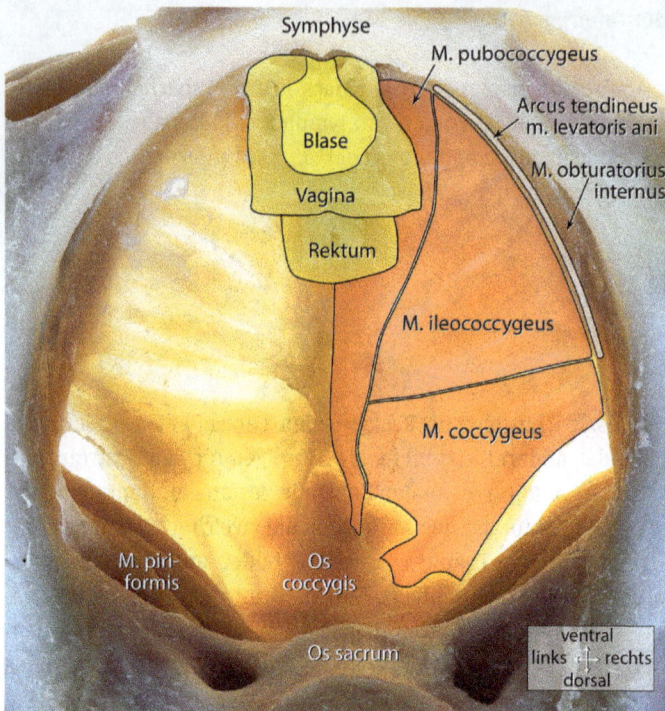

Abb. 1.14: Diaphragma pelvis. Weibliches Becken, Ansicht von kranial. Harnblase, Vagina und Rektum sind unmittelbar kranial des Levatortors entfernt und durch gelbe Fläche hervorgehoben. Durch Diaphanoskopie sind die muskulären Anteile des Diaphragma pelvis (rot markierte Flächen, rechtsseitig) sowie die bindege-webigen Lücken erkennbar. Formalinfixiertes, paraffinisiertes Humanpräparat.

lagert. Der dorsale Rand wird durch den M. transversus perinei superficialis markiert, welcher fest mit dem zentralen Bindegewebsangelpunkt des Beckenbodens, dem Cor-pus perineale (Centrum tendineum perinei, perineal body) verbunden ist. Im Corpus perineale inserieren darüber hinaus folgende Strukturen des Beckenbodens: M. longi-tudinalis (M. corrugator ani), Sphincter ani externus, Anteile der Levatormuskulatur, Peniswurzel bzw. hintere Scheidenkommissur mit den Mm. bulbospongiosi (Abb. 1.6, Abb. 1.13, Abb. 1.15).

1.5.3 Beckenräume

Durch den topographischen Bezug zum Beckenboden bzw. M. levator ani lassen sich die Beckenräume in einen supralevatorischen (pelvinen) und infralevatorischen (peri-nealen) Abschnitt unterteilen (Abb. 1.16). Im infralevatorischen Abschnitt erstreckt sich die Fossa ischioanalis, die medial vom Levatortrichter und dem externen analen

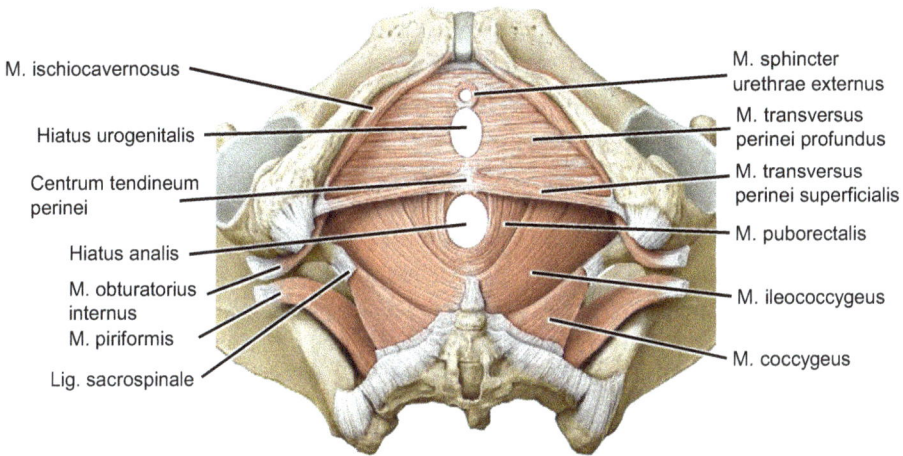

Abb. 1.15: Diaphragma pelvis und urogenitale. Weibliches Becken, Ansicht von kaudal. Mm. bulbospongiosi, Sphincter ani externus und Beckenorgane entfernt (mit freundlicher Genehmigung des Georg Thieme Verlags; Schulte E et al. Prometheus LernAtlas der Anatomie. Allgemeine Anatomie und Bewegungssystem. Thieme, 2018).

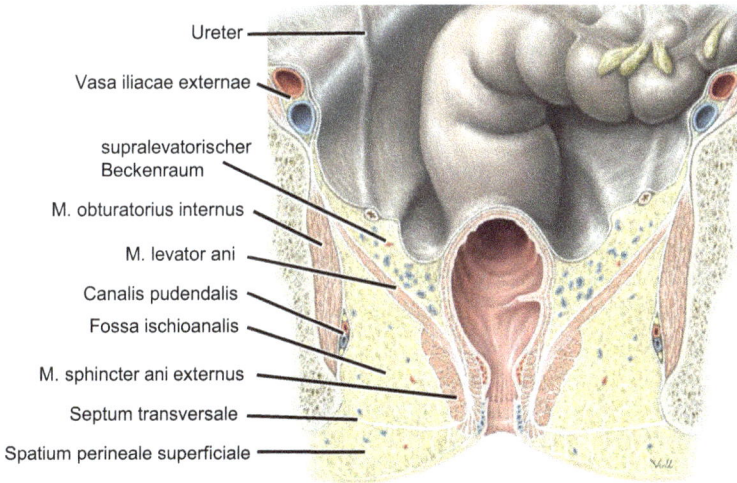

Abb. 1.16: Beckenräume. Weibliches Becken, Frontalschnitt, Ansicht von ventral (mit freundlicher Genehmigung des Georg Thieme Verlags; Schünke et al. Prometheus LernAtlas der Anatomie. Innere Organe. 5. Aufl. Thieme, 2018).

Schließmuskel, lateral vom M. obturatorius internus und kaudal vom Diaphragma urogenitale begrenzt wird. In diesem mit Fett und Bindegewebe gefüllten Raum verlaufen die pudendalen Leitungsbahnen. Kaudal des Levatortrichters wird ein infralevatorisches Septum beschrieben, welches eine Ausbreitung von hoch-transsphinktären Fistelausläufern entlang der Levatormuskulatur bedingt.

Im dorsalen Bereich der Fossa ischioanalis erstreckt sich mittig eine straffe bindegewebige Verbindung zwischen Os coccygeum und Sphincter ani externus, das Lig. anococcygeum, welches den links- und rechtsseitigen Abschnitt des ischioanalen Raumes nur unvollständig separiert. So besteht kranial dieses Bandes die Möglichkeit eines Übertritts (Courtney-Lücke) von ischioanalen Abszessen auf die kontralaterale Seite in Form einer hufeisenförmigen Ausbreitung. Andererseits weichen Analfisteln in diesem Bereich in ihrem Verlauf der Mittellinie aus.

Kaudal der Fossa ischioanalis bzw. des Diaphragmas urogenitale schließt sich das Spatium perineale superficiale an, das überwiegend subkutanes Fettgewebe enthält. Eine feine subkutane Bindegewebsfaszie, das Septum transversale, trennt das Spatium perineale superficiale vom dorsalen Anteil der tiefer gelegenen Fossa ischioanalis.

1.5.4 Nervenversorgung des Beckenbodens

Nn. levatorii

Der M. levator ani wird überwiegend durch die Nn. levatorii innerviert, die aus den ventralen Spinalnervenästen S2–S4 des Plexus sacralis entspringen. Diese Nervenfasern sind relativ kleinkalibrig, verlaufen supralevatorisch und schmiegen sich kranialseitig dem Levatortrichter an.

N. pudendus

Der N. pudendus nimmt seinen Ursprung ebenfalls aus den ventralen Spinalnervenästen S2–S4, verlässt das Becken durch die infrapiriforme Lücke, umrundet die Spina ischiadica und tritt dann infralevatorisch wieder in das Becken ein (Abb. 1.10). Der Hauptast verläuft in einer bindegewebigen Duplikatur der Obturatoriusfaszie (Alcock-Kanal) zusammen mit den pudendalen Blutgefäßen durch die Fossa ischionalis. Hier fächern sich sowohl Nerv als auch Blutgefäße auf, so dass bei einer Blutung in diesem Bereich, z. B. im Rahmen einer Fisteloperation, auch die Schädigung einer entsprechenden Nervenfaser angezeigt wird. Von dorsolateral treten die Nn. rectales inferiores an den Sphincter ani externus, inkonstant auch an den unteren Anteil des M. levator ani heran. Nach ventral ziehen zum einen oberflächlich die Nn. perineales und scrotales bzw. labiales posteriores, zum anderen entlang des Diaphragma urogenitale der N. dorsalis penis bzw. clitoridis. Feine Nervenäste erreichen auch den Sphincter externus urethrae und vermischen sich dabei mit Ästen des N. cavernosus.

1.6 Fazit

Die topographische funktionelle Anatomie von Kolon und Anorektum stellt weiterhin ein dynamisches Forschungsfeld dar, welches in den zurückliegenden Jahrzehnten immer wieder durch klinische Fragestellungen inspiriert wurde. Insbesondere die wechselnde Perspektive der operativen Zugänge (laparoskopisch, robotisch, transanal) sowie das Bestreben nach maximalem Funktionserhalt haben zu einer immer detaillierteren Beschreibung der anatomischen Verhältnisse geführt. Ganz entscheidend dazu beigetragen haben auch die onkologisch generierten Konzepte der Präparation entlang embryologisch präformierter Kompartimente. Im Umkehrschluss begründet das Verständnis der anatomischen Verhältnisse den Erfolg in der Behandlung von koloproktologischen Erkrankungen.

Weiterführende Literatur

Bayer A, Heinze T, Alkatout I et al. Embryological Development and Topographic Anatomy of Pelvic Compartments-Surgical Relevance for Pelvic Lymphonodectomy. J Clin Med. 2021;10(4):708.

Cheruiyot I, Cirocchi R, Munguti J et al. Surgical anatomy of the accessory middle colic artery: a meta-analysis with implications for splenic flexure cancer surgery. Colorectal Dis. 2021;23(7):1712–1720.

Heinze T, Fletcher J, Miskovic D et al. The Middle Rectal Artery: Revisited Anatomy and Surgical Implications of a Neglected Blood Vessel. Dis Colon Rectum. 2023;66(3):477–485.

Kuzu MA, Güner MA, Kocaay AF et al. Redefining the collateral system between the superior mesenteric artery and inferior mesenteric artery: a novel classification. Colorectal Dis. 2021;23(6):1317–1325.

Matzel KE, Schmidt RA, Tanagho EA. Neuroanatomy of the striated muscular anal continence mechanism. Implications for the use of neurostimulation. Dis Colon Rectum 1990;33:666–673.

Negoi I, Beuran M, Hostiuc S et al. J Gastrointest Surg. Surgical Anatomy of the Superior Mesenteric Vessels Related to Pancreaticoduodenectomy: a Systematic Review and Meta-Analysis. 2018;22(5):802–817.

Schulte E, Schumacher U, Schünke M. Prometheus LernAtlas der Anatomie: Allgemeine Anatomie und Bewegungssystem. 5. Aufl. Stuttgart: Thieme; 2018.

Schünke M, Schulte E, Schumacher U. Prometheus LernAtlas der Anatomie: Innere Organe. 5. Aufl. Stuttgart: Thieme; 2018.

Standring S. Gray´s Anatomy, The Anatomical Basis of Clinical Practice. 41. Aufl. London/UK: Elsevier; 2016.

Stelzner F. Chirurgie an viszeralen Abschlusssystemen. Stuttgart: Thieme; 1998.

Stelzner S, Böttner M, Kupsch J, et al. Internal anal sphincter nerves – a macroanatomical and microscopic description of the extrinsic autonomic nerve supply of the internal anal sphincter. Colorectal Dis. 2018;20(1):7–16.

Stelzner S, Heinze T, Heimke M et al. Beyond Total Mesorectal Excision: Compartment-based Anatomy of the Pelvis Revisited for Exenterative Pelvic Surgery. Ann Surg. 2023;278(1):e58-e67.

Stelzner S, Heinze T, Nikolouzakis TK et al. Perirectal Fascial Anatomy: New Insights Into an Old Problem. Dis Colon Rectum. 2021;64(1):91–102.

Stelzner S, Holm T, Moran BJ, et al. Deep pelvic anatomy revisited for a description of crucial steps in extralevator abdominoperineal excision for rectal cancer. Dis Colon Rectum. 2011;54(8):947–57.

Stelzner S, Wedel T. Anatomie und Physiologie der Anorektalregion. In: Mölle B, Ommer A, Lange J, Girona J. Chirurgische Proktologie. 3. Aufl. Berlin Heidelberg: Springer; 2018.

Stelzner S, Wedel T. Klinische Anatomie der Anorektalregion in Bezug auf das Analfistelleiden. Coloproctology 2019;41:390–398

Wedel T, Gómez Ruiz M, Tou S et al. Surgical anatomy of the rectum: a series of video tutorials – a video vignette. Colorectal Dis. 2023;25(5):1047–1050.

Wedel T, Heimke M, Fletcher J, et al. The retrocolic fascial system revisited for right hemicolectomy with complete mesocolic excision based on anatomical terminology: do we need the eponyms Toldt, Gerota, Fredet and Treitz? Colorectal Dis. 2023;25(4):764–774.

Wedel T, Stelzner S. Chirurgische Anatomie zur kompletten mesokolischen Exzision. Coloproctology. 2018;40:15–23.

Wedel T. Anatomische Grundlagen der Rektumchirurgie. In: Kreis M, Straßburg J. Moderne Chirurgie des Rektumkarzinoms. Berlin Heidelberg: Springer; 2015.

Wedel T. Anatomy of the colon, rectum, anus, and pelvic floor. In: Herold A, Lehur PA, Matzel KE, O´Connell R. Coloproctology. 2. Aufl. Berlin Heidelberg: Springer; 2017.

Wedel T. Der Beckenboden: Anatomische Grundlagen. Viszeralchirurgie. 2006;41(3):153–62.

2 Anorektale Physiologie

Uwe Johannes Roblick, Andreas Schmidt, Andreas de Weerth

2.1 Einleitung

Die anale Kontinenz wird durch ein komplexes Interagieren von Organen und Strukturen des kleinen Beckens gewährleistet. Die willkürliche und unwillkürliche Sphinktermuskulatur, die Puborektalisschlinge, die Levatorplatte und das Corpus cavernosum recti sowie die Compliance und Sensitivität des Rektums leisten hier einen entscheidenden Beitrag. Jedwede strukturelle, mechanische oder dynamische Störung einer dieser an der Kontinenzleistung beteiligten Komponenten kann konsekutiv die Inkontinenz nach sich ziehen. Die Defäkation respektive die Passage von Gas, dünnem oder geformten Stuhl ist das Ergebnis des Zusammenspiels von intrarektalem Druck und einer koordinierten Erschlaffung des Beckenbodens inklusive des inneren und äußeren Analsphinkters. Die Störung dieser komplexen Vorgänge kann beim Betroffenen Inkontinenzbeschwerden hervorrufen. Konträre Effekte hingegen können zu Entleerungsstörungen im Sinne einer Outlet-Obstipation führen.

Das Kontinenzorgan besteht aus unterschiedlichen anatomisch definierten Komponenten. Nach Stelzner wird es gebildet aus

– Sphincter ani externus
– Sphincter ani internus
– M. levator ani und M. puborectalis
– Corpus cavernosum recti
– viszeralem und somatischem Nervensystem
– Rektum
– Analkanal, ausgekleidet von hochspezifischer Analkanalhaut

2.2 Analsphinkter

Der Sphinkterkomplex ist wesentlich für die Hochdruckzone im Analkanal verantwortlich. Diese Zone stellt die Schranke gegen den Druck in der Rektumampulle dar. Je nach Messsystem liegen Drücke zwischen 40 und 80 mmHg.

Der M. sphincter ani internus entwickelt sich aus der zirkulären Muskulatur des Rektums. Er ist nicht willkürlich innerviert. Seine Länge beträgt je nach Größe des Individuums zwischen 2 und etwa 4 cm. Er ist wie oben erwähnt dauerkontrahiert und trägt etwa 50–85 % zum analen Ruhedruck bei. Er ist somit der wesentliche Teil des Hochdrucksystems. Experimentelle Untersuchungen konnten zeigen, dass nach Lähmung des Externus durch die persistierende Internusaktivität der Ruhedruck nahezu unverändert bleibt.

Der M. sphincter ani externus ist ein Zylinder gestreifter Muskulatur, der sich vom Levator ani distalwärts bis zum Anoderm erstreckt. Er ist willkürlich innerviert, trägt auch zum Sphinkterruhedruck bei und ist im Wesentlichen für den Kneifdruck verantwortlich. In früheren Beschreibungen wurde er in drei Segmente unterteilt. Diese Unterscheidung in einen tiefen, superfiziellen und einen subkutanen Abschnitt hat man jedoch verlassen. Die Aktivität des Muskels nimmt zu, wenn man eine aufrechte Körperposition einnimmt, den Analreflex stimuliert oder durch Husten oder Nießen ein Valsalva-Manöver auslöst. Er kann sich nur für eine Dauer von 40–60 Sekunden maximal tonisieren.

Zwischen den beiden Muskeln ziehen Muskelfasern zum Plexus haemorrhoidalis (M. canalis ani), distal ziehen Muskelfasern in radiärer Anordnung zum Anoderm und formen dort den M. corrugator ani.

2.3 Beckenbodenmuskulatur

Der trichterartig konfigurierte M. levator ani ist ein wesentlicher Teil des Diaphragma pelvis. Die einzelnen Anteile sind die Mm. coccygeus, iliococcygeus, pubococcygeus und puborectalis. Der M. puborectalis zieht mit seiner schlingenartigen Konfiguration das Rektum gegen den Analkanal nach vorne. Dorsal und seitlich fusioniert er mit dem Externus. Durch seine tonische Aktivität gewährleistet er die Angulierung zwischen Rektum und Analkanal.

2.4 Corpus cavernosum recti

Im Bereich der Linea dentata findet sich ein Gefäßpolster, das Stelzner als Schwellkörper bezeichnet hat. Dieses Gefäßpolster wird nach Miles gespeist von den drei Endästen der A. haemorrhoidalis superior, die die Sphinkteren bei 3, 7 und 11 Uhr von außen nach innen durchdringen. Thomson und auch Fritsch konnten später nachweisen, dass diese klassische Vorstellung, die unser pathophysiologisches Verständnis noch heute prägt, nur in etwa 20 % der Fälle zutrifft. Die A. haemorrhoidalis superior weist nicht selten Variationen auf, wie wir dies von allen Viszeralarterien kennen, und bildet weit mehr als die genannten drei Endäste aus. Die arteriellen Endäste münden in steilem Winkel, ohne dass ein kapilläres Netz ausgebildet wäre, direkt in große lakunäre Gefäße, welche wiederum transsphinktär im Sinne eines venösen Strickleitersystems in die obere, mittlere und untere Rektalvene drainieren. Die anatomische Besonderheit veranlasste Stelzner dazu, vom Corpus cavernosum recti zu sprechen. Die längsverlaufenden Lakunen des Corpus cavernosum recti sind mit den Fasern des M. canalis ani aufs Engste verbunden und der Schwellkörper wird von diesem durchsetzt. Die direkte Beziehung zwischen M. canalis ani und Analkanalhaut an der Linea dentata begrenzt die arteriovenösen Kissen unter physiologischen Bedingungen nach kaudal (Abb. 2.1).

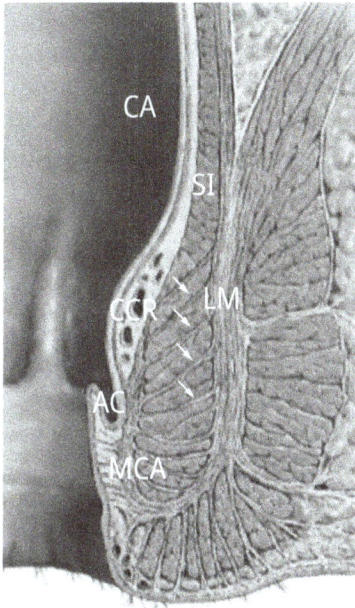

Abb. 2.1: Canalis ani (CA). Längsmuskulatur (LM). Sphincter ani internus (SI). Corpus cavernosum recti (CCR). Analkrypte (AC). Die Pfeile zeigen Muskelzüge der longitudinalen Muskelschicht, die transsphinktär zum M. canalis ani ziehen (MCA).

Nach Lierse liegen die Glomerula venosa haemorrhoidalia, die arterielles Blut führen, in einem Gitter aus kollagenen und elastischen Fasern. Dieses Gitter weist bereits beim heranwachsenden Individuum eine Längsspannung auf. Es wirkt damit auf Gefäße und Analkanal verengend, wenn die Längsspannung zunimmt und die Maschenweite damit geringer wird. Die elastischen Fasern reifen bis maximal zum Ende des 3. Lebensjahrzehnts aus, um danach einem physiologischen Alterungsprozess mit Oberflächenveränderung, Zerreißung und Faservermehrung anheimzufallen.

Die Elastizität und damit die Schienung der Gefäße nimmt ab. Aus der Verbindung von arteriovenösen Kurzschlüssen, der speziellen Konstruktion des M. canalis ani und der scherengitterartigen Anordnung kollagener und elastischer Fasern um die Gefäße ergibt sich das Corpus cavernosum recti. Es stellt das anatomische Äquivalent der Hämorrhoiden dar. Es hat im physiologischen Zustand Bedeutung für die (Fein-)Kontinenz und trägt etwa 5–10 % zur Kontinenzleistung bei (v. a. dem gasdichten Verschluss).

2.5 Viszerales und somatisches Nervensystem

Die Innervation des Anorektums und des Beckenbodens entstammt sowohl dem somatischen als auch dem autonomen Nervensystem. Die motorische Innervation des M. levator ani und der Puborektalisschlinge erfolgt über direkte Äste des Plexus sacralis (Wurzel S2–S4). Als Endast des N. pudendus innerviert der N. rectalis inferior den

Sphincter ani externus. Bedingt durch den Verlauf des Nervs durch den Alcock'schen Kanal und an der Levatorenplatte ist dieser unter der Schwangerschaft und Geburt extremen Dehnungsbelastungen ausgesetzt. Die sensorische Versorgung ist hauptsächlich über den N. perinealis superficialis gewährleistet, einem weiteren direkten Ast des N. pudendus. Die autonome Innervation hat sowohl sympathische (N. hypogastricus) als auch parasympathische (Plexus pelvicus, Nn. erigentes) Anteile. Die parasympathische Innervation erfolgt letztlich über die Sakralnerven (S2–S4).

Die an der Kontinenz beteiligten Strukturen erhalten folglich eine doppelte Innervation aus direkten Ästen des Plexus sacralis und des N. pudendus. Es hat sich gezeigt, dass eine elektrische Stimulation dieser Ebene (SNS) einerseits beide Komponenten stimuliert, zum anderen die Restreserve einer defizitären Beckenbodenmuskulatur rekrutieren kann (Neuromodulation). Im oberen Anteil des Analkanals findet sich eine hohe Anzahl von Rezeptoren für Druck, Temperatur sowie zur Diskrimination von Luft, flüssigem und festem Stuhl.

2.6 Rektum/Rektum-Compliance

Die Aufrechterhaltung der normalen fäkalen Kontinenzleistung setzt voraus, dass das Rektum eine definierte Menge Stuhl halten kann („rectal capacity and distensibility"), die dann konsekutiv kontrolliert ausgeschieden wird. Ist diese Aufnahmekapazität des Rektumlumens nicht gewährleistet, wird der betroffene Patient unter höheren Stuhlfrequenzen, ggf. einer Urge-Inkontinenz leiden. Der Basisdruck im Bereich der Rektumampulle liegt bei etwa 5 mmHg und ist damit signifikant niedriger als im Analkanal. Dies bedingt, dass der Stuhl im Rektumreservoir verbleibt und so die fäkale Kontinenz gewährleistet ist. Interessanterweise scheint das Rektum beim Gesunden zur Unterdrückung der Defäkation in der Lage, Stuhlanteile retropulsiv in das Colon sigmoideum zurück zu transportieren.

Der rektoanale Inhibitionsreflex (RAI) ist vorhanden, wenn es bei Dehnung der Rektumampulle zu einer Druckminderung im Analkanal kommt respektive nach Beendigung der Dehnphase das Druckausgangsniveau im Analkanal wieder erreicht wird (Abb. 2.2). Der Nachweis eines positiven rektoanalen Inhibitionsreflexes schließt zum Beispiel das Vorliegen eines Morbus Hirschsprung aus.

Generell kann gesagt werden, dass bei Dehnung der Rektumampulle durch Flüssigkeit, Gas oder festen Stuhl reflektorisch eine passagere Relaxation des Sphincter ani internus eintritt. Diese auch Internusrelaxation genannte Reflexantwort ist für anorektale Entleerungsstörungen aber auch für die Stuhlkontinenz von Bedeutung. Der Reflex wird durch ein Netzwerk von Cajal-Zellen sowie über eine lokale Freisetzung von NO vermittelt. Dies setzt eine physiologische Funktion des Plexus myentericus sowie inhibitorischer Neurone in diesem Bereich voraus. Im Rahmen manometrischer Ballon-Distensionsmessungen können die Schmerzschwelle, die Perzeptionswahrnehmung sowie die individuelle Stuhldrangschwelle definiert werden. Diese transiente Internusrelaxa-

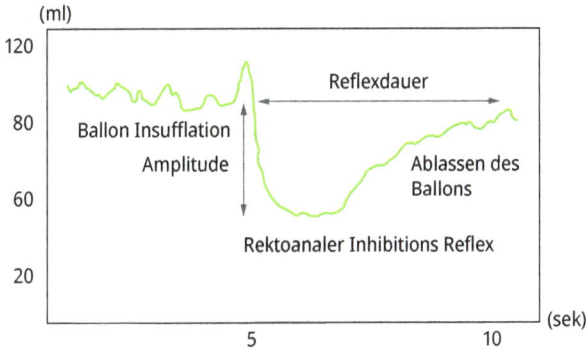

Abb. 2.2: Der M. sphincter ani internus ist tonisch kontrahiert und bildet eine passive Barriere gegen Stuhl und Gas. Bei Dehnung des Rektums für die Defäkation wird er tonisch gehemmt und relaxiert kurzzeitig (RAI Reflex).

tion ermöglicht den Kontakt des Stuhles mit dem sensorischen Epithel des Analkanals und somit unsere Diskriminationsfähigkeit (fester/flüssiger Stuhl, Gas).

Die rektale Compliance gibt Informationen über die Dehnbarkeit der Rektumampulle und kann im Rahmen ballonmanometrischer Untersuchungen über die Ermittlung des Volumen-Druck-Verhältnisses ermittelt werden. In der klinischen Routine wird hier im Normalfall zur Compliance-Messung ein Ballonvolumen von etwa 100 ml verwendet. Bei Patienten mit Outlet-Obstruktion (Beckenbodendyssynergie, Anismus) kann häufig eine ausgeprägte Erhöhung der Compliance gesehen werden. Bei chronisch entzündlichen Prozessen nach operativen Eingriffen mit tiefen Rektumresektionen oder auch nach Radiatio kann die rektale Compliance signifikant gemindert sein. Da die Rektumampulle in diesen Situationen ihre Reservoirfunktion funktionell oder anatomisch bedingt verloren hat, kann eine solche Minderung der rektalen Compliance eine Inkontinenz hervorrufen. Die Rezeptoren zur Diskriminationsfähigkeit von Flatus respektive Stuhl sind im oberen Analkanal lokalisiert. Dies ist die Grundlage einer erhaltenden Perzeptions- und Diskriminationsfähigkeit von Patienten mit tiefen Anastomosen nach Rektumresektion. Der Verlust der Diskriminationsfähigkeit und die konsekutive Minderung der Kontinenzleistung wird nach extensiven Mukosektomien, nach Geburt und auch bei Beckenbodensenkung beschrieben.

2.7 Anus/Analkanal

Der Anus wird von einer sehr sensiblen Haut mit plattenepithelialem Aufbau überzogen, die im kaudalen Drittel verhornt ist. Sie ist dehnbar, aber am Internus fixiert. Nach oral folgt eine unterschiedlich breite, bis zu den Proktodealdrüsen reichende Zone, die mit unverhorntem Plattenepithel überzogen ist. Die Kryptenlinie der Linea dentata (syn.: Zona dentata, Linea pectinata) bildet die Grenze zur Rektumschleimhaut. In den dort lokalisierten Cryptae anales münden die ekkrinen Proktodealdrüsen. Sie verlaufen im Bereich des Internus zwischen den Muskelfasern. Den Externus durchdringen sie nie. Sie sind also im „Intersphinktärraum" lokalisiert. Ihre Ausführungsgänge münden auf Höhe des Übergangs zwischen Analhaut und Schleimhaut in den Analkanal. Die ursprünglichen rudimentären Duftdrüsen sind beim Menschen mit einer unterschiedlichen Häufigkeit angelegt. Die Anzahl der Drüsen ist bei Männern höher als bei Frauen. Die Drüsenkörper sind mit Präferenz zwischen 4 und 8 Uhr SSL lokalisiert. Die Proktodäaldrüsen sind häufiger Ausgangsort von perianalen Infekten. Oberhalb der L. dentata beginnt das zylindrische Epithel der Rektumschleimhaut. Die „Kryptenlinie" wird durch den M. canalis ani in Position gehalten. Anoderm und L. dentata sind wesentlich an unserer Diskriminationsfähigkeit beteiligt. Schädigungen in diesem Bereich können zu einer sensorischen Kontinenzstörung führen.

2.8 Normale Defäkation

Die normale Defäkation ist ein komplizierter Mechanismus, der durch das Zusammenspiel somatischer und autonomer Nerven sowie auf muskulären Kontraktions- und Erschlaffungsmechanismen beruht. Auch die Konsistenz des Stuhles spielt eine zentrale Rolle. Stuhldrang und Kontinenz hängen wesentlich davon ab, wie fest oder flüssig der Stuhl ist. Dies ist klinisch von großer Bedeutung, da oftmals durch „Eindicken" des Stuhles Patienten mit grenzwertiger Inkontinenz (I°–II°) wieder eine ausreichende fäkale Kontrolle erreichen können.

Die Defäkation wird eingeleitet, wenn sich der Sigmastuhl propulsiv in die Rektumampulle schiebt. Je nach Kontinenzleistung kann durch Kontraktion der Komponenten des Analsphinkterapparats das Rektum verschlossen bleiben, sich dehnen und dann willkürlich entleert werden. Unter physiologischen Bedingungen kann das Individuum zwischen Gas sowie flüssigem und festem Stuhl differenzieren. Das heißt, der Betroffene kann willkürlich auch bei gefülltem Rektum Gas entleeren.

Ist ein gewisser Füllungszustand der Rektumampulle erreicht, verspürt der Betroffene zunehmenden Stuhldrang. Im gesunden Stadium kann über den analen Verschlussmechanismus der Stuhlgang hinausgezögert werden.

2.8.1 Phasen der Defäkation

Wird der Expulsionsvorgang eingeleitet, erfolgt primär die Kontraktion des Colon sigmoideum und dann die des Rektums (cholinerg vermittelt). Es schließt sich die Relaxation des Sphinktersystems (über NO induziert) an. Durch Spannung der Bauchmuskulatur wird der Druck im Abdomen gesteigert.

Die muskulären Einheiten des Kontinenzorgans, bestehend aus Beckenbodenmuskulatur (M. puborectalis und M. levator ani) und Sphinkterapparat erschlaffen und das Corpus cavernosum recti entleert sich. Dies erlaubt dem Beckenboden tiefer zu treten und den anorektalen Winkel zu strecken. Die anorektale Achse stellt sich also steil auf. Die Angulierung zwischen dem Anus und der Achse des Rektums hat eine bedeutende Rolle. Der Winkel liegt normal zwischen 80 und 90°. Während der Defäkation und der konsekutiven Streckung der Achse werden Winkel zwischen 100 und 110° gemessen. Sollte zum Beispiel die Puborektalisschlinge nicht komplett erschlaffen, so kann eine Outlet-Problematik die Folge sein. Die Levatorenanteile (Defäkationsmuskel) kontrahieren sich. Flankierend hierzu wird unter physiologischen Bedingungen initial durch die Bauchpresse, die Druckwerte des systolischen Blutdrucks erreichen kann (Valsalva-Effekt), ein Druckgradient generiert. Die Puborektalschlinge erschlafft. Durch die Streckung des Darmrohrs und den erschlafften Verschlussapparat kommt es zu einem geringen Passagewiderstand und der Druckgradient befördert den Stuhl durch den Anus nach außen. Die Defäkation geht vonstatten. Ob der andrängende Faeces in einer oder mehreren Portionen entleert wird, ist primär von der Stuhlkonsistenz, der Menge, aber natürlich auch von den Gewohnheiten des einzelnen Betroffenen anhängig. Bislang ist nicht sicher bekannt, wie sich das Corpus cavernosum recti während der Defäkation entleert. Man darf aber annehmen, dass die passive Kompression durch die andrängenden Faeces mit der aktiven Funktion des M. canalis ani und der besonderen Anatomie elastischer Strukturen zusammenwirkt, in die die Gefäßpolster eingebettet sind. Soll die Defäkation hinausgezögert werden, werden der Sphincter externus kontrahiert, die Puborektalisschlinge angespannt und zumindest Anteile der Stuhlsäule ins Sigma retrograd transportiert.

Zusammenfassend lässt sich sagen, dass die physiologische Kontrolle der Defäkation durch das beschriebene komplexe Zusammenwirken koordinierter sensorischer und motorischer Signale und konsekutiven differenzierten Kontraktionen aber auch Erschlaffungen des distalen Kolonanteils des Rektums und des Anus beruhen.

Weiterführende Literatur

Bajwa A, Emmanuel A. The physiology of continence and evacuation. Best Pract Res Clin Gastroenterol. 2009;23:477–485.

Broens PM, Penninckx FM, Ochoa JB. Fecal continence revisited: the anal external sphincter continence reflex. Dis Colon Rectum. 2013;56:1273–1281.

Cheeney G, Nguyen M, Valestin J, Rao SS. Topographic and manometric characterization of the recto-anal inhibitory reflex. Neurogastroenterol Motil. 2012;24:e147-e154.

De Ocampo S, Remes-Troche JM, Miller MJ, Rao SS. Rectoanal sensorimotor response in humans during rectal distension. Dis Colon Rectum. 2007;50:1639–1646.

Ditah I, Devaki P, Luma HN, et al. Prevalence, trends, and risk factors for fecal incontinence in United States adults, 2005–2010. Clin Gastroenterol Hepatol. 2014;12:636–643.

El-Gendi MA-F, Abdel-Baky N. Anorectal pressure in patients with symptomatic hemorrhoids. Dis Colon Rectum. 1986;29:388.

Frenckner B, Ihre T. Influence of autonomic nerves on the internal and sphincter in man. Gut. 1976;17:306–312.

Girardi S, Piccinelli D, Lolli P, Fasoli GL, et al. Anorectal manometry in hemorrhoidal disease. Ann Ital Chir. 1995;66:757.

Guo M, Zbar AP, Wu Y. Imaging the levator ani and the puborectalis muscle: implications in understanding regional anatomy, physiology and pathology. Scand J Gastroenterol. 2023;58(11):1295–1308.

Hansen HH. Die Bedeutung des Musculus canalis ani für die Kontinenz und anorektale Erkrankungen. Langenbecks Arch Chir. 1976;341:23.

Hansen HH. Hämorrhoiden, die Hyperplasie des Corpus cavernosum recti. Therapiewoche. 1975;25:5394.

Huizinga JD, Hussain A, Chen JH. Interstitial cells of Cajal and human colon motility in health and disease. Am J Physiol Gastrointest Liver Physiol. 2021;321(5):552–575.

Keef KD, Cobine CA. Control of Motility in the Internal Anal Sphincter. J Neurogastroenterol Motil. 2019;25 (2):189–204.

Kerremans R. Morphological and physiological aspects of anal continence and defecation. Arscia, Brussels, 1969.

Lestar B, Penninckx, F, Kerremans, R. The composition of anall basal pressure. An in vivo and in vitro study in man. Int J Colorectal Dis. 1989;4:118.

Loder PB, Kamm MA, Nicholls RJ, Phillips RK. Haemorrhoids: pathology, pathophysiology and aetiology. Br J Surg. 1994.
81: 946

Lunniss PJ, Phillips RKS. Anatomy and function of the anal longitudinal muscle. Br J Surg. 1992;79:882.

Mawer S, Alhawaj AF. Physiology, Defecation In: StatPearls. Treasure Island (FL): StatPearls Publishing, 2023.

Meinds RJ, van Meegdenburg MM, Trzpis M, et al. On the prevalence of constipation and fecal incontinence, and their co-occurrence, in the Netherlands. Int J Colorectal Dis. 2017;32:475–483.

Mizutani M, Neya T, Ono K, Yamasato T, Tokunaga A. Histochemical study of the lumbar colonic nerve supply to the internal anal sphincter and its physiological role in dogs. Brain Res. 1992;598:45–50.

O'Kelly TJ. Nerves that say NO: a new perspective on the human rectoanal inhibitory reflex. Ann R Coll Surg Engl. 1996;78:31–38.

Stelzner F. Haemorrhoids and other diseases of the corpus cavernosum recti and the anal canal. Dtsch Med Wochenschr. 1963;88:177.

Stelzner F, Staubesand J, Machleidt H. Das Corpus cavernosum recti – die Grundlage der inneren Hämorrhoiden. Langenbecks Arch Klin Chir. 1962;299:302.

Stebbing JF. Nitric oxide synthase neurones and neuromuscular behaviour of the anorectum. Ann R Coll Surg Engl. 1998;80:137–145.

Stieve H. Über die Bedeutung der venösen Wundernetze für den Verschluss einzelner Öffnungen des menschlichen Körpers. Dtsch Med Wochenschr. 1928;54:87.

van Meegdenburg MM, Heineman E and Broens PM. Pudendal neuropathy alone results in urge incontinence rather than in complete fecal incontinence. Dis Colon Rectum. 2015;58:1186–1193.

Verkuijl SJ, Trzpis M, Broens PMA. The anorectal defaecation reflex: a prospective intervention study. Colorectal Dis. 2022;24(7):845–853.

Weledji EP. Electrophysiological Basis of Fecal Incontinence and Its Implications for Treatment. Ann Coloproctol. 2017;33(5):161–168.

3 Proktologische Basisdiagnostik

Philipp Oetting

3.1 Anamnese und Symptomatologie

Für die proktologische Diagnostik stellt die Anamnese einen essenziellen Bestandteil dar. Viele Symptome und Funktionsstörungen betreffen einen Tabubereich des sozialen Miteinanders und werden daher häufig vom Patienten nicht angesprochen.

Es hat sich daher bewährt, die Anamnese in drei Blöcke zu teilen. Als erstes füllt der Patient einen Anamnesefragebogen aus. Dieser sollte neben den proktologischen Beschwerden (Blutung, Juckreiz, Schmerzen, Vorwölbungen/Gewebsvorfall, Nässen) die Stuhlgewohnheiten, die Nebenerkrankungen nebst Medikation des Patienten und Voroperationen auch die Familienanamnese beinhalten. Nachdem so ein erster Überblick geschaffen wurde, kann im anschließenden Gespräch – zunächst mittels offener Fragen – zum Grund der Vorstellung eine Vertrauensbasis aufgebaut werden. Im letzten Block können mittels geschlossener Fragen gezielt Differenzialdiagnosen abgeklärt werden.

Nicht nur die Scham des Patienten stellt den Proktologen vor eine Herausforderung. Auch die häufig gleichen Symptome der unterschiedlichen proktologischen Krankheitsbilder erschweren die Anamnese und Diagnosefindung. Es ist wichtig, die angegebenen Beschwerden dann genauer zu spezifizieren. Nach einer gründlichen Anamnese kann in einer Vielzahl der Fälle bereits eine Verdachtsdiagnose gestellt werden.

Die folgenden Symptome sollten bei einem entsprechenden Beschwerdebild abgeklärt werden.

3.1.1 Blutung

Bei der Angabe von analen Blutungen ist nach Dauer, Häufigkeit, Menge an Blut und dessen Farbe, Zeitpunkt des Auftretens im Verhältnis zur Defäkation und Auffindeort (Papier, Wäsche, Toilette, auf oder im Stuhl) zu fragen. Die Blutungsanamnese allein darf jedoch nicht zu voreiligen Diagnosen führen, da fast alle koloproktologischen Erkrankungen das Symptom der Blutung aufzeigen können. Eine weiterführende Untersuchung mittels Prokto- und Rektoskopie und ggf. auch Koloskopie ist daher zwingend notwendig.

3.1.2 Schmerz

Gibt ein Patient anale Schmerzen an, sollte nach Lokalisation, Auslöser des Symptoms, Zeitpunkt des ersten Auftretens, Dauer der Schmerzen, Schmerzcharakter, einer Beeinflussungsmöglichkeit, einem Zusammenhang zur Defäkation und weiteren Symptomen, wie z. B. Fieber, Nässen oder einer Vorwölbung, gefragt werden. Mit Hilfe dieser Angaben lassen sich die Krankheitsbilder oft gut eingrenzen. So berichten Patienten mit einer Analfissur häufig von plötzlich einsetzenden Schmerzen nach einer Defäkation, die einen stechenden Charakter haben und nach einer Zeit abnehmen, um dann bei der erneuten Defäkation wieder aufzutreten. Patienten mit einem Analabszess berichten hingegen von stark zunehmenden klopfenden Schmerzen. Diese sind teils mit einer zunehmenden Schwellung und ggf. Fieber assoziiert. Plötzlich aufgetretene Schmerzen mit einer extraanalen Schwellung, die nach einigen Tagen spontan weniger werden, sprechen eher für eine Analvenenthrombose.

3.1.3 Juckreiz

Wird vom Patienten ein analer Juckreiz oder ein anales Brennen angegeben, sind zu klären: Zeitraum, Dauer, Zusammenhang zur Defäkation, Stuhlkonsistenz und Reinigungsgewohnheiten. Die Frage nach kleinen Kindern oder Tieren im Haushalt ist zur Abklärung von parasitären Ursachen des Juckreizes hilfreich. Grundsätzlich stellt der anale Juckreiz ein Symptom bei Schädigung der intra- und perianalen Haut dar. Ihm liegt – wie bei analem Brennen – eine oberflächliche Verletzung des Anoderms zugrunde.

Neben primären Ursachen des Juckreizes, wie zum Beispiel den Dermatosen (lediglich 10 % der Fälle), tritt das Symptom sekundär auf. Hier kommt es aufgrund einer proktologischen Erkrankung zu einem irritativ-toxischen Ekzem. So kann eine anale Inkontinenz zunächst nur durch ein vermehrtes Nässen mit konsekutiver Schädigung der perianalen Haut und einem dadurch entstandenen Juckreiz auffallen.

3.1.4 Nässen

Bejaht ein Patient die Frage, ob es nach der Reinigung nach einer Defäkation im weiteren Verlauf zu erneutem Nässen am After kommt, kann dies wiederum Symptom für verschieden Erkrankungen sein. So können z. B. Fisteln, Hämorrhoiden, Ekzeme aber auch eine Inkontinenz zu analem Nässen führen. Es ist daher wichtig zu eruieren, welche Qualität und Menge die Flüssigkeit aufweist, die die Patienten bemerken.

3.1.5 Stuhlgewohnheiten

Die Frage nach den Stuhlgewohnheiten des Patienten sollte Häufigkeit, Konsistenz, Dauer der Defäkation und des Verweilens auf der Toilette beinhalten. Durch die Anamnese der Stuhlgewohnheiten sind bei vielen Krankheitsbildern bereits die Ursache und die mögliche Therapie abzuleiten. Die Thematisierung und letztlich Regulierung der Stuhlgewohnheiten ist integraler Bestandteil der Therapie proktologischer Erkrankungen.

3.1.6 Vorwölbung/Gewebsvorfall

Im Rahmen der Anamnese sollte gezielt nach einer Vorwölbung, Schwellung oder einer Gewebsvermehrung am After gefragt werden. Neben der Größe und den Begleitsymptomen (u. a. Schmerzen, Blutung, Juckreiz, Nässen, Stuhlschmieren) ist es wichtig zu erfahren, ob die Vorwölbung plötzlich entstanden oder langsam zunehmend ist. Zudem sollte neben dem klinischen Verlauf (konstante Zunahme oder spontane Rückbildung) auch die Reponibilität abgeklärt werden.

Ein Zusammenhang zur Defäkation, körperlicher Tätigkeit oder Probleme bei der Analhygiene sind abzuklären. Bei Frauen sollte zudem nach einem vaginalen Vorfall gefragt werden. Die Untersuchung eines Hämorrhoidal- oder Rektumprolapses gelingt häufig nicht im Rahmen einer standardisierten proktologischen Untersuchung. Dies liegt nicht nur an der – im Vergleich zur Defäkation – unnatürlichen Haltung, sondern häufig am Schamgefühl der Patienten. Eine Untersuchung auf einem Toilettenstuhl mit Spiegel oder auf einer herkömmlichen Toilette kann hier hilfreich sein.

Das im Rahmen der Anamnese geschaffene Vertrauensverhältnis stellt einen essenziellen Bestandteil dar, um die weitere vom Patienten per se als unangenehm empfundene proktologische Diagnostik zu tolerieren. Grundsätzlich ist es hilfreich, den Patienten über alle Untersuchungsschritte laufend zu informieren, um ihn nicht zu überrumpeln und ihm die Möglichkeit zur geben, sich auf das Kommende einzustellen.

3.2 Körperliche Untersuchung

Stellt sich ein Patient das erste Mal beim Proktologen vor oder besteht durch die Anamnese ein Zusammenhang mit intraabdominellen Problemen, ist eine Untersuchung des Abdomens empfehlenswert. Bereits die Inspektion lässt Narben sichten, die Hinweis auf Voroperationen geben. Neben der Auskultation der Darmgeräusche ist bei der Palpation des Abdomens auf Schmerzen, Resistenzen und offene Bruchlücken zu achten.

Anschließend begibt sich der Patient in die gewünschte Untersuchungsposition. Als mögliche Varianten stehen Steinschnittlage, Links-Seiten-Lage und Knie-Ellenbogen-Lage zu Auswahl. Ein Vorteil der beiden erstgenannten Untersuchungspositionen ist, dass sich der Patient nicht komplett entkleiden muss. Verschmutzungen der Unterwäsche (z. B. Stuhl, Eiter, Blut) können so unauffällig vom Proktologen wahrgenommen werden. Sie dienen als weitere Mosaiksteine im Rahmen von Anamnese und Diagnostik.

Jede Untersuchungsposition hat ihre Vor- und Nachteile. Es bleibt dem Proktologen überlassen, welche er bevorzugt. Stehen dem Untersucher unterschiedliche Positionen zur Verfügung, kann er auf die individuellen Voraussetzungen des Patienten und dessen Erkrankung flexibel reagieren. Wird der Patient in Links-Seiten-Lage auf einem Keilkissen, auf dem die Hüfte des Patienten liegt, gelagert, ist der Blick auf die perianale Region erleichtert.

Grundsätzlich müssen die erhobenen Befunde mit exakter Lokalisation dokumentiert werden. Hier hat sich die Einteilung nach dem Zifferblatt der Uhr in Steinschnittlage etabliert. Dabei ist ein Befund vom After aus gesehen in Richtung Steißbein stets bei 6 Uhr. Diese Einteilung wird auch bei den anderen Untersuchungspositionen beibehalten, sodass diese nicht zusätzlich angegeben werden müssen.

3.2.1 Inspektion

Gute Lichtverhältnisse sind Voraussetzung für die Inspektion des Anus. Zu helles Licht kann Befunde überstrahlen. Zu den „Blickdiagnosen" zählen nicht nur die klassischen Ekzeme der perianalen Haut. Auch eine Reihe anderer Erkrankungen lassen sich häufig mit einem Blick bestätigen. Zum Beispiel können die Analvenenthrombose, Analabszesse, Fistelostien und Condylomata accuminata oftmals per inspectionem diagnostiziert werden. Liegen mehrere typische Befunde vor, muss auch an eine Systemerkrankung, wie eine chronisch entzündliche Darmerkrankung oder eine Akne inversa, gedacht werden. Nicht zuletzt ist auf die Form des Afters und angrenzender Narben zu achten. Sie können auf traumatische Sphinkterverletzungen hinweisen. Zur genaueren Differenzierung ist es hilfreich, den Patienten bereits bei der Inspektion pressen und kneifen zu lassen.

3.2.2 Palpation

Für die Palpation sollte reichlich Gleitmittel verwendet werden, um dem Patienten keine unnötigen Schmerzen zu bereiten. Lässt man den Patienten pressen, gelingt das Einführen des Fingers leichter. Bereits jetzt kann die Sphinkterfunktion untersucht werden. Bei einem Sphinkterspasmus, z. B. aufgrund einer Analfissur oder bei einer Analstenose, gelingt die Untersuchung nicht. Eine forcierte Untersuchung sollte dann unterbleiben. Es kann dann hilfreich sein, den Patienten primär auf die Verdachtsdiagnose hin zu behandeln, um zu einem späteren Zeitpunkt – bei weniger Schmerzen, oder in Narkose – die proktologische Untersuchung durchzuführen.

Zur genauen Beurteilung der Sphinkterfunktion lässt man den Patienten sowohl kneifen als auch pressen. Dies sollte unter leichtem Druck auf jeweils einen Quadranten der Sphinktermuskulatur erfolgen. Hierdurch können lokalisierte Schäden und Narben von generalisierten Sphinkterschäden unterschieden und zugleich M. sphincter ani externus und Puborektalisschleife in ihrer Funktion beurteilt werden. Der Tonus in Ruhe gibt Aufschluss über die Funktion des M. sphincter ani internus.

Die Diagnose einer ventralen Rektozele kann bei Frauen erhoben werden, wenn sich das Spatium rectovaginale oral des Sphinkters in Richtung Introitus vaginae wölben lässt. Des Weiteren können Narben, Tumoren und Schwellungen perianal sowie im Analkanal und im unteren Rektum ertastet werden.

3.3 Proktoskopie

Die Proktoskopie dient der Beurteilung des Analkanals und des unteren Rektums. Sie stellt einen integralen Bestandteil der proktologischen Basisdiagnostik dar. Inspektorisch und digital erhobene Befunde lassen sich so verifizieren und Differenzialdiagnosen ausschließen.

Proktoskope gibt es in unterschiedlichen Größen und Ausführungen. Der Durchmesser sollte dem Patienten, seinem Leiden sowie einer evtl. geplanten Therapie angepasst sein. Gefensterte Proktoskope (Proktoskop nach Blond oder Morgan-Boehm) besitzen eine geschlossene Spitze und eine seitliche Öffnung. Sie sind v. a. für die Therapie der Hämorrhoiden (Sklerosierung bzw. Gummibandligatur) geeignet, bieten jedoch nur ein kleines Sichtfeld und eignen sich daher nicht zur Diagnostik. Vorne offene Proktoskope besitzen im Vergleich zu den erstgenannten ein breiteres Einsatzspektrum von der Diagnostik bis zur Therapie. Sie können ein gerades (Proktoskop nach Morgan oder Lockhart-Mummery) (Abb. 3.3) oder schräges Ende (Proktoskop nach Lloyd-Davies oder Anderson) aufweisen (Abb. 3.1).

Der große Vorteil der Proktoskopie liegt in der einfachen und sicheren Durchführung. Voraussetzung ist die Verwendung von ausreichend Gleitmittel und das vorsich-

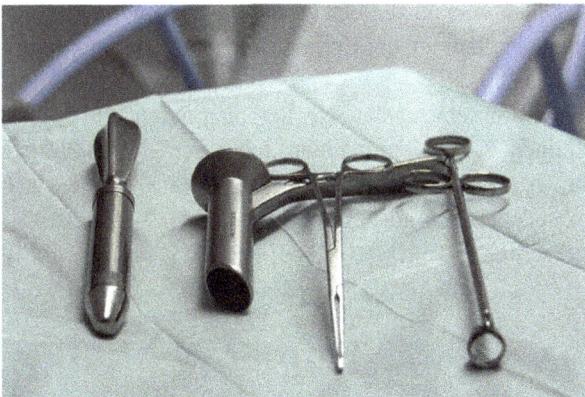

Abb. 3.1: Schräges Proktoskop für die Gummibandligatur.

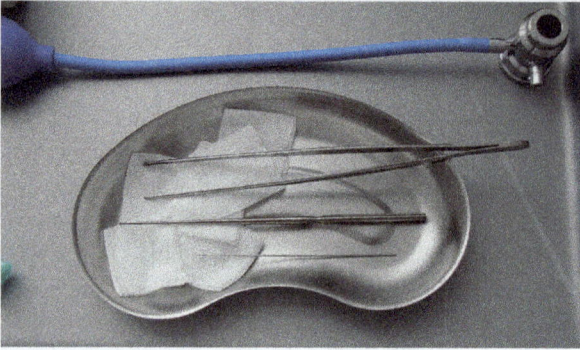

Abb. 3.2: Pinzette, Kompressen und Fistelsonden.

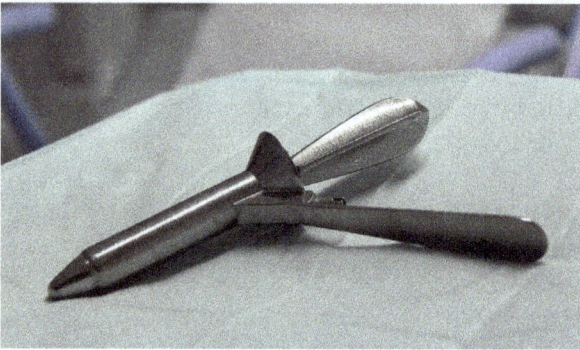

Abb. 3.3: Proktoskop.

tige Einführen des Instruments. Eine spezielle Vorbereitung des Darms ist in den meisten Fällen nicht erforderlich. Stuhlreste, Blut und Schleim können problemlos mit einer kleinen Kompresse entfernt werden. Von oral nachrutschender Stuhl lässt sich während der Untersuchung mit einer Kompresse aufhalten. Die Kompressen müssen nicht unbedingt wieder entfernt werden, da sie via naturalis ans Tageslicht befördert werden.

Während der Proktoskopie sollten eine lange Pinzette sowie Fistelsonden greifbar sein. So kann mit einer Hakensonde im Rahmen der Untersuchung nach einem inneren Fistelostium getastet werden (Abb. 3.2).

Mithilfe des Proktoskops können unterschiedlichste Therapien durchgeführt werden. Mit einer Biopsiezange können Proben entnommen, mit einer Elektroschlinge Adenome, Polypen und Fibrome abgetragen werden. Für operative Eingriffe oder zur besseren Beurteilung des Analkanals können auch Spreizspekula oder Dreiviertel-geschlossene Anoskope verwendet werden.

3.4 Rektoskopie

Die starre Rektoskopie dient der Beurteilung des gesamten Rektums und sollte daher bis mindestens 15 cm ab Linea dentata durchgeführt werden (Abb. 3.4). Für die Durchführung einer kompletten Rektoskopie ist die vorherige Verabreichung eines Klysmas hilfreich. Fester Stuhl kann zwar mit dem Rektoskop zur Seite geschoben werden, verhindert aber die vollständige Beurteilung des Rektums. Das starre Rektoskop kann theoretisch bis ins Colon sigmoideum eingeführt werden. Dies wird jedoch vom Patienten nur begrenzt toleriert. Die schmerzärmere flexible Sigmoidoskopie oder Koloskopie sollte bei entsprechender Indikation und höher liegenden Befunden ergänzend eingesetzt werden. Beim Symptom der transanalen Blutung sollte stets eine Rektoskopie erfolgen. Ist eine zeitnahe Koloskopie geplant, kann darauf verzichtet werden.

Mit Hilfe der Rektoskopie kann nicht nur die Schleimhaut beurteilt, sondern auch eine exakte Höhenlokalisation eines Tumors im Verhältnis zur Linea dentata angegeben werden. Dies ist entscheidend für die Therapieplanung beim Rektumkarzinom. Auch die Beurteilung von Lage und Größe von Rektumpolypen, welche transanal reseziert werden sollen, gelingt durch diese Untersuchung.

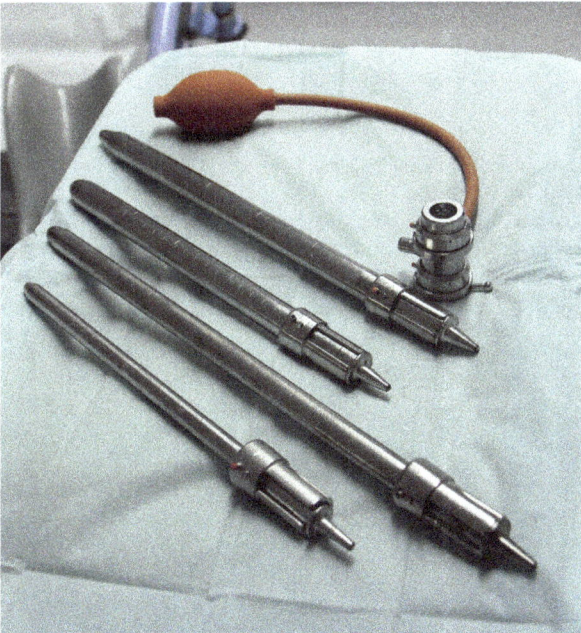

Abb. 3.4: Rektoskope in unterschiedlicher Ausführung.

3.5 Erweiterte Diagnostik

Neben der proktologischen Basisdiagnostik sind häufig weitere Untersuchungen zur exakten Diagnosefindung vor einer gezielten Therapie notwendig. Hierzu zählt neben der Koloskopie, die Endosonographie, die Manometrie, die neurologische und die radiologische Diagnostik. Auf die erweiterte Diagnostik wird in den folgenden Kapiteln im Rahmen der einzelnen Krankheitsbilder eingegangen.

3.6 Zusammenfassung

Die Anamnese nimmt in der proktologischen Basisdiagnostik eine herausragende Stellung ein. Das gezielte Abfragen der Ursachen, Symptome und des Verlaufs der Beschwerden ermöglichen häufig bereits die Diagnosestellung. Diese wird dann durch die weiterführende Untersuchung gesichert. Zudem sollte durch das Gespräch eine Vertrauensbasis mit dem Patienten geschaffen werden, welche die weiteren Untersuchungsschritte für den Patienten einfacher machen. Da viele proktologische Erkrankungen ähnliche Symptome verursachen, ist die Inspektion, Palpation mit rektal-digitaler Untersuchung, sowie die Prokto- und ggf. Rektoskopie zum Ausschluss der Differenzialdiagnosen und einer Zweiterkrankung notwendig. Eine weitere Diagnostik, z. B. mit bildgebenden Verfahren, ist bei speziellen Fragestellungen im Anschluss indiziert.

Weiterführende Literatur

Eickhoff A, Riemann JF. Stellenwert der Rektoskopie und Koloskopie für den Internisten. Internist. 2003;44 (7):873–84. https://doi.org/10.1007/s00108-003-0932-6

Fürst A. Proktologische Diagnostik. Hautarzt. 2003;54:83–93. https://doi.org/10.1007/s00105-002-0475-0

Jackisch T, Witzigmann H, Stelzner S. Anorektale Diagnostik bei proktologischen Erkrankungen. Chirurg. 2012;83(12):1023–32. https://doi.org/10.1007/s00104-012-2296-8

Schiedeck T. Diagnostik und Therapie der Stuhlinkontinenz. Chirurg. 2008;79(4):379–90. https://doi.org/ 10.1007/s00104-008-1492-z.

4 Die Proktologische Praxis – Organisation der Sprechstunde und Hygienemanagement

Bernhard Strittmatter, Ernst Tabori

4.1 Einführung

Diagnostische Maßnahmen in der Koloproktologie können mit wenigen Ausnahmen ambulant erfolgen. Bei Patients mit schweren Begleiterkrankungen, bei drohender Kreislaufinstabilität und in der Notfallsituation sollten diagnostische Abklärung und endoskopische Untersuchungen unter stationärer Überwachung erfolgen. Die überwiegende Zahl der proktologischen Erkrankungen können ambulant behandelt und auch operiert werden. Die Verträge nach § 115b und § 115f im SGB V regeln das ambulante Operieren und sonstige stationsersetzende Eingriffe im sog. AOP-Vertrag. Die in einem Katalog festgelegten Operationen sollten ambulant erfolgen und werden zu gleichen Rahmenbedingungen in der Praxis und im Krankenhaus vergütet. Selbstverständlich müssen die selben jeweils aktuellen Hygienestandards und allgemein anerkannten Regeln zur Prävention postoperativer Wundinfektionen angewandt werden, unabhängig davon ob der Patient ambulant oder stationär versorgt wird.

Dieses Kapitel soll zeigen, wie man eine proktologische Praxis ausstattet und organisiert, um Diagnostik, konservative Therapie und kleine Eingriffe durchführen zu können. Ein Unterkapitel skizziert die gesetzlichen Vorgaben und erläutert die Empfehlungen der Hygiene, die in einer proktologischen Praxis beachtet werden müssen.

Aufbau und Organisation der Praxis hängen von den vorgegebenen Strukturen, der Größe und vor allem dem medizinischen Spektrum ab. Dennoch unterscheiden sich Abläufe und Ausstattung kaum und werden hier am Beispiel einer Gemeinschaftspraxis mit Belegabteilung beschrieben. Unabhängig von der Einrichtung haben die Patienten einen berechtigten Anspruch auf eine auf dem jeweiligen Stand des Wissens basierende medizinische Versorgung unter konsequenter Beachtung der geltenden Hygienestandards.

4.2 Räume und Ausstattung

Der Flächenbedarf der Praxis ist abhängig von der Zahl der Patienten sowie der Anzahl gleichzeitig behandelnder Ärzte in der Einrichtung. Die Raumaufteilung muss sich am Arbeitsprozess orientieren und ist die Voraussetzung für effektive und möglichst rationelle Arbeitsabläufe. Der Zugang zur Praxis sollte barrierefrei sein und muss für liegende Patienten geeignet sein (Krankenwagenzufahrt, Aufzug, Türöffner, breite Flure).

Die Aufteilung und Anordnung der Räume orientieren sich am Ablauf der Sprechstunde. Untersuchungsräume und alle weiteren Räumlichkeiten haben sich um den Patientenprozess anzuordnen. Günstig ist, die gesamte Einheit auf einer Ebene abzubilden

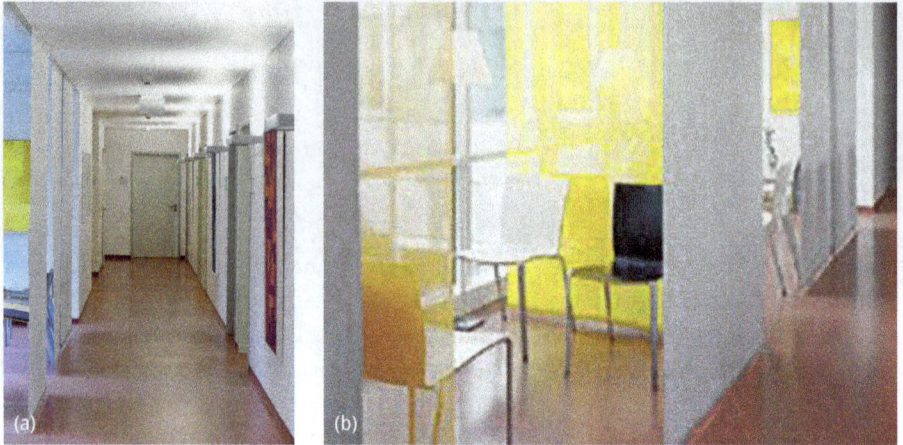

Abb. 4.1: (a) Flur: Wartebereich links, Behandlungszimmer rechts. (b) Wartebereich.

(Abb. 4.1). Der Patient wird an der Anmeldung empfangen, registriert und gelangt dann in den Wartebereich, der zentral zwischen Anmeldung und Behandlungszimmer liegt, möglichst offen sein und eine freundliche Atmosphäre ausstrahlen sollte. Dennoch ist darauf zu achten, dass keine vertraulichen Gespräche zwischen Praxispersonal und Patienten von Dritten mitgehört werden können. Die Wege zwischen Wartebereich und Behandlungszimmer sollten für Patienten und Personal möglichst direkt und auf einer Flurebene sein. Die Toiletten müssen bedarfsgerecht und gut erreichbar sein.

4.2.1 Anmeldung

Die Anmeldung ist zugleich Empfang und Administration und damit die zentrale Schnittstelle der Praxis. Hier werden die Patienten registriert, die erforderlichen Daten erfasst und alle administrativen Aufgaben gebündelt. Um einen reibungslosen Ablauf der Sprechstunde zu garantieren, muss die Anmeldung personell immer gut besetzt sein. Die Aufgaben sind vielfältig und reichen von der Erfassung der Patientendaten bis zur Terminvergabe zu weiteren Untersuchungen oder Operationen. Ebenso werden Rezepte, Überweisungen und Bescheinigungen für die Patienten ausgestellt. Beim Erstkontakt bewährt sich ein standardisierter Fragebogen, den der Patient ausfüllt, dies kann bereits online erfolgen. Die Medizinische Fachangestellte kann den Fragebogen ggf. mit dem Patienten besprechen und ergänzen, um den Patienten auf das Arztgespräch vorzubereiten, und die Vorbefunde sortieren. Diese verantwortungsvollen Aufgaben sollten fehlerfrei ausgeführt werden und verlangen von den Mitarbeiterinnen an der Anmeldung eine besondere Qualifikation und Erfahrung. Selbstverständlich ist darauf zu achten, dass die Privatsphäre gewahrt bleibt und die Gespräche diskret geführt werden.

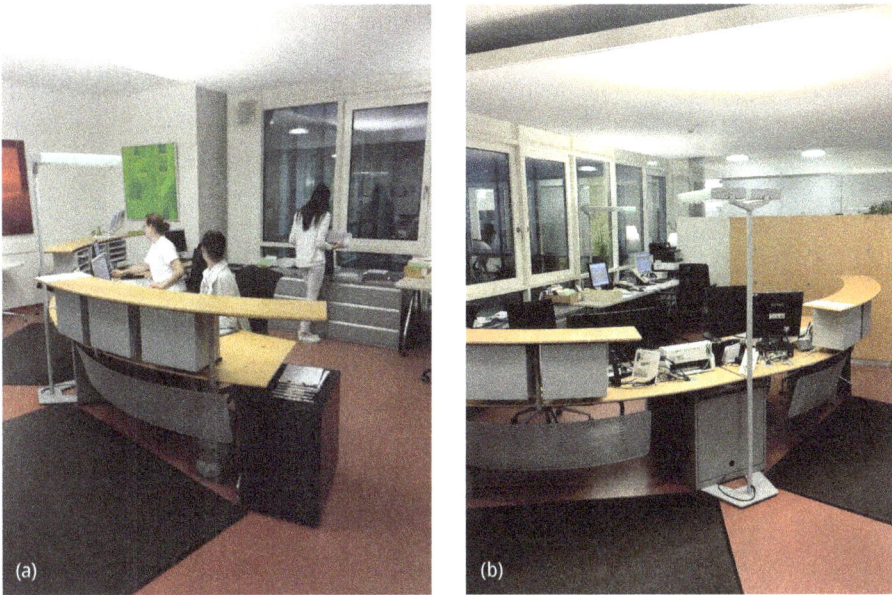

Abb. 4.2: (a) Anmeldung. (b) Arbeitsplatz und Administration.

4.2.2 EDV

Die Praxis muss ein EDV-Netzwerk mit Terminals und Zugriff an jedem Arbeitsplatz und in jedem Untersuchungszimmer mit einem von der Kassenärztlichen Vereinigung (KV) zugelassenen Software-Programm haben. Dieses verwaltet die erhobenen Befunde und führt sie in der Patientenakte zusammen. Die erbrachten Leistungen werden bei GKV-Patienten im EBM erfasst quartalsweise elektronisch online mit der KV abgerechnet. Bei Privatversicherten wird die Honorarabrechnung mit der GOÄ individuell erstellt. Alle eingegebenen Parameter, wie z. B. Leistungsübersicht oder Arzneimittelverordnungen, können statistisch ausgewertet werden. Auch der Arztbrief kann elektronisch oder über Diktat erstellt und per Mail oder Fax elektronisch versandt werden. So kann mit Einführung der elektronischen Gesundheitskarte und zunehmender Digitalisierung die Praxis fast papierlos funktionieren.

4.2.3 Terminvergabe

Ein gutes Terminorganisationssystem ist für eine Gemeinschaftspraxis essenziell. Denn aufgrund der Spezialisierung wird der Patient meist zugewiesen und hat nicht selten einen weiten Anreiseweg. Deshalb muss der Erstkontakt nicht nur terminlich gut organisiert sein, sondern es müssen auch alle bereits erhobenen Befunde vorliegen. Die

Terminvereinbarung kann online, durch ein externes Call-Center oder per Telefon durch das zuständige Praxispersonal erfolgen. Die telefonische Kommunikation mit der Praxis hat Vorteile, es kann individuell auf spezielle Wünsche und Bedürfnisse der Patienten eingegangen und die Dringlichkeit des Arztbesuches besser eingeschätzt werden, auch ist die direkte telefonische Erreichbarkeit der Praxis besonders für ältere Patienten einfacher und persönlicher als die online Terminvergabe.

4.2.4 Untersuchungs- und Behandlungsraum

In der proktologischen Sprechstunde finden Arztgespräch, Untersuchung und ggf. Therapie in einem speziell dafür ausgestatteten Behandlungsraum statt. Das kann die Arbeitsabfolge erleichtern und erspart Patienten und Ärzten bei proktologischer Basisuntersuchung, konservativen Therapiemaßnahmen und kleinen proktologischen Eingriffen einen zusätzlichen Raumwechsel. Es kann für den rationellen Ablauf der Untersuchungen von Vorteil und nützlich sein, wenn jeder Behandlungsraum baugleich und identisch ausgestattet ist. Die folgende Mindestausstattung gehört zur Einrichtung (Abb. 4.3).

Eine höhenverstellbare Untersuchungsliege für die abdominelle Untersuchung und ein proktologischer Untersuchungsstuhl für die Untersuchung in Steinschnittlage müssen vorhanden sein. Dies ist für den Patienten komfortabel und bietet dem Arzt optimale Untersuchungsbedingungen für Inspektion, digitale Palpation und die Prokto- und Rektoskopie. Die starren Instrumente werden mit Kaltlicht beleuchtet, bei Bedarf können Wand- oder Deckenstrahler zugeschaltet werden. Ein Händewaschplatz mit Hygieneausstattung (Seifen-, Papierhandtuch- sowie Händedesinfektionsmittelspender) und zweckentsprechender Armatur sind nach den Empfehlungen der Kommission für Krankenhaushygiene und Infektionsprävention (KRINKO) beim Robert Koch-Institut (RKI) vorgeschrieben. Konventionelle, mechanisch gesteuerte Ellenbogenmischhebel werden bevorzugt empfohlen, da photoelektrisch gesteuerte Wascharmaturen aus hygienischer Sicht keine Vorteile bieten.

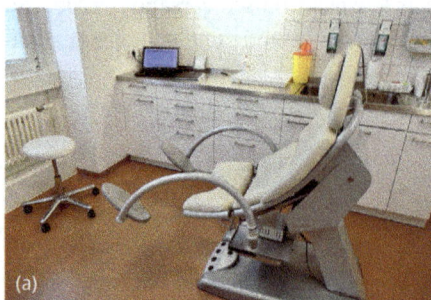

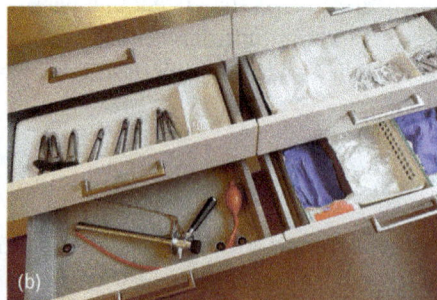

(a) (b)

Abb. 4.3: (a) Einrichtung eines Behandlungsraums mit Untersuchungsstuhl. (b) Einteilung der Schränke und Ausstattung der Schubladen.

Der Proktologische Stuhl bringt den Patienten in die entsprechende Höhe und Rückenlage, die der Steinschnittlage entspricht. Zur Untersuchung muss der Patient sich nicht vollständig ausziehen, sondern nur das Gesäß entkleiden. Der Arzt sitzt auf einem drehbaren Rollhocker und muss die für eine Basisuntersuchung erforderlichen Instrumente griffbereit erreichen können. Damit beide Hände frei sind, werden Untersuchungsstuhl, Kaltlichtlichtquelle, Wandstrahler und Rufanlage per Fußschalter bedient. Es ist arbeitstechnisch vorteilhaft, wenn Schränke zur Aufbewahrung der Untersuchungsinstrumente und Verbrauchsgüter in allen Untersuchungsräumen identisch aufgeteilt und bestückt sind.

Zur Basisausstattung gehören offene und halboffene Proktoskope in unterschiedlichen Längen sowie Rektoskope, Kinderrektoskope, Spreizspekula und verschiedene Sonden. Für die konservative Therapie werden Sklerosierungsspritzen und Applikatoren für die Gummibandligatur benötigt, diese liegen griffbereit auf Tabletts in den Schubladen. So ist es möglich, dass der Arzt ohne Assistenz an die Basisuntersuchung ggf. die konservative Therapie, wie Sklerosierung oder Gummiringligatur, anschließen kann. Zusätzlich sollte in jedem Behandlungsraum Diathermie für kleine Eingriffe in Lokalanästhesie vorhanden sein. Ebenso empfiehlt sich ein Absaugsystem, wenn der Patient bei Bedarf vor der Untersuchung einen Einlauf benötigt. Spezielle Untersuchungen, wie z. B. endoanaler Ultraschall, werden in einem Raum gebündelt. Der Untersuchungsstuhl muss nach der Untersuchung gut zu reinigen und zu desinfizieren sein.

4.2.5 OP – Raum für ambulante proktologische Eingriffe

Die bisher übliche Bezeichnung „Eingriffsraum" soll laut KRINKO nicht mehr verwendet werden, da er im allgemeinen Sprachgebrauch uneinheitlich verwendet wird und keine klare Zuordnung ermöglicht. Häufig (jedoch nicht immer) ist damit ein Raum gemeint, in dem Operationen mit geringem Risiko für eine postoperative Wundinfektion (SSI) durchgeführt wurden. Im Unterschied zum „Eingriffsraum" ist der Operationsraum ein Raum innerhalb einer OP-Abteilung, in dem Operationen mit einem höheren SSI-Risiko durchgeführt werden. Ein (noch) geringeres Infektionsrisiko ist z. B. bei kleinen Eingriffen an der Haut/Subkutis, Endoskopien von Körperhöhlen sowie Abszesseröffnung gegeben. Diese Eingriffe können auch in einem Raum durchgeführt werden, der nicht in eine OP-Abteilung integriert ist. Der Raum muss geschlossen, ausreichend groß, technisch bedarfsgerecht eingerichtet und alle relevanten Oberflächen müssen leicht zu reinigen und zu desinfizieren sein. In einem für diese Eingriffe ausgestatteten Raum können fast alle koloproktologischen Eingriffe, insbesondere die in § 115 geregelten stationsersetzenden Operationen sowie Rekto- und Koloskopien und interventionelle Eingriffe durchgeführt werden. Die desinfizierende Zwischenreinigung der Flächen kann in der Regel auf die patientennahen Flächen und alle sichtbaren Kontaminationen beschränkt werden. Es wird empfohlen, dass das Risk-Assessment für die Zuordnung anhand des geplanten Eingriffs- bzw. OP-Spektrums gemeinsam vom chirurgischen Fachvertreter (also dem jeweiligen Operateur) und dem beratenden Hygieniker durchgeführt wird.

Konkrete Empfehlungen für das Hygienemanagement, die es zu beachten gilt, finden sich in den einschlägigen Empfehlungen der Kommission für Krankenhaushygiene und Infektionsprävention beim Robert Koch-Institut. Ebenso enthalten sie Anforderungen an die bauliche und apparativ-technische Ausstattung. Eine feste Raumgröße ist bisher nicht definiert, sondern orientiert sich am Ausstattungsbedarf und klinischen Erfahrungswerten der Koloproktologie. Um jedoch Arbeitsabläufe ohne Kollision zu ermöglichen, sollten der Eingriffsraum für koloproktologische Eingriffe nicht weniger als 25 m² aufweisen. Raumlufttechnische Anlagen sind aus hygienisch-infektionspräventiver Sicht bei koloproktologischen Eingriffen nicht erforderlich. Die Fenster von OP- und Funktionsräumen mit Fensterlüftung sind jedoch mit lückenlos angebrachten, feinmaschigen Insektenschutzgittern auszustatten.

Abhängig vom durchgeführten Eingriff sind nach einschlägigen Empfehlungen der KRINKO sowie nach § 115b (SGB V) verschiedene Voraussetzungen und allgemeine Anforderungen zu erfüllen:

– Vorbereitungsraum mit Wasch- sowie Händedesinfektionsmöglichkeit.
– Angemessen große Arbeitsflächen zum Richten von Infusionen und Injektionen. Ein adäquater Spritzschutz ist entweder durch die Distanz oder eine (z. B. transparente) Trennwand zum Waschbecken sicherzustellen.
– Für Reinigung und Desinfektion geeigneter glatter, geschlossenporiger und fugendichter Fußbodenbelag.
– Aufbereitung des Instrumentariums in einem separaten Raum mit klarer Trennung in reine und unreine Zone (siehe Aufbereitungsraum).
– Schränke/Regale zur Lagerung von Sterilgut, Medikamenten, Infusionen und OP-Wäsche.
– Vorratshaltung kann in dem nach den lokalen Gegebenheiten am besten dafür geeigneten Raum erfolgen, z. B. Vorbereitungsraum.
– Kühlschrank (mit Außentemperaturanzeiger) für Medikamente.
– Notfallinstrumente und Notfallmedikamente sind griffbereit, beschädigungs- und kontaminationsgeschützt an dafür ausgewiesener Stelle zu platzieren.
– Entsorgungsraum muss eine ausreichend große Fläche für die Sammelbehälter zur Entsorgung von OP-Wäsche und den verschiedenen Abfallfraktionen bieten.
– Putzmittelraum für die Lagerung von Reinigungsutensilien, z. B. Putzwagen einschließlich Ausgussbecken. Entsorgungs- und Putzmittelraum können ggf. mit dem unreinen Arbeitsraum zusammengefasst werden.

Für die Einschätzung des SSI-Risikos spielt die Frage, ob eine Operation „ambulant" oder „stationär" durchgeführt wird, d. h. mit oder ohne 24-Stunden-Aufenthalt, bzw. ob nach EBM oder DRG-Katalog abgerechnet wird, generell keine Rolle (KRINKO 2018).

4.2.6 Aufbereitungsraum

Das Materialaufkommen ist u. a. abhängig von der Größe der Einrichtung, der Anzahl der Operateure, ihrer Eingriffsfrequenz und ihrem Eingriffsspektrum. Der Aufbereitungsraum darf kein Durchgangsraum sein.

Für die Aufbereitung des Instrumentariums sind zwei miteinander verbundene Räume oder alternativ ein für den Bedarf ausreichend großer Raum zu wählen, der jedoch eine klare Trennung in unreinen und reinen Arbeitsbereich aufweist. Die Abteilung bzw. den Raum dürfen während des Betriebs nur die befugten und qualifizierten Mitarbeiter betreten. Kreuzkontaminationen sind durch die konsequente Einhaltung der Trennung der Arbeitsprozesse der reinen und unreinen Seite vorzubeugen. Reine Arbeitsbereiche und -flächen müssen sicher vor Spritzwasser geschützt sein. Dies kann entweder durch eine räumliche Trennung oder ausreichend Distanz (z. B. in größeren Einrichtungen und großen Aufbereitungsräumen) erfolgen. Andernfalls muss dafür ein geeigneter (z. B. transparenter) Spritzschutz installiert werden. Die Lagerung der sauberen Materialien und der Sterilgüter muss in einem geschützten Bereich entweder in einem separaten Raum oder in einem geeigneten Schrank erfolgen.

4.3 Hygiene in der Koloproktologie

Grundsätzlich entsprechen die hygienischen Anforderungen in ambulant operierenden Einrichtungen in der Koloproktologie den Auflagen, wie sie für alle anderen Fachrichtungen gelten. Die Verantwortung für die Implementierung und Einhaltung der Hygiene in der Praxis tragen die Betreiber. Sie umfasst die Struktur, Organisation und die Durchsetzung der Hygienemaßnahmen. Zur Unterstützung der Umsetzung der geforderten hygienischen Maßgaben und als erster Ansprechpartner sind ein „hygienebeauftragter Arzt" und „Hygienebeauftragte in der Pflege" zu benennen und entsprechend zu qualifizieren. Nach § 36 IfSG müssen alle Maßnahmen zur Infektionsprophylaxe in einem einrichtungsspezifischen Hygieneplan als Teil des einrichtungsinternen Qualitätsmanagements schriftlich festgelegt werden.

Eingriffe am Anus, Rektum und Kolon finden immer in einem bakteriell kontaminierten Bereich statt. In der dritten Auflage des „Leitfaden und den Empfehlungen für die Hygiene in der Koloproktologie" sind die allgemeinen und speziellen Empfehlungen zusammengefasst.

Grundregeln für medizinisches Personal

Eine entscheidende Grundlage für die Prävention von behandlungsassoziierten Infektionsübertragungen wie auch von postoperativen Wundinfektionen (SSI) ist die konsequente Beachtung der geltenden Hygieneregeln. Daher sind die Personaldisziplin bei der Umsetzung der Hygienestandards sowie die Vorbildfunktion der Vorgesetzten bestimmende Faktoren für die Prävention von SSI. Folgende hygienische Grundregeln gilt es zu beachten:

- Die Fingernägel müssen gepflegt sauber, kurzgeschnitten und unbehandelt sein; auf das Auftragen von Nagellack ist zu verzichten.
- Das Tragen künstlicher und gegelter Fingernägel ist gemäß der KRINKO-Empfehlungen unzulässig.
- Bei allen Tätigkeiten, die eine hygienische Händedesinfektion erfordern, müssen – gemäß TRBA 250 – jeweils vor Dienstbeginn alle Schmuckstücke an Händen und Unterarmen, wie bspw. Ringe (auch Eheringe), Armreifen und Armbanduhren, abgelegt werden.
- Lange Haare sind vor Dienstbeginn zusammenzubinden.
- Die Dienstkleidung muss für den bestimmten Einsatzbereich geeignet und zweckmäßig sein. Sie muss geschlossen getragen werden und ist optisch stets sauber. Bei sichtbarer Verschmutzung sowie nach jeder Kontamination ist sie unverzüglich zu wechseln. Die Leitung der Einrichtung legt in einer Kleiderordnung fest, welche Kleidung während der Arbeit zu tragen ist. Ebenso wird in dieser geregelt, ob, respektive bei welchen koloproktologischen Eingriffen jeweils OP-Kleidung angelegt werden muss. Bei operativen Eingriffen, die in einem OP-Saal durchgeführt werden müssen, wird generell von allen Beteiligten OP-Kleidung getragen.
- Schutzkleidung muss prinzipiell vorhanden sein und wird zusätzlich bei Bedarf angelegt.

Schutzkleidung

Für die persönliche Schutzausrüstung (PSA) gilt:
- Wenn mit Verschmutzungen zu rechnen ist, sollten langärmlige Schutzkittel regelhaft getragen werden.
- Wenn mit Durchfeuchtung der Schutzkleidung zu rechnen ist, wird das Tragen einer flüssigkeitsdichten Schürze erforderlich. Geeignet sind u. a. flüssigkeitsdichte Einwegschürzen aus Kunststoff:
  - zum Selbstschutz und zur Vermeidung der Kontamination der Arbeitskleidung,
  - bei zu erwartender Kontamination mit Stuhl, Urin, Blut, Sekreten usw.,
  - als Feuchtigkeitsschutz, z. B. beim Waschen, Spülen, Arbeiten in der unreinen Zone der Aufbereitung usw.
- Zusätzliche persönliche Schutzausrüstung:
  - Handschuhe: Je nach Tätigkeit werden verschiedene Handschuhtypen als Teil der Schutzausrüstung eingesetzt, z. B. Einmal-, Stulpen- oder Baumwollhandschuhe.
  - Schutzbrille/Gesichtsschild: bei Tätigkeiten mit Spritzgefahr (z. B. unreine Zone der Aufbereitung).
- Mund-Nasen-Schutz (MNS) wird generell bei jedem operativen Eingriff als Patienten- und Mitarbeiterschutz empfohlen. Bei Gefahr der Aerosolbildung bzw. Exposition mit ggf. aerogen übertragbaren Erkrankungen sowie bei Freisetzung von erregerhaltigem Material durch Rauch- und Aerosolbildung wird eine wirksame Absaugung des gesundheitsgefährdenden Rauchs, ggf. zusätzlich das Tragen von Atemschutzmasken mit angemessener Schutzklasse (FFP 2 oder FFP 3) empfohlen.

4.3.1 Aufbereitung von Medizinprodukten – Risikoklassifizierung

Für die sachgerechte und angemessene Durchführung der Aufbereitung ist eine entsprechende Risikobewertung und Einstufung der zur mehrmaligen Verwendung aufbereitbaren Medizinprodukte durchzuführen und zu dokumentieren. Diese umfasst gemäß KRINKO-BfArM-Empfehlung die Risikoklassifizierung aller in der Einrichtung am Patienten zum Einsatz kommenden und zur mehrmaligen Verwendung vorgesehenen Medizinprodukte. Diese werden bezüglich ihres Risikos für den Patienten in die drei Hauptkategorien „unkritische", „semikritische" und „kritische" Medizinprodukte eingeteilt. Alle Instrumente, die für eine Operation verwendet werden und/oder während einer Operation zum Einsatz kommen, sind als „kritisch" einzustufen und müssen zuvor sterilisiert werden (Tab. 4.1).

Tab. 4.1: Risikoklassifizierung von Medizinprodukten (MP). Einstufung im Hinblick auf die Aufbereitung in unkritisch, semikritisch und kritisch.

Einstufung der MP im Hinblick auf die Anwendung am Patienten		
	A: Ohne besondere Anforderungen an die Aufbereitung	B: Mit erhöhten Anforderungen an die Aufbereitung
Unkritische MP kommen lediglich mit intakter Haut in Berührung: Reinigung/Desinfektion erforderlich	– Proktoskophandgriff – Lichtleiter – Stethoskop – Blutdruckmanschette	
Semikritische MP kommen mit Schleimhaut oder krankhaft veränderter Haut in Berührung (A, B): Reinigung/Desinfektion erforderlich	– Proktoskop (je nach Bauart) – Rektoskop – Spekulum	– Gastroskop – Koloskop – Proktoskop (je nach Bauart) – Analspreizer – BARRON-Ligator – Kelly-Klemme
Kritische MP durchdringen die Haut oder Schleimhaut und kommen dabei in Kontakt mit Blut, Gewebe oder inneren Organen, einschließlich Wunden (A, B, C*): Reinigung/Desinfektion/Sterilisation erforderlich	– Skalpell (sofern nicht Einmalprodukt) – Wundhaken – scharfe Fasszange – Sonde – Schere – OP-Instrumente	– Arthroskop – Ureteroskop

* MP der Kategorie „kritisch C" werden in der koloproktologischen Praxis nicht aufbereitet

Unkritische Medizinprodukte sind Medizinprodukte, die lediglich mit intakter Haut in Berührung kommen.

Semikritische Medizinprodukte sind Medizinprodukte, die mit Schleimhaut oder krankhaft veränderter Haut in Berührung kommen. Medizinprodukte dieser Kategorie müssen desinfiziert werden.

Kritische Medizinprodukte sind Medizinprodukte, die die Haut oder Schleimhaut durchdringen und dabei in Kontakt mit Blut, Geweben oder Organen kommen, einschließlich Wunden.

Semikritische und kritische Medizinprodukte werden in Abhängigkeit davon, wie anspruchsvoll und aufwändig ihre Aufbereitung ist, weiter eingeteilt in:

- Gruppe A: Medizinprodukte „ohne besondere" Anforderungen an die Aufbereitung
- Gruppe B: Medizinprodukte „mit erhöhten" Anforderungen an die Aufbereitung
- Gruppe C: thermolabile Medizinprodukte mit „besonders hohen" Anforderungen an die Aufbereitung, die in der Proktologie aber nicht verwendet werden.

> Es wird empfohlen, die Reinigung und Desinfektion der Medizinprodukte (MP) bevorzugt maschinell durchzuführen. MP der Gruppe „kritisch B" sind grundsätzlich einer maschinellen Reinigung und thermischen Desinfektion in Reinigungs- und Desinfektionsgeräten (RDG) zuzuführen (KRINKO 2012).

Proktoskope und Rektoskope, die nur zur Untersuchung und nicht bei invasiven Maßnahmen und Operationen eingesetzt werden, werden je nach Bauart und Überprüfbarkeit der Reinigung in die Risikoklasse „semikritisch A oder B" eingestuft. Die Reinigung sollte bevorzugt maschinell mit thermischer Desinfektion erfolgen. Hierzu haben die vollautomatischen Reinigungs- und Desinfektionsgeräte (RDG) spezielle Einsätze zum Beladen von starren Instrumenten unterschiedlicher Größe. Obgleich Proktoskope beim üblichen Einsatz als semikritisch betrachtet werden, sind Proktoskope der Risikoklasse kritisch zuzuordnen, wenn sie bei Operationen zum Einsatz kommen. Die Anforderungen an die Aufbereitung von Proktoskopen wurden wiederholt diskutiert und haben u. a. dazu geführt, dass inzwischen Proktoskope als Einmalartikel erhältlich sind. Diese sind gemäß den Herstellerinformationen nicht für Wiederaufbereitung vorgesehen.

Kelly-Klemme: Gemäß den Vorgaben der KRINKO-BfArM-Empfehlung zur Risikoklassifizierung von Medizinprodukten ordnen der Berufsverband der Coloproktologen Deutschlands e. V. (BCD) sowie die Deutsche Gesellschaft für Koloproktologie (DGK) die bei der Ligatur von Hämorrhoiden zur Fixierung eingesetzten Kelly-Klemmen der Kategorie „semikritisch" zu. Die Kelly-Klemmen müssen demzufolge einer desinfizierenden Aufbereitung zugeführt werden, bevorzugt maschinell im Reinigungs- und Desinfektionsgerät (RDG). Je nach Beurteilbarkeit des Reinigungserfolgs fallen sie in die Gruppe „semikritisch A" oder (im Zweifelsfall immer) „semikritisch B". Nach der Aufbereitung sind sie in einem geschlossenen Gefäß vor Staub, Feuchtigkeit und Kontamination geschützt aufzubewahren.

Sklerosierungsspritzen und -kanülen müssen steril sein und sind jeweils nur für die einmalige Verwendung bestimmt. Kanülenverlängerungen sind nicht zulässig. Für die *Sklerosierung von Hämorrhoiden* wird heutzutage vorwiegend Polidocanol (Lauromacrogol 400) Lösung verwendet. Dieses ist als Fertigarznei in 3 %-Lösung erhältlich. Es stehen Fertigampullen zu je 2 ml (zur einmaligen Anwendung) zur Verfügung. Für die Verwendung einer 10 %igen Lösung muss diese von der Apotheke nach der Rezeptur des Neuen Rezeptur-Formulariums 5.8. hergestellt werden. Die Aufbrauchfrist des Herstellers ist konsequent zu beachten. Laut AB- DA (Stand 10.10.2023) ist diese auf max. 72 h begrenzt.

Transrektale Ultraschallsonden: Intrakavitär eingesetzte Ultraschallsonden (Transrektalsonden) sind von der KRINKO sowie dem Bundesinstitut für Arzneimittel und Medizinprodukte als „semikritische" Medizinprodukte der Kategorie A eingestuft (KRINKO-BfArM-Empfehlung 2012). Vor jeder Ultraschalluntersuchung müssen die Sonden mit einer Schutzhülle (sog. Untersuchungskondome) überzogen werden. Nach jeder Untersuchung müssen die Sonden nach Entfernen der Schutzhülle und anhaftender Gelrückstände mit einer hierfür geeigneten bakterizid, fungizid (levurozid) und viruzid wirksamen Desinfektionslösung desinfiziert werden. Welche Vorgehensweise bei der jeweiligen Ultraschallsonde geeignet ist, hängt von den Herstellerangaben ab. Daher sind die jeweiligen Herstelleranweisungen für eine regelhaft korrekte Durchführung der Aufbereitung zu beachten.

> Vor dem Kauf sind die Herstellerangaben zu beachten, insbesondere im Hinblick auf die Aufbereitung. Diese müssen die einzelnen Schritte der Aufbereitung, einschließlich der vom Hersteller als wirksam geprüften materialverträglichen Reinigungs- und Desinfektionsmittel mit ihren Konzentrationen und Einwirkzeiten genannt sein.

4.3.2 Postoperative anale Wundbehandlung

Eingriffe an Anus, Rektum und Kolon finden immer in einem bakteriell kontaminierten Bereich statt. Die normale Keimbesiedelung des Darmes kann durch Desinfektionsmaßnahmen nie ganz beseitigt, sondern lediglich reduziert werden. Die normale Stuhlflora ist für diesen Bereich per se nicht pathogen; die Keime werden von der Immunabwehr des Körpers toleriert und nicht als Antigen angegriffen. Dennoch gelten die Grundsätze des aseptischen Operierens – soweit erfüllbar und sinnvoll – uneingeschränkt auch bei Eingriffen in kontaminierten Regionen. Die postoperative Nachsorge nach Analchirurgie ist fast immer unproblematisch. Die äußere anale Wunde heilt planmäßig stets sekundär. Die gründliche und angemessen schonende Reinigung der Analregion (z. B. nach dem Stuhlgang) erfolgt in aller Regel durch Ausduschen mit Wasser von Trinkwasserqualität entsprechend der gültigen Trinkwasserverordnung.

Bei der Routineversorgung sind für die Reinigung der Analregion aus Sicht der Autoren des Leitfadens aufgrund der klinischen Erfahrungen keine weiteren oder speziellen Maßnahmen erforderlich. Sekretverhalte in der Tiefe können durch regelmäßiges Austasten der Wunde vermieden werden. Antiseptische Spülungen sollten nur nach sorgfältiger Indikationsstellung angewandt werden, da bei unbegründeter Anwendung v. a. nach wiederholtem Einsatz Hautreizungen mit konsekutiver Störung der Wundheilung resultieren können. Darüber hinaus können lokal angewandte Antiseptika die ortsansässige Keimflora verändern und stören; so wirkt z. B. Chlorhexidin vorrangig bei grampositiven Keimen, so dass gramnegative (Darm-)Keime in ihrem Wachstum gefördert und dadurch Entzündungen begünstigt werden können. Zu beachten ist ferner, dass insbesondere während der Heilungsphase eine Verstopfung vermieden und darauf geachtet werden sollte, dass der Stuhl weich ist. Klassische Sitzbäder gehören in der Proktologie nicht mehr zur Routine der postoperativen Nachsorge, da durch die längere Einwirkung des Badewassers die Haut aufgeweicht und damit empfindlicher wird. Zusätze wie Tannolact, Betaisodona oder Kamille können zu kontaktallergischen oder irritativ-toxischen Ekzemen führen. Wird dem Patienten ein regelmäßiges Abduschen des Analbereichs für zu Hause angeraten, so ist hierfür Leitungswasser in Trinkwasserqualität ebenfalls ausreichend. Zum Abduschen der Analregion eignen sich sogenannte Dusch-WCs und Bidetbrausen sowie auch kleine, flexible Intimduschen bzw. Handbidets. Diese bestehen aus einer ca. 300 ml bis 500 ml fassenden komprimierbaren Kunststoffflasche mit einem abgewinkelten Sprühkopf zum Aufschrauben. Sie bieten eine unkomplizierte, ausstattungsunabhängige und erschwingliche Möglichkeit für eine angemessen gründliche sowie schonende Reinigung des Genital- und Analbereichs mit sauberem Wasser. Sie eignen sich sowohl für den häuslichen Einsatz sowie für unterwegs.

Merke: Zur Wundspülung steril zu versorgender Wunden einschließlich infizierter, planmäßig jedoch primär heilender Wunden dürfen nur sterile Lösungen zur Anwendung kommen, z. B. sterile Kochsalz-, Ringer-Lactat-Lösung, physiologische BSS (Balanced Salt Solution)- beziehungsweise PBS (Phosphate-buffered Saline)-Lösungen.

Weiterführende Literatur

Arbeitsgruppe Angewandte Desinfektion der VAH, Aufbereitung von Ultraschallsonden mit Schleimhautkontakt, Hygiene & Medizin 2019; 44(1/2): 9–18

BGW (Berufsgenossenschaft für Gesundheitsdienst und Wohlfahrtspflege) 2021, Stich oder Schnittverletzungen, Leitfaden zum Vorgehen bei potenziell infektiösen Verletzungen oder Kontaminationen, Stand 01.03.2021, https://www.bgw-online.de/bgw-online-de/service/medien-arbeitshilfen/medien-center/nadelstichverletzungen-leitfaden-zum-vorgehen-bei-potenziell-18154 Zugegriffen am 13.09.2023.

Biostoffverordnung (BioStoffV) vom 15.07.2013, zuletzt geändert am 21.07.2021. Bundesministerium der Justiz und für Verbraucherschutz sowie des Bundesamts für Justiz. Trinkwasserverordnung (2018).

Verordnung über die Qualität von Wasser für den menschlichen Gebrauch (Trinkwasserverordnung–TrinkwV 2001), Neufassung 18.07.2016 zuletzt geändert am 03.01.2018. http://www.gesetze-im-internet.de/trinkwv_2001/TrinkwV.pdf. Zugriff: 22.11.2018.

Bundesministeriums der Justiz und für Verbraucherschutz sowie des Bundesamts für Justiz. MPBe-treibV – Medizinprodukte Betreiberverordnung (MPBetreibV). Verordnung über das Errichten, Betrei-ben und Anwenden von Medizinprodukten vom 29.06.1998, Neufassung 21.8.2002, zuletzt geändert durch Art. 4 V v. 07.07.2017. http://www.gesetze-im-internet.de/mpbetreibv/MPBetreibV.pdf. Zugriff: 22.11.2018.

GKV-Spitzenverband. SGB V – Abschnitt 1: Ambulant durchführbare Operationen und sonstige stationserset-zende Eingriffe gemäß § 115 b SGB V. Aus Anhang 2 zu Kapitel 31 des EBM, Stand: 01.01.2024

Hübner HO, Assadian O, Müller G, Kramer A. Anforderungen an die Wundreinigung mit Wasser. GMS Kran-kenhaushygiene Interdisziplinär. 2007;2(2): Doc61.

KRINKO (2022) Anforderungen an die Hygiene bei der Reinigung und Desinfektion von Flächen. Empfehlung der Kommission für Krankenhaushygiene und Infektionsprävention (KRINKO) beim Robert Koch-Institut (RKI). Bundesgesundheitsblatt 2022; 65:1074–1115; DOI 10.1007/s00103-022-03576-1.

KRINKO (2018) Prävention postoperativer Infektionen. Empfehlung der Kommission für Krankenhaushygiene und Infektionsprävention (KRINKO) beim Robert Koch-Institut (RKI). Bundesgesundheitsblatt Gesund-heitsforschung Gesundheitsschutz 61:448–473; DOI 10.1007/s00103-018-2706-2.

KRINKO (2016) Händehygiene in Einrichtungen des Gesundheitswesens. Empfehlung der Kommission für Krankenhaushygiene und Infektionsprävention (KRINKO) beim Robert Koch-Institut (RKI). Bundes-gesundheitsblatt Gesundheitsforschung Gesundheitsschutz 59:1189–1220; DOI 10.1007/s00103-016-2416-6.

KRINKO, BfArM (2012) Anforderungen an die Hygiene bei der Aufbereitung von Medizinprodukten. Bundes-gesundheitsblatt Gesundheitsforschung Gesundheitsschutz 55:1244–1310; DOI 10.1007/s00103-012-1548-6.

KRINKO-BfArM-RKI (2016) Zu spezifischen Fragen bezüglich Rekonstitution, Zubereitung und Applikation von Arzneimitteln und Infusionslösungen sowie zur Hautantiseptik. Bericht der Arbeitsgruppe KRINKO-BfArM-RKI. Epidemiol Bull(20). DOI 10.17886/EpiBull-2016–033 (https://www.rki.de/DE/Content/Infekt/EpidBull/Archiv/2016/Ausgaben/20_16.pdf?__blob=publicationFile)

Leitfaden des Landes Baden-Württemberg zur hygienischen Aufbereitung von Medizinprodukten. Version 3, gültig ab 16.10.2019. (https://rp.badenwuerttemberg.de/fileadmin/RPInternet/Themenportal/Gesund-heit/_DocumentLibraries/Gesundheits-Dokumente/Medizinprodukte_Betreiber_Aufbereitung/Leitfa-denMedizinprodukte.pdf). Zugegriffen:22.09.2023.

Medizinprodukte-Betreiberverordnung (MPBetreibV) vom 29.06.1998, Neufassung 21.8.2002, zuletzt geän-dert 21.04.2021.

1Medizinproduktegesetz-MPG vom 02.08.1994, novelliert: 07.08.2002, letzte Änderung am 19.06.2020.

Moscati R, Mayrose J, Fincher L, Jehle D. Comparison of normal saline with tap water for wound irrigation. Am J Emerg Med. 1998;16(4):379–381.

Pharmazeutische Zeitung.de Neues Rezept Formularium 5.8.: Ethanolhaltige 600-Polidocanol-Sklerosierungs-lösung 10 %; DAC/NRF: Rezepturhinweise-Datenbank – Lauromacrogol 400 (pharmazeutische-zeitung.de), abgerufen am 10.10.2023.

Strittmatter B, Tabori E. Koloproktologie. In: Zinn CG, Tabori E, Weidenfeller P (Hrsg) Ambulantes Operie-ren – Praktische Hygiene. Verlag für medizinische Praxis, Pürgen, 2012.

Strittmatter B, Tabori E. Hygiene bei proktologischen Eingriffen. In: Mölle B, Ommer A, Lange J, Girona J. Chirurgische Proktologie – 3. Auflage. Springer Heidelberg, 2018.

Tabori E, Weißgerber P, Breitkopf C, et al. Leitfaden und Empfehlungen für die Hygiene in der Koloproktolo-gie. Herausgegeben vom Berufsverband der Coloproktologen Deutschlands (BDC) und der Deutschen Gesellschaft für Koloproktologie (DGK). coloproctology 4/2024 (https://doi.org/10.1007/s00053-024-00782-0)

Tabori E, Axmann S. Infektionspräventive Anforderungen an bauliche Maßnahmen. Krankenhaushyg up2da-te. 2016;11:415–434. DOI10.1055/s- 0042–120781.

Tabori E, Hoch B. Hygiene und Infektiologie in Frauenheilkunde und Geburtshilfe – Teil 1 Frauenheilkunde up2date. 2023;17(2):133–152; DOI: 10.1055/a-2030-9533.

Trinkwasserverordnung (TrinkwV) vom 20.06.2023. Verordnung über die Qualität von Wasser für den menschlichen Gebrauch, Ausfertigungsdatum: 20.06.2023. BGBl 2023 Nr. 159:1–65.

Verbund für Angewandte Hygiene e. V. Desinfektionsmittelliste des VAH 2023, Stand 01.09.2023, mhp-Verlag oder online https://vah-online.de/de/vah-liste

Zinn GC, Tabori E, Weidenfeller P. Praxishygiene und Qualitätsmanagement. Verlag für medizinische Praxis, Pürgen, 2008.

5 Hämorrhoidalleiden

Caroline Kemper, Alois Fürst

5.1 Kapitelzusammenfassung

Das Hämorrhoidalleiden ist eines der häufigsten proktologischen Beschwerdebilder. Die Ätiologie der Hämorrhoiden ist letztlich bis heute nicht vollständig geklärt. Es ist jedoch bekannt, dass für die Entstehung der Hämorrhoiden eine Hyperplasie des Corpus cavernosum recti entscheidend ist. Diese Hyperplasie ist multifaktorieller Genese. Es handelt sich beim Hämorrhoidalleiden um eine Volkskrankheit, deren Inzidenz wegen der „Tabuzone" Anus vage ist. Jedoch kann man davon ausgehen, dass nahezu jeder im Laufe seines Lebens oder zumindest jemand aus dessen Bekanntenkreis davon in unterschiedlichster Ausprägung betroffen ist. Für das therapeutische Prozedere sind der Leidensdruck und das klinische Stadium, erhoben nach anamnestischen und klinischen Aspekten, wegweisend. Bei der weiteren Therapieplanung kann zwischen nicht-resezierenden Verfahren und resezierenden Verfahren konservativen und operativen Verfahren unterschieden werden. Die einzelnen Verfahren bieten unterschiedliche Vorteile und Risiken. Daher ist eine stadiengerechte individuelle Therapieentscheidung erforderlich. Unabhängig davon, welche Therapieform gewählt wird, ist eine generelle Aufklärung der Patienten über präventive Maßnahmen gegen erneutes Auftreten oder Verschlechterung bereits bestehender Beschwerden empfohlen.

5.2 Definition

Unter dem Begriff Hämorrhoiden versteht man eine Vergrößerung des arteriovenösen Gefäßkonglomerates des Rektums (Corpus cavernosum recti). Bei Beschwerden durch das veränderte Corpus cavernosum recti spricht man von einem sog. Hämorrhoidalleiden. Das aus dem Altgriechischen herrührende Wort „Hämorrhoide" lässt sich am besten mit „Blutfluss" übersetzen. So können Blutungen durchaus ein wesentliches Symptom dieses Krankheitsbildes sein. Definiert ist das Hämorrhoidalleiden durch das Auftreten von analen Beschwerden im Zusammenhang mit einer Hyperplasie des Corpus cavernosum recti.

5.3 Ätiologie

Die Ätiologie der Hämorrhoiden ist trotz der hohen Inzidenz der Erkrankung, des hohen persönlichen Leidensdrucks und der ökonomischen Relevanz nur unzureichend erforscht. Man geht von einer multifaktoriellen Genese aus. Eine genetische Prädisposition wird ebenso vermutet wie eine gestörte Defäkation. Diese zeichnet sich bereits in einer „fehlerhaft" aufrechten Sitzposition aus. Dagegen geht man davon aus, dass eine

Hockposition den Defäkationsprozess deutlich verbessert und somit verstärktes Pressen vermindert. Hier verschlimmert insbesondere die chronische Obstipation den Akt des starken Pressens und führt zu langen Sitzungen auf der Toilette (Toilettenlektüre). Eine Veranlagung zur Obstipation wird zusätzlich durch „ungesundes" Ernährungsverhalten sowie einen bewegungsarmen Lebensstil negativ beeinflusst. Ebenso wirkt sich auch eine zu flüssige Stuhlkonsistenz (chronische Diarrhö/Laxanzienabusus) nachteilig auf die Entstehung von Hämorrhoiden aus. Als weitere Risikofaktoren werden Gravidität, Adipositas und Alkoholabusus diskutiert.

5.4 Pathogenese

Das Corpus cavernosum recti ist ein submuköses Gefäßgeflecht oberhalb der Linea dentata. Der Hauptzufluss stammt aus der A. rectalis superior, welche insbesondere an den Prädilektionsstellen für Hämorrhoiden bei 3, 7 und 11 Uhr durch die Rektumwand treten. Der venöse Abfluss erfolgt durch den M. ani internus. Durch Kontraktion des M. sphincter ani internus füllt sich des Corpus cavernosum recti, welches der Feinkontinenz dient. Bei der Defäkation entspannt sich der M. ani internus und das Blut aus dem Corpus cavernosum recti fließt ab. Ein wesentlich pathognomischer Faktor für die Entstehung von Hämorrhoiden ist eine gestörte Relaxation des M. sphincter ani internus bei der Defäkation. Hierdurch kommt es zu einem Druckanstieg im arteriovenösen Stromgebiet mit konsekutiver Hyperplasie des Corpus cavernosum recti. Entsprechend der Ausprägung der Hyperplasie kann diese in 4 Grade unterteilt werden.

5.5 Inzidenz

Das Hämorrhoidalleiden wird aufgrund seiner Häufigkeit auch als Volksleiden bezeichnet. Allerdings werden Beschwerden um den Analbereich gerne als Hämorrhoiden verallgemeinert, obwohl auch andere Beschwerdeursachen vorliegen. Studien haben gezeigt, dass Menschen mit höherem sozioökonomischem Status häufiger betroffen sind. Etwa 70 % der Erwachsenen leiden im Laufe ihres Lebens an Hämorrhoiden. Eine exakte Angabe lässt sich nicht treffen, da für viele Menschen die Afterregion auch als Tabuthema gehandelt wird. Von den Betroffenen begeben sich etwa 4 % in ärztliche Behandlung. Es besteht eine Inzidenz zur Hämorrhoidektomie von 40–50/100.000 Erwachsene/Jahr.

5.6 Epidemiologie

Der Häufigkeitsgipfel liegt zwischen dem 45. und 65. Lebensjahr. Je nach Literatur schwanken die Angaben zwischen einer gleichen Verteilung bei beiden Geschlechtern und einem etwas vermehrtem Vorkommen bei Männern im Verhältnis Frauen zu Männern von 2:1. Erwachsene mit hohem BMI zeigten dabei ein erhöhtes Risiko für das Auftreten von Hämorrhoiden.

5.7 Klassifikation

Die Einteilung der Hämorrhoiden erfolgt nach der Größe des Hämorrhoidalprolapses (Abb. 5.1). Hierbei ist die Einteilung nach Goligher die am meisten verwendete Klassifikation.

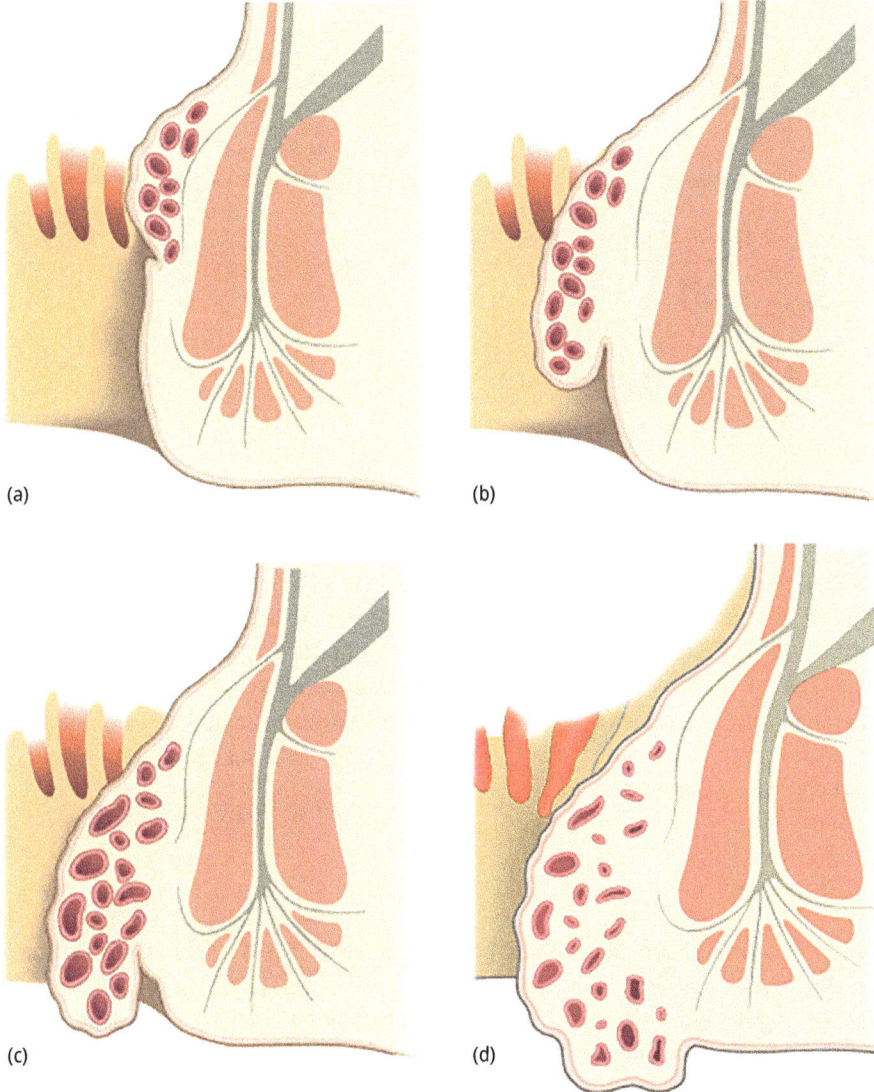

(a)

(b)

(c)

(d)

Abb. 5.1: Einteilung nach Schweregrad der Hämorrhoiden: (a) Hämorrhoiden Grad I, (b) Grad II, (c) Grad III, (d) Grad IV (mit freundlicher Genehmigung des Springer Verlags; Mölle et al. Chirurgische Proktologie. Springer, 3. Aufl. 2018).

Die häufig angewandte Unterscheidung zwischen inneren und äußeren Hämorrhoiden ist irreführend, da es sich bei den sog. äußeren Hämorrhoiden um Perianalvenen handelt.

Einteilung nach Goligher:

- Grad I: proktoskopisch sichtbare vergrößerte Hämorrhoiden, die nicht prolabieren
- Grad II: Hämorrhoiden prolabieren beim Pressen nach außen, selbstständiges Zurückgleiten
- Grad III: Prolabieren beim Pressen, manuelle Reposition erforderlich
- Grad IV: nicht reponible, fixierte Hämorrhoiden

5.8 Symptomatik

Typische Beschwerden bei Hämorrhoiden:

- Blutung
- Juckreiz
- Brennen
- Nässen
- Stuhlschmieren
- Prolaps

Das typische Beschwerdebild der Hämorrhoiden setzt sich zusammen aus Nässen, Brennen sowie Juckreiz im Analbereich. Meistens geht diese einher mit einer Hämatochezie wechselnder Intensität. Diese reicht von hellroten Blutauflagerungen auf dem Stuhl, im Wasser oder auf dem Toilettenpapier bis hin zu tropfender oder spritzender Blutung. Die Hämatochezie tritt typischerweise während oder unmittelbar nach der Defäkation auf. Außerdem wird häufig über ein Stuhlschmieren (in der Kleidung) oder ein Fremdkörpergefühl berichtet. Das Fremdkörpergefühl entsteht durch den intermittierenden Prolaps der Hyperplasie. Starke Schmerzen bestehen meist erst, wenn Hämorrhoiden inkarzerieren.

5.9 Diagnostik

In einer adäquaten Anamnese sollten Fragen zum Lebensstil, Essgewohnheiten, Stuhlfrequenz sowie familiären Malignomen gestellt werden. Ziel ist hierbei ein Hämorrhoidalleiden bereits von Differenzialdiagnosen abgrenzen zu können. Im Anschluss wird eine klinische Untersuchung durchgeführt. Diese kann in Steinschnittlage, Linksseitenlage oder Knie-Ellenbogen-Lage durchgeführt werden und beinhaltet die Inspektion in Ruhe und beim Pressen. Im Anschluss erfolgt die rektal-digitale Untersuchung und eine Proktoskopie. Gegebenenfalls sollte diese Evaluation durch eine Koloskopie zum Ausschluss anderer Blutungsursachen ergänzt werden.

5.10 Differenzialdiagnosen

Differenzialdiagnosen Hämorrhoiden:
– Analvenenthrombose
– Marisken
– Analfissur
– Kondylome
– Anal-/Rektumkarzinom
– Rektumprolaps

Die häufigste gutartige Differenzialdiagnose stellt die Analvenenthrombose dar. Hier zeigt sich ebenfalls eine perianale Schwellung. Diese ist jedoch in der Regel äußerst schmerzhaft und tritt akut innerhalb von Stunden auf. Im Gegensatz zu den Hämorrhoiden ist eine Analvenenthrombose mit Epithel und nicht mit Mukosa bedeckt. Zudem weist die Analvenenthrombose einen bläulichen Schimmer auf. Ursächlich ist eine Thrombose des subanodermalen Venenplexus. Die Therapie richtet sich nach den Beschwerden des Patienten und kann zunächst und überwiegend konservativ (lokalanästhesierende Zäpfchen, symptomatische Schmerztherapie, Stuhlregulation) durchgeführt werden. Falls es hierunter zu keiner Besserung der Beschwerden kommt oder der Patient stark schmerzgeplagt ist, kann die lokale spindelförmige Exzision erfolgen und der Thrombus komplett entfernt werden (Abb. 5.2).

Weitere Differenzialdiagnosen sind die Analfissur, Marisken, Kondylome und das Karzinom. Hierbei ist insbesondere bei unklarer Blutungsursache die weitere Diagnostik zum Karzinomausschluss wichtig. Insbesondere bei Patienten mit zudem bestehender Anämie, Veränderung der Stuhlgewohnheiten, untypischen Hämorrhoidenblutungen und B- Symptomatik oder kolorektalem Karzinom in der Eigenanamnese oder bei Familienangehörigen ersten Grades sollten weiter abgeklärt werden. Es ist zu empfehlen, das resezierte Gewebe immer histopathologisch zu untersuchen.

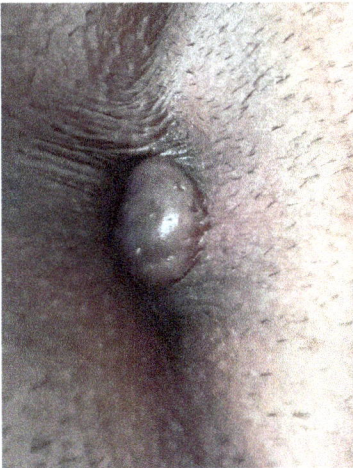

Abb. 5.2: Perianalvenenthrombose bei 3 Uhr in Steinschnittlage.

5.11 Therapie konservativ

Allen Patienten mit Hämorrhoidalleiden sollte unabhängig vom Stadium eine konservative präventive Therapie empfohlen werden. Diese beinhaltet das Erreichen einer weichen und geformten Stuhlkonsistenz, sowie das Meiden von starkem Pressen und langen Sitzungen auf der Toilette. Zudem kann eine symptomatische Lokaltherapie mittels Salben oder Zäpfchen zur Linderung von Symptomen wie Schmerzen, Entzündung oder Juckreiz erfolgen. Eine kausale Therapie erfolgt hierdurch allerdings nicht. Hierzu eigenen sich z. B. Lokalanästhetika, Antiphlogistika, Analgetika und auch topische Glukokortikoide. Glukokortikoide sollten – abhängig von der Kortisonklasse – allerdings bei der Gefahr einer Atrophie der Haut nur über einen kurzen Zeitraum gegeben werden dürfen.

Bei Hämorrhoiden Grad I kann neben präventiven Maßnahmen eine Sklerosierung oder alternativ eine Infrarotkoagulation sowie in geeigneten Fällen eine Gummiringligatur durchgeführt werden.

Die Therapie der Wahl bei Hämorrhoiden Grad II ist die Gummiringligatur bzw. bei Blutungsrisiko durchaus auch eine Sklerosierung.

Hämorrhoiden Grad III sollten operiert werden. Im Falle eines oder mehrerer isolierter Hämorrhoidalknoten werden segmental resezierende Verfahren eingesetzt. Klassischerweise kommt hier die OP nach Milligan-Morgan zur Anwendung. Es gibt jedoch viele weitere segmental resezierende Verfahren, mit welchen nach individueller Nutzen-Risiko-Abwägung therapiert wird. Bei zirkulärem Hämorrhoidalprolaps Grad III kann zudem eine zirkuläre Hämorrhoidopexie nach Longo erfolgen.

Bei inkarzerierten und/oder thrombosierten Hämorrhoiden Grad 4 sollte zunächst eine konservative Therapie mit nichtsteroidalen Analgetika und lokalen analgetischen Salben erfolgen und erst nach Abschwellen – falls dann noch nötig – eine weitere Intervention geplant werden.

5.12 Therapie operativ

Stadiengerechte Therapie:
- Stadium I: Sklerosierung, Gummiringligatur, Infrarot-/Thermokoagulation
- Stadium II: Gummiringligatur, Laserhämorrhoidoplastie, Radiofrequenzablation
- Stadium III:
  - isolierter Knoten: segmentale resezierende Verfahren (OP nach Milligan-Morgan, OP mittels Versiegelung, OP nach Parks, OP nach Ferguson, HAL-RAR, Laserhämorrhoidoplastie, Radiofrequenzablation)
  - zirkulärer Prolaps: OP nach Longo, OP nach Milligan-Morgan
- Stadium IV: OP nach Fansler-Arnold, OP nach Milligan-Morgan

5.12.1 Nicht-resezierende Verfahren

- Sklerosierungstherapie
- Infrarot- und Thermoablation
- Laserhämorrhoidoplastie (LHP)
- Radiofrequenzablation (Rafaelo®- Verfahren)
- Gummiringligatur nach Barron
- Hämorrhoiden-Arterien-Ligatur (HAL) ggf. Recto Anal Repair (RAR)
- Hämorrhoidenembolisation

Sklerosierungstherapie

Hierbei wird entweder im Bereich der zuführenden Hämorrhoidalarterie Phenol-Mandel-Lösung (Technik nach Blanchard/Bensaude) oder submukös im Bereich der Hämorrhoide Aethoxylsklerol (Technik nach Blond) injiziert. Dadurch kommt es zu einer Entzündung und Fixierung der Hämorrhoide und dadurch zur Besserung der Beschwerden. Die Injektion sollte streng submukös (nicht intramuskulär) und immer oberhalb der Linea dentata durchgeführt werden, da es sonst zu Schmerzen und ggf. Nekrosen kommt. Diese Methode wird vor allem bei Hämorrhoiden Grad I angewendet. Leider werden langfristig hohe Rezidivraten bis 70 % beschrieben (Abb. 5.3).

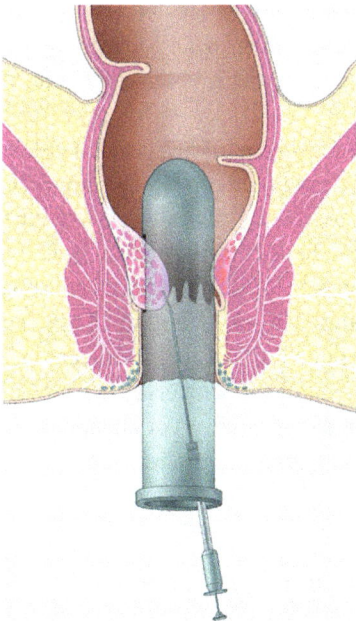

Abb. 5.3: Sklerosierungstherapie nach Blond (mit freundlicher Genehmigung des Georg Thieme Verlags; Joos A, Herold A. Hämorrhoidalleiden und Analvenenthrombose. Allgemein- und Viszeralchirurgie up2date. Thieme, 03/2018).

Infrarot- und Thermoablation

Im Bereich der Hämorrhoide wird eine Lasersonde oder Nadelelektrode anodermal im Bereich der Linea anocutanea eingebracht. Diese wird submukös bis zum proximalen Rand der Hämorrhoide vorgeschoben und hier mittels Laser- bzw. Thermoablation das Hämorrhoidalgewebe koaguliert. Hierdurch kommt es zu einer Vernarbung und Fixierung der Hämorrhoide in diesem Bereich. Vorteil ist die minimalinvasive Durchführbarkeit der Methode. Allerdings kann die genaue Eindringtiefe nur schwer kontrolliert werden und es kann zu einer Destruktion tieferer Schichten kommen. Aus diesem Grund wird diese Methode in Deutschland kaum noch eingesetzt.

Laserhämorrhoidoplastie (LHP)

Die Laserhämorrhoidoplastie bietet eine Möglichkeit der Hämorrhoidenentfernung bei zweit- bis drittgradigen Hämorrhoiden. Hierbei wird über einen kleinen Schnitt eine Lasersonde submukös eingeführt. Durch Abgabe der Laserenergie kommt es zu einer starken Erhitzung des intrazellulären Wassers und einer Vaporisation des behandelten Hämorrhoidalgewebes. Vorteile sind die schmerzarme Durchführbarkeit, eine kurze OP- Zeit, sowie die reduzierte intraoperative Blutungsmenge. In Studien hat sich allerdings gezeigt, dass es bei ca. 10 % Prozent zu einem Rezidiv kommt.

Radiofrequenzablation (Rafaelo®- Verfahren)

Dieses Verfahren findet seine Anwendung insbesondere bei segmentalen Hämorrhoiden Grad II-III. Bei der Anwendung von Radiofrequenzwellen erfolgt die Erhitzung des intrazellulären Wassers. Hierdurch steigt der intrazelluläre Druck, welcher schließlich zu einer Destruktion der Zelle führt. Die Radiofrequenzelektroden selbst erwärmen sich hierbei nur in geringem Maße. Das umliegende Gewebe wird hierdurch deutlich weniger stark erhitzt und damit weniger geschädigt als bei Diathermie oder Laserverfahren. Vorteile des Verfahrens sind die Durchführbarkeit in Lokalanästhesie und eine kurze Behandlungszeit. Durch die minimalinvasive Methode bestehen zudem geringere postoperativen Schmerzen als bei der konventionellen Hämorrhoidektomie. Interventionsbedürftige Nachblutungen traten bisher nur selten auf. Allerdings bestehen Anschaffungskosten für die zu verwendenden Sonden und Gerät. Auf eine Anwendung oberhalb der Linea dentata ist zur Vermeidung postoperativer Schmerzen zu achten. Da dieses Verfahren erst seit wenigen Jahren angewandt wird und es vor allem Kasuistiken hierzu gibt, bleiben weitere Studien mit Langzeitergebnissen abzuwarten.

Gummiringligatur nach Barron

Es erfolgt die Applikation eines Gummiringbands an der Basis der Hämorrhoide. Dieses Verfahren ist bei Hämorrhoiden Grad II die Therapie der Wahl. Hierdurch kommt es zu einer Minderperfusion der Hämorrhoide und konsekutiv zu einer Nekrose und Abfallen derselben. Zurück bleibt ein Ulcus, welches durch lokale Narbenbildung zur

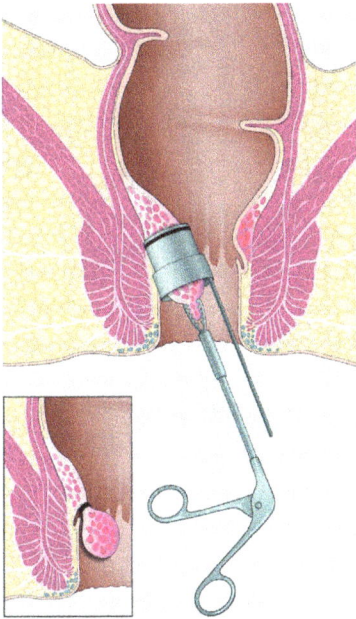

Abb. 5.4: Gummiringligatur nach Barron (mit freundlicher Genehmigung des Georg Thieme Verlags; Joos A, Herold A. Hämorrhoidalleiden und Analvenenthrombose. Allgemein- und Viszeralchirurgie up2date. Thieme, 03/2018).

Fixierung der Mukosa führt. Bei der Applikation der Gummiringligatur sollte darauf geachtet werden, diese nicht zu weit proximal an der Hämorrhoidalbasis oder unterhalb der Linea dentata zu setzen, da es bei Letzterem sonst zu starken Schmerzen kommen kann. Schmerzen (20–30 %) sind zusammen mit Nachblutungen (3 %) die beiden häufigsten Komplikationen nach Gummiringligatur. Sind wiederholte Gummiringbandligaturen notwendig, sollte ein Abstand von 4 Wochen eingehalten werden. Die Rezidivrate ist mit 25 % deutlich niedriger als nach Sklerosierungstherapie (Abb. 5.4).

Hämorrhoiden-Arterien-Ligatur (HAL), ggf. mit Recto Anal Repair (RAR)

Hierbei handelt es sich um ein Verfahren, bei dem das zuführende Gefäß mittels Dopplersonde detektiert und anschließend ligiert wird. Einige Autoren beschreiben den gleichen und teilweise besseren Effekt, wenn das Gefäß im Bereich der Hämorrhoide proximal unter Sicht umstochen und unterbunden wird. Man nimmt an, dass es hierdurch zu einer Minderperfusion und Schrumpfung der Hämorrhoide kommt. Allerdings wird in neueren Studien angenommen, dass der positive Effekt mehr durch die erfolgte Raffung und den damit verbundenen verbesserten venösen Abstrom eintritt. Durch die Reposition wird ein Abknicken des Hämorrhoidalkonvoluts verhindert und dadurch der venöse Abstrom verbessert.

Das RAR – das meist mit einer Ligatur der Arterie kombiniert wird – bezeichnet eine Raffung der Schleimhaut durch spiralförmige nach distal geführte Z-Nähte, die durch Knüpfen zu einer Raffung im Bereich der Hämorrhoide führen. Vorteil der Me-

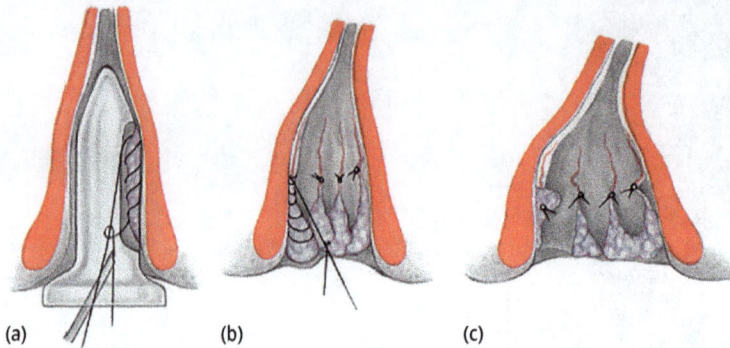

(a)   (b)   (c)

Abb. 5.5: HAL-RAR. (a) Hämorrhoidenarterienligatur und Vorlegen der Raffungsnähte, (b) Raffungsnaht, (c) Ergebnis der Mukopexie nach Verknoten der Nähte (mit freundlicher Genehmigung des Springer-Verlags; Mölle et al. Chirurgische Proktologie. Springer, 3. Aufl. 2018).

thode ist, dass kein Gewebe reseziert werden muss. Um Schmerzen zu vermeiden, sollte bei der Ligatur des zuführenden Gefäßes darauf geachtet werden, dass sie oberhalb der Linea dentata erfolgt (Abb. 5.5).

In einer multizentrischen Studie konnte lediglich ein längeres rezidivfreies Intervall nach Hämorrhoiden-Arterien-Ligatur im Vergleich zur singulären Gummibandligatur festgestellt werden, jedoch bestand kein Vorteil gegenüber mehrfachen Gummibandligaturen.

Hämorrhoidenembolisation

Bei der Hämorrhoidenembolisation handelt es sich um eine endovaskuläre Embolisation mittels Microcoils der Rektalarterien. Diese wird minimalinvasiv über die A. femoralis communis mittels Gefäßport in Seldinger Technik durchgeführt. Nach Kontrastmitteldarstellung der zuführenden Gefäße der A. rectalis sup. zum Plexus haemorrhoidalis im Computertomogramm erfolgt die Embolisation der Endäste mittels Microcoils. Hierdurch wird eine gute Blutungskontrolle erreicht. Nekrosen traten hierbei auch bei Embolisation mehrerer Endäste nicht auf. Bei technisch aufwändigem Verfahren und Strahlenbelastung des Patienten ist dieses Verfahren insbesondere geeignet für Patienten, welche Kontraindikationen für eine Narkose oder für eine operative Versorgung haben. Die Hämorrhoidenembolisation stellt sicherlich kein Standartverfahren zur Behandlung des Hämorrhoidalleidens dar, kann aber bei ausgewähltem Patientenkollektiv mit Risikofaktoren für andere Verfahren als sinnvolle Behandlungsalternative in Betracht gezogen werden. Es sind nur Kasuistiken vorhanden. Derzeit ist es nicht als Standardverfahren zu empfehlen.

5.12.2 Resezierende Verfahren

Segmentale Resektionsverfahren:
- Hämorrhoidektomie nach Milligan und Morgan
- Hämorrhoidektomie nach Ferguson
- Hämorrhoidektomie mittels Versiegelungsgerät
- Hämorrhoidektomie nach Parks

Zirkuläre Resektionsverfahren:
- Hämorrhoidektomie nach Fansler-Arnold
- Hämorrhoidopexie nach Longo

Die Indikation für resezierende operative Verfahren besteht für Hämorrhoiden Grad III–IV, die konservativ nicht behandelbar sind, wobei die segmentalen Verfahren bei einzelnen Hämorrhoidalknoten und die zirkulären beim zirkulären Hämorrhoidalprolaps indiziert sind.

Segmentale Resektionsverfahren

Offene Hämorrhoidektomie nach Milligan-Morgan: Es erfolgt zunächst das Fassen der zu resezierenden Hämorrhoide mit einer Klemme und das halbkreisförmige Umschneiden derselben im Bereich des anokutanen Übergangs. Anschließend erfolgt die Resektion der Hämorrhoide V-förmig bis zur Basis unter Mitnahme des Hämorrhoidalgewebes und Schonung des M. sphincter ani internus. Vor Absetzen der Hämorrhoidenbasis wird eine Durchstechungsligatur gesetzt. Die Wunde wird nicht vernäht, sondern zur sekundären Wundheilung offen belassen. Bei regelrechter Wundheilung dauert dies etwa 4–8 Wochen.

Ein Nachteil dieses Verfahrens ist der Anodermverlust. Bei mehreren Resektionen ist in jedem Fall auf eine ausreichende Anodermbrücke zwischen den Wunden zu achten, um eine narbige Stenose zu vermeiden. Die Häufigkeit liegt hier bei bis zu 6 %. Häufige Komplikationen sind postoperativer Harnverhalt und Nachblutungen, welche aber meist von selbst sistieren und nur selten einer Revision (1–2 %) bedürfen. Eine operationsbedingte Inkontinenz tritt nur sehr selten auf, allerdings sollte auf eine zeitgleiche Sphinkterotomie aufgrund erhöhter Inkontinenzraten verzichtet werden (Abb. 5.6).

Geschlossene Hämorrhoidektomie nach Ferguson: Die Präparation erfolgt analog zur OP nach Milligan-Morgan, allerdings erfolgt anschließend die Naht des entstandenen Defekts unter Belassen eines kleinen perianalen Drainagedreiecks. Die durchschnittliche Operationszeit beträgt 20–60 Minuten. Die häufigsten Komplikationen sind postoperative Blutungen und Harnverhalt.

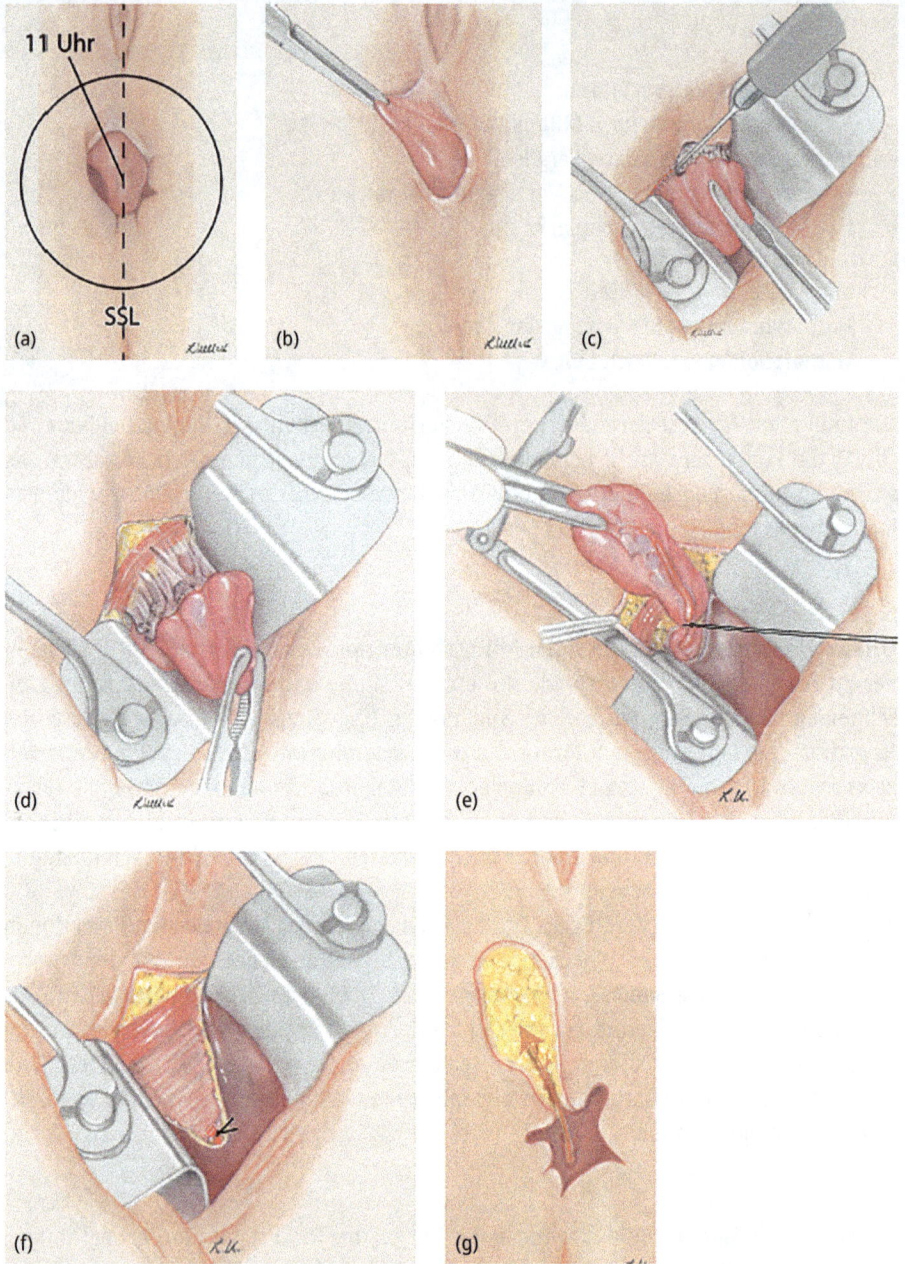

Abb. 5.6: Hämorrhoidektomie nach Milligan-Morgan. (a), (b) Hämorrhoide bei 11 Uhr in Steinschnittlage, (b) Einsetzen des Analsperrers und Festlegen der äußeren Resektionsgrenze mittels Elektrokauter durch Umschneiden der Hämorrhoide im Bereich der Linea anocutanea, (c) Ablösen der Hämorrhoide in der entsprechenden Schicht unter Schonung der Sphinktermuskulatur, (d) Umstechungsligatur an der Hämorrhoidenbasis im Bereich des zuführenden Gefäßes, (e) Situs nach erfolgter Hämorrhoidektomie, (f) mit offen belassenem Drainagedreieck (mit freundlicher Genehmigung des Springer-Verlags; Mölle et al. Chirurgische Proktologie. Springer, 3. Aufl. 2018).

Hämorrhoidektomie mittels Versiegelungstechnik: Der Hämorrhoidalknoten wird mit einer Klemme angehoben und mittels Diathermiegerät in Versiegelungstechnik (z. B. Ligasure™/BiClamp®|marClamp™) unter Schließmuskelschonung reseziert. Dies bewirkt eine schnellere und schonendere Versiegelung der durchtrennten Geweberänder. Hierbei kommt es zu einem geringeren intraoperativen Blutverlust und zu weniger postoperativem Wundschmerz, was eine schnellere Rekonvaleszenz bedingt. Zudem sind die Operationszeiten kürzer. Die Vorteile konnten gegenüber konventionellen Resektionsverfahren in Studien belegt werden. Es entstehen zwar etwas höhere Kosten, welche aber bei wiederverwendbaren Klemmen sehr gering ausfallen.

Anodermsparende Verfahren sind in der Präparation technisch anspruchsvoller und dadurch deutlich zeitaufwendiger als die Hämorrhoidektomie nach Milligan-Morgan. Es kommt vor allem bei ausgedehnten Befunden zur Anwendung, bei denen ein möglichst geringer Anodermverlust essenziell ist. Zu ausgedehnte Resektionen sollten aufgrund der postoperativ häufig auftretenden Minderperfusion im Bereich des intraoperativ dislozierten Anoderms und Mukosa und damit einhergehenden Nekrose vermieden werden, da es hierdurch konsekutiv ebenfalls zu einer Stenose kommen kann.

Submuköse Hämorrhoidektomie nach Parks: Es erfolgt die Y-förmige Inzision des Anoderms und der Mukosa im Bereich der Hämorrhoide. Nun erfolgt die subanodermale und submuköse Resektion des Hämorrhoidalgewebes mit Ligatur der Basis und anschließende Naht des durch die Resektion dislozierten Anoderms und der Mukosa. Lediglich ein kleines Drainagedreieck wird außen belassen. Dieses Verfahren bietet den Vorteil eines geringen Anodermverlusts und ist deswegen insbesondere bei ausgedehnten Befunden zu bevorzugen. Nachteil dieses Verfahrens liegt in der aufwendigeren Präparation und damit verbundenen längeren OP-Zeit (ca. 60 Minuten). Komplikationen sind interventionspflichtige Nachblutungen (0,9 %), Strikturen (0,15 %) und Nahtdehiszenzen (0,5 %). Allerdings wurden auch persistierende Schmerzen nach der Defäkation beschrieben.

Zirkuläre Verfahren der Hämorrhoidektomie

Nach Fansler-Arnold: Die Methode kommt meist bei semizirkulären oder zirkulären Hämorrhoiden Grad IV zur Anwendung. Sie ist technisch sehr anspruchsvoll und beruht auf einer Resektion des Hämorrhoidalgewebes und anschließender Rekonstruktion des Analkanals.

Die Präparation erfolgt nach radiärer und anschließender zirkulärer Inzision oberhalb des Hämorrhoidalgewebes von innen nach außen. Dabei wird das Hämorrhoidalgewebe vom M. ani internus abgelöst und anschließend so weit reseziert, dass nach Zurückschlagen des Anoderms eine Adaptation mit der Rektummukosa im Bereich der Linea dentata möglich ist.

Eine postoperative Komplikation stellt die Nekrose des reponierten Anoderms dar. Im Falle einer Nekrose besteht ein hohes Risiko einer Analstenose und eines Perzeptionsverlusts. Seit Einführung der Hämorrhoidopexie wird dieses Verfahren deutlich seltener in Deutschland eingesetzt.

Stapler-Hämorrhoidopexie nach Longo: Die Indikation besteht bei zirkulären Hämorrhoiden Grad III ohne wesentliche Dislokation des Anoderms. Hämorrhoiden Grad IV können wegen des fixierten, nicht reponiblen Prolapses nur unzureichend reponiert werden bzw. führen postoperativ zu einem Zug auf die Naht, sodass diese nicht mittels Stapler-Hämorrhoidopexie operiert werden sollten.

Bei diesem Verfahren wird die Mukosa im Bereich des unteren Rektums (ca. 3 cm oberhalb des Analkanals) reseziert. Hierdurch kommt es zu einer Reposition des prolabierten Anoderms und einer Reduktion von Hämorrhoidalgewebe.

Durchführung: Zunächst wird ein Anodermschutz und ein Ferguson-Proktoskop eingeführt und eine zirkuläre Tabaksbeutelnaht 3 cm oberhalb der Linea dentate angelegt. Hierbei ist darauf zu achten, dass die Naht nur submukös gestochen wird, um eine unnötige Mitresektion tieferer Schichten zu vermeiden. Einziehen der Mukosa in das Klammernahtgerät und Schließen desselben. Bei weiblichen Patienten sollte eine vaginale Austastung erfolgen, um eine Einklemmung der Vaginalhinterwand in die Klammernaht zu vermeiden. Nun Auslösen des Staplers und zirkuläre Resektion eines Hämorrhoiden-Mucosa-Zylinders. Kontrolle der Naht und ggf. Durchstechungsligaturen bei Blutungen (Abb. 5.7).

Bei diesem Verfahren bestehen in der Regel weniger postoperative Schmerzen. Starke Schmerzen nach der Operation sind entweder Ursache einer zu tiefen distalen Naht im Bereich des Analkanals oder ein Hinweis für Komplikationen wie ein tiefer Wundinfekt oder ein intramurales Hämatom. Es ist daher wichtig, bei der Naht auf einen ausreichenden Abstand zur Linea dentata von mindestens 2–3 cm zu achten, sodass die Resektion anschließend im Rektum und nicht im sensibel versorgten Analkanal erfolgt. Zudem sollte darauf geachtet werden, dass bei der Naht kein Miterfassen tieferer Schichten erfolgt und so Schließmuskel mit reseziert wird. Durch die zirkuläre Naht kann es ebenfalls zu Stenosen kommen, die allerdings in den meisten Fällen mittels manueller Dilatation problemlos aufgedehnt werden können und nur selten einer chirurgischen Intervention bedürfen. In Einzelfällen wurde über schwere Komplikationen wie Beckenbodensepsis, retroperitonealen Blutungen und Rektumperforation berichtet.

Im Rahmen von Studien wurden konventionelle Hämorrhoidektomieverfahren mit der Stapler-Hämorrhoidopexie verglichen. Hierbei zeigte sich, dass die Stapler-Hämorrhoidopexie lediglich einen Vorteil bei frühen postoperativen Schmerzen bietet, in allen anderen Parametern wie Rezidivrate und Lebensqualität insbesondere im Langzeitverlauf waren die konventionellen Verfahren überlegen.

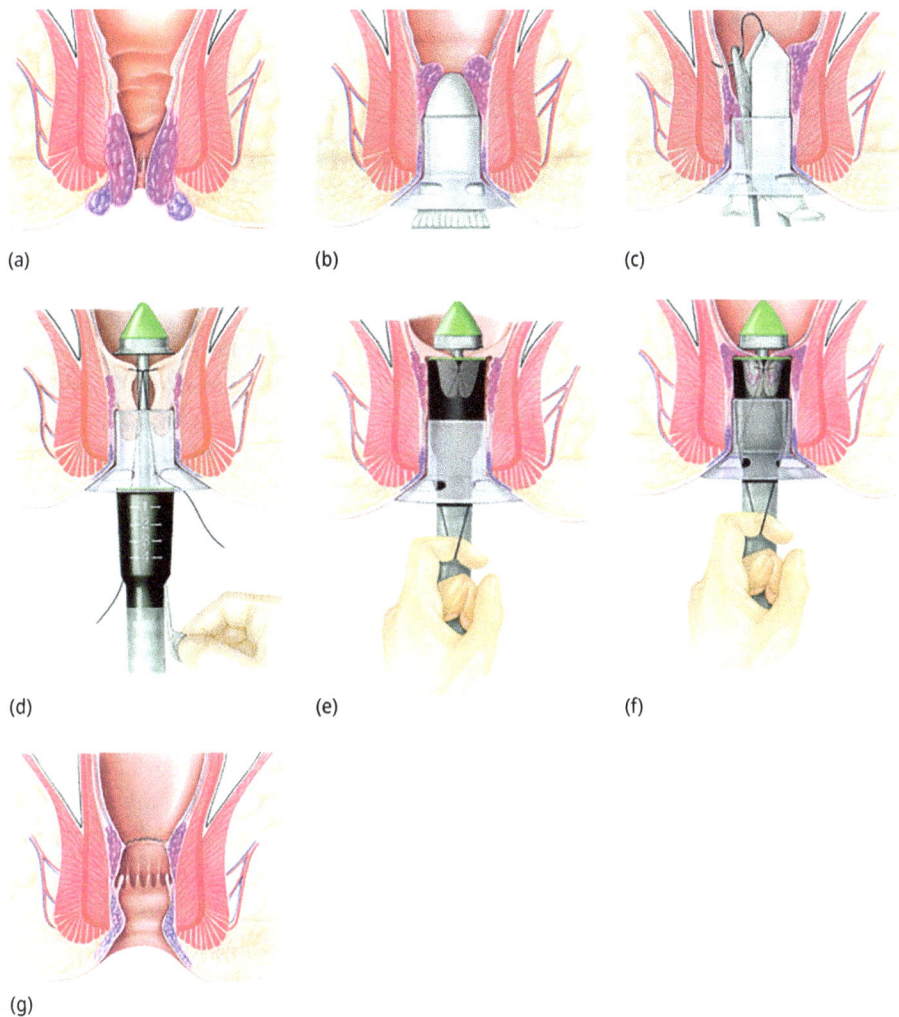

Abb. 5.7: Hämorrhoidopexie nach Longo (von oben links nach rechts unten): (a) Präoperativer Befund mit Hämorrhoiden Grad III, (b) Analdehnung und Reposition des Hämorrhoidalprolapses durch Einführen des Obturators, anschließend Offenhalten durch zirkulären Analdilatator, (c) Einbringen des Schlitzproktoskopes und zirkulärer Tabaksbeutelnaht ca. 3 cm oberhalb der Linea dentata, (d) Einbringen des Staplers und Knoten der Tabaksbeutelnaht unter Durchführen durch dessen Schaft, (e) Verknoten der sichtbaren Fadenenden zu einer Lasche (f). Unter Zug an der Lasche erfolgt das Schließen des Klammernahtgerätes, (g) postoperatives Ergebnis (mit freundlicher Genehmigung der Johnson & Johnson Medical GmbH).

5.13 Komplikationen

Komplikationen nach Hämorrhoidektomie:
– Nachblutungen
– Schmerzen
– Verletzung Schließmuskel
– Inkontinenz
– narbige Stenose
– Rezidiv

Zu den intraoperativen Risiken zählen die Verletzung des Schließmuskels mit resultierender Schließmuskelschwäche bis hin zur Inkontinenz. Bei korrekter OP-Technik (s. o.) ist dies aber nur im Falle einer postoperativen Pelvic-Sepsis zu erwarten. Daher ist eine korrekte OP-Technik essenziell. Im direkten postoperativen Verlauf sind Störungen der Kontinenz in bis zu 30 % beschrieben, langfristige Inkontinenz in bis zu 5 %. Im direkten postoperativen Verlauf treten häufig Schmerzen, insbesondere bei der resezierenden Hämorrhoidektomien auf. Ebenfalls kommt es häufig zu kleineren Blutungen postoperativ. Bei einer Nachblutung mit relevantem Blutverlust oder einem Sistieren der Blutung sollte die Indikation großzügig für eine zeitnahe Reevaluation und Blutstillung in Narkose gestellt werden.

Bei der Resektion sollte prinzipiell darauf geachtet werden, möglichst viel Anoderm zu erhalten. Bei einer übermäßigen Resektion kommt es zur narbigen Stenose.

Je nach angewendetem Verfahren kommt es zu unterschiedlichen Rezidivraten. Generell haben die resezierenden Verfahren geringere Rezidivraten als die nicht resezierenden Verfahren. Allerdings steigen im Gegenzug insbesondere Risiken wie Schließmuskelverletzungen und Stenose an.

Aus diesem Grund ist eine individuelle Therapieplanung für jeden Patienten außerordentlich wichtig, um das am besten geeignete Verfahren mit dem besten Nutzen-Risiko-Verhältnis für den Patienten zu finden.

5.14 Besonderheiten

Bei allen Patienten mit Hämorrhoidalleiden sollte unabhängig vom Stadium eine konservative Therapie erfolgen. Insbesondere nach erfolgter Intervention, aber auch präventiv, ist auf eine weiche, aber geformte Stuhlkonsistenz zu achten.

Die Wahl des geeigneten Therapieverfahrens ist vom Hämorrhoidalstadium und individuellen Beschwerdebild des Patienten abhängig zu machen.

Postoperativ sollte bei Patienten mit offener Wundheilung diese mehrmals täglich ausgeduscht werden, insbesondere nach jedem Stuhlgang. Zudem ist eine Vorlage sinnvoll. Spezielle Wundauflagen, wie Alginate oder Hydrokolloide, sind nicht erforderlich.

Die Nachbehandlung nach Operation richtet sich nach dem gewählten OP-Verfahren und dem individuellen Beschwerdebild. Leichte Blutungen und Schmerzen sind insbesondere in den ersten 4 Wochen postoperativ noch häufig. Ebenso Nässen oder ein Fremdkörpergefühl.

Eine prophylaktische Antibiotikagabe bei Hämorrhoidektomie ist ohne klinische Relevanz und sollte daher nicht erfolgen.

5.15 Prävention

Die präventive Therapie richtet sich nach den Risikofaktoren für das Auftreten von Hämorrhoiden. Wichtig sind insbesondere die richtige Stuhlkonsistenz von weichem, aber geformtem Stuhl, sowie das korrekte Defäkationsverhalten. Um die gewünschte Stuhlkonsistenz zu erreichen, sollte auf eine ballaststoffreiche Ernährung und ausreichende Trinkmenge geachtet werden. Zudem wird regelmäßige körperliche Aktivität sowie Gewichtsreduktion bei Adipositas empfohlen. Bei der Defäkation sollten Pressen und insbesondere auch lange Sitzungen vermieden werden. Auch auf eine korrekte Haltung bei der Defäkation sollte geachtet werden. Diese ist in Hockposition mit im Hüftgelenk um 30° gebeugten Beinen. Dies ist am besten durch Erhöhung der Füße, z. B. durch Unterstellen eines Hockers zu erreichen. Dadurch kommt es zu einer physiologischen Relaxation der Puborektalisschlinge. Dadurch muss bei der Defäkation nicht gegen diese angepresst werden.

Salben, Cremes und Zäpfchen dienen einer rein symptomatischen Therapie und haben keinen präventiven Effekt.

Weiterführende Literatur

Brown SR, Tiernan JP, Watson AJM, et al. Haemorrhoidal artery ligation versus rubber band ligation for the management of symptomatic second-degree and third-degree haemorrhoids (HubBLe): a multicentre, open-label, randomised controlled trial. Lancet. 2016;388(10042):356–64.

Deutsche Gesellschaft für Koloproktologie (DGK). AWMF Leitlinien Hämorrhoidalleiden. https://www.awmf.org/leitlinien/detail/ll/081-007.html. Zugriff: 31.01.2019.

Herold A. Therapie des Hämorrhoidalleidens. Coloproktology. 2007;29(3):157–69.

Mölle B, Ommer A, Lange J, et al. Chirurgische Proktologie. 3. Aufl. Berlin Heidelberg: Springer; 2018.

Watson AJ, Hudson J, Wood J, et al. Comparison of stapled haemorrhoidopexy with traditional excisional surgery for haemorrhoidal disease (eTHoS): a pragmatic, multicentre, randomised controlled trial. Lancet. 2016;388(10058):2375–85.

6 Analfissur

Lukas Marti, Sabrina Stollberg

6.1 Kapitelzusammenfassung

Die Analfissur kann, obwohl nur einem kleinen Defekt im Analkanal entsprechend, das Leben der betroffenen Patienten stark beeinträchtigen. Typischerweise leiden die Betroffenen an Schmerzen während und nach dem Stuhlgang. Diese Schmerzen können so ausgeprägt sein, dass ein normaler Arbeitsalltag nicht mehr möglich ist.

Es wird zwischen der akuten und der chronischen Analfissur unterschieden. In der Fissurentstehung und -persistenz spielt die Hypertonie des Analsphinkters eine zentrale Rolle. Die chronische Analfissur ist eine hartnäckige Erkrankung, die normalerweise nicht ohne Therapie ausheilt. In den letzten Jahren wurden vermehrt lokale medikamentöse Therapien angewandt, um den Hypertonus zu senken. Zwar heilt ein großer Anteil der Analfissuren darunter aus, allerdings kommt es bei etwa der Hälfte der Patienten zu einem Rezidiv. Die chirurgischen Therapieverfahren sind deutlich erfolgreicher, jedoch mit einem gewissen Inkontinenzrisiko behaftet. Etwa 80 % der Fälle lassen sich mit der im deutschen Sprachraum vorrangig angewandten Fissurektomie heilen. Die Heilungszeit nach Fissurektomie ist relativ lang, weswegen die zusätzliche Injektion von Botulinumtoxin und die Anwendung eines Flap-Verfahrens diskutiert werden.

6.2 Definition

Die Analfissur ist ein rissförmiger Epitheldefekt im Anoderm, also zwischen Linea anocutanea und dem Rektum. Dieser Defekt imponiert zumeist wie ein längliches Ulkus.

Es wird zwischen der akuten und der chronischen Analfissur unterschieden. Die Unterscheidungsmerkmale sind zum einen Symptome über eine Zeitdauer von mehr als 6 Wochen und zum anderen sekundäre Veränderungen, wie aufgeworfene Randwälle um die Fissur, eine „Wächter"-Mariske, welche die Fissur nach außen abschließt, und ein Polyp im Sinne einer hypertrophen Analpapille am inneren Ende der Fissur (Abb. 6.1). In vielen wissenschaftlichen Arbeiten wird alleine die Zeitdauer als Definition zur Unterscheidung zwischen akuter und chronischer Fissur herangezogen.

Liegt eine Grunderkrankung vor, welche die Fissur verursacht (z. B. ein M. Crohn), wird von einer sekundären Analfissur gesprochen; fehlt eine ursächliche, spezifische Erkrankung, handelt es sich um die viel häufigere primäre Analfissur.

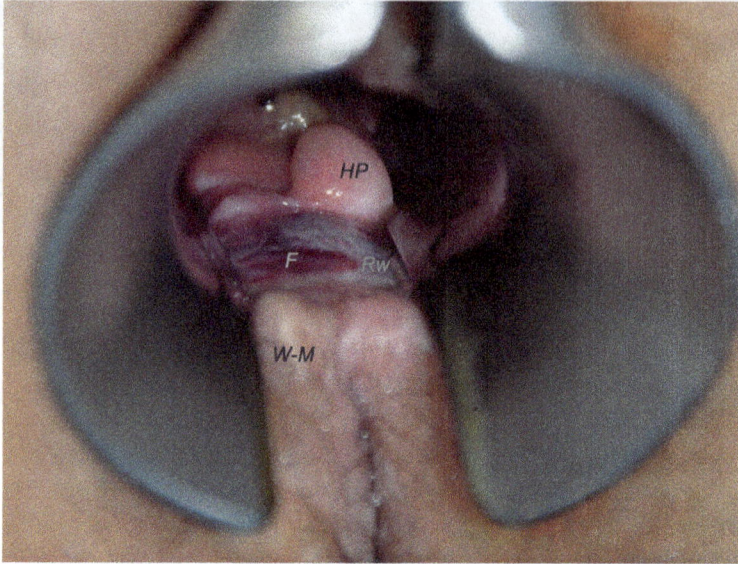

Abb. 6.1: Die Abbildung zeigt eine chronische Analfissur an typischer Stelle bei 6 Uhr in Steinschnittlage. F: Fissur; W-M: Wächtermariske; Rw: Randwall; HP: hypertrophe Papille.

6.3 Ätiologie

6.3.1 Primäre Analfissur

Die Ätiologie der primären Analfissur bleibt bis dato ungeklärt. Offenbar tritt die Fissur gehäuft bei Obstipation, aber auch nach Diarrhö-Episoden auf. Weiter wird eine Häufung nach Magenbypass-Operationen beobachtet. Ob hier die flüssige Stuhlkonsistenz oder die aggressivere Zusammensetzung des Stuhls ursächlich sind, ist unklar. Die Entwicklung einer Fissur ist ebenfalls gehäuft während und gerade nach der Schwangerschaft. Dabei wurden eine Obstipation während der Schwangerschaft, ein hohes Geburtsgewicht sowie eine lange Schwangerschafts- und Presswehendauer als Risikofaktoren identifiziert.

6.3.2 Sekundäre Analfissur

Es gibt mehrere Grunderkrankungen, die eine Fissur verursachen können (Tab. 6.1). Die Wichtigsten sind der Morbus Crohn und sexuell übertragbare Erkrankungen. HIV-Erkrankte leiden gehäuft an Analfissuren, eine solche fand sich in einer Studie bei über 10 % der Patienten. Weiter können sexueller Missbrauch und gewollter Analverkehr bzw. die Anwendung von peranal eingeführten Gegenständen zu Fissuren führen.

Auch iatrogen können Fissuren entstehen, beispielsweise durch Manipulationen bei Operationen am Analkanal sowie durch spezielle Medikamente (z. B. Nicorandil).

Tab. 6.1: Zusammenstellung der häufigsten Differenzialdiagnosen und Komplikationen von Analfissuren sowie Ursachen von sekundären Analfissuren.

Differenzialdiagnose	Folgen/Komplikationen	Ursachen sekundärer Fissuren
– Hämorrhoiden – Perianalabszess, Anal- fisteln – thrombosierte Perianal- venen – perianale Hauterkrankun- gen, z. B. Ekzem – anale intraepitheliale Neoplasie – Morbus Paget – tiefsitzendes Rekt- umschleimhaut-Adenom – Analkarzinom – tiefsitzendes Rektum- karzinom – Lymphom, Leukämie	– tiefgelegener, kleiner intersphinktärer Abszess – submuköse/intersphinktäre distale Fistel – intersphinktärer aufsteigender Abszess – Fournier-Gangrän – Beckenbodenphlegmone – hohe transsphinktäre oder supralevatorische Fistel – Destruktion des Sphinkters: Inkontinenz – Beckenbodendyssynergie – Stenose	– sexuell übertragene Erkrankun- gen (z. B. Syphilis, Gonorrhoe) – HIV – Tuberkulose – spezielle Sexualpraktiken (ano- rektaler Verkehr, Sextoys) – Traumata: (Vergewaltigungen, Misshandlungen) – postoperativ nach proktologi- schen Operationen – toxisch (z. B. Nicorandil) – Morbus Crohn

Insbesondere bei einem atypischen klinischen Befund ist an eine sekundäre Analfissur zu denken. Dies ist wichtig, um zum einen eine entsprechende primäre Erkrankung zu diagnostizieren und zum anderen die ursächliche Pathologie entsprechend zu behandeln.

6.4 Pathogenese

Die Pathogenese der Analfissur ist ebenso wie die Ätiologie nicht abschließend geklärt. Die meisten Autoren sehen einen chronischen Überdruck des inneren Analsphinkters als wichtige Ursache der Fissurentwicklung und -persistenz an (Abb. 6.2). Dazu gibt es viele Untersuchungen, welche einen erhöhten Sphinkterdruck bei der Mehrheit der Patienten mit Fissuren nachweisen. Weiter gibt es Untersuchungen zur Durchblutung des Sphinkters, welche eine Rarifizierung der Blutgefäße am Sphinkter in der 6-Uhr-Lokalisation des Sphinkters nachweisen. Entsprechend ist die Durchblutung an dieser Stelle am schlechtesten und reicht für eine Heilung bei erhöhtem Umgebungsdruck nicht mehr aus. Die Häufung der Fissuren in der 6-Uhr-Position unterstützt diese Theorie der Pathogenese.

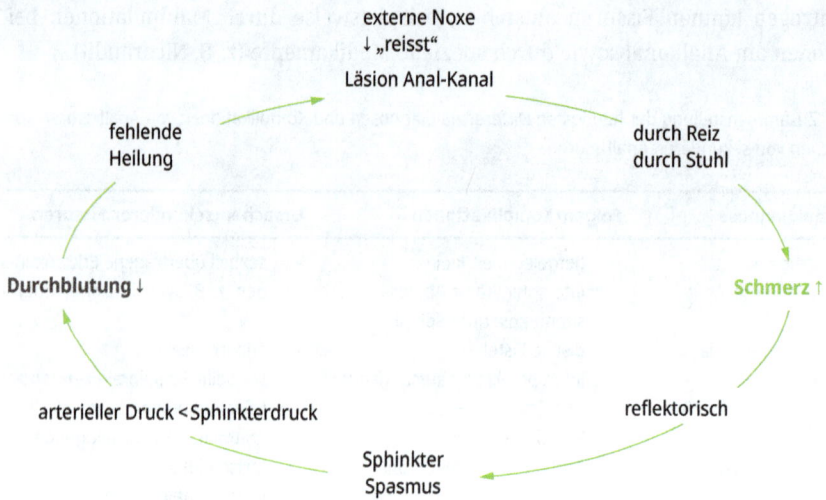

Abb. 6.2: Gebräuchlichste Theorie zur Chronifizierung der Analfissur mit dem Sphinkterüberdruck als wichtigstes Agens.

Andere Autoren widersprechen der Überdrucktheorie und führen klinische und pathologische Untersuchungen ins Feld, die einen entzündlichen Sinus bzw. eine subkutane Fistel kaudal der Fissur nachweisen. Deren chronische, „schwelende" Infektion verursache die chronische Fissur.

6.5 Epidemiologie und Inzidenz

Die Analfissur ist ein häufiges proktologisches Krankheitsbild und macht ca. 10 % der proktologischen Patienten aus. Die Lebenszeitinzidenz liegt bei 7,8–11 %. Bei der proktologischen Untersuchung aller während 8 Jahren in einer neurologischen Abteilung aufgenommenen Patienten fand sich eine Prävalenz von 1,9 %. Das mediane Erkrankungsalter bei den Erwachsenen liegt im 5. Lebensjahrzent und beide Geschlechter sind gleich häufig betroffen von der Erkrankung.

6.6 Klassifikation

Abgesehen von der Einteilung in primäre und sekundäre sowie in akute und chronische Analfissuren gibt es keine allgemein anerkannte Klassifikation der Fissur.

6.7 Symptomatik

Typischerweise lässt sich anamnestisch folgende Symptom-Trias erheben:
– stechender, schneidender Schmerz am After
– Verschlimmerung dieses Schmerzes während und nach dem Stuhlgang
– Frischblutabgang ab ano beim Stuhlgang, meistens am Papier oder Stuhl

Diese Symptomkombination ist für die Analfissur nahezu pathognomonisch.

In einer Fallserie von 876 Patienten mit Analfissuren hatten über 90 % Schmerzen beim Stuhlgang und über 70 % gaben Blutungen an. Die meisten, die keine Schmerzen angaben, hatten Pruritus als Hauptsymptom. Der Schmerz beim Stuhlgang wird als massiv beschrieben, oft „wie wenn eine Rasierklinge oder Glasscherbe durch den Anus gezogen würde". Typischerweise bleibt der Schmerz nach dem Stuhlgang für einige Zeit bestehen oder nimmt noch zu. Begreiflicherweise fürchten sich die Patienten vor dem nächsten Stuhlgang und sind deshalb oft obstipiert.

6.8 Diagnostik

Die Diagnose ist mit einer typischen Anamnese, die über einige Tage unverändert bleibt, fast sicher gegeben. Sie ist damit so sicher, dass ein Therapieversuch gewagt werden kann, auch wenn die Diagnose durch eine klinische Untersuchung aufgrund von Schmerzen nicht gesichert ist.

Neben der Anamnese ist die Inspektion oft die zielführende Untersuchung, wobei mit dem Spreizen der Nates, die Fissur meistens sichtbar wird. Die Analfissur liegt in über 75 % in der 6-Uhr-Position und in über 20 % in der 12-Uhr-Position, wobei in 1–3 % sowohl eine Fissur anterior wie posterior vorliegt. Eine atypische Lage wird in weniger als 1 % der Fälle gefunden. Bei typischer Lage der Fissur und unverdächtiger Anamnese kann eine weitere Untersuchung bis zur Beschwerdebesserung aufgeschoben werden. Allerdings sollte, wenn sich die Symptome unter der Therapie nicht innerhalb von 6 Wochen deutlich bessern, eine Untersuchung in Narkose durchgeführt werden, um die Diagnose zu sichern.

Bei der typischen akuten oder chronischen Analfissur sind außer einer Anamnese und einer proktologischen Untersuchung keine weiteren diagnostischen Maßnahmen nötig. Bestehen atypische Symptome oder ein ungewöhnlicher klinischer Befund, sollte eine spezielle ursächliche Pathologie bzw. andere Diagnosen gesucht werden. Dazu sind mikrobiologische Abstriche, eine Untersuchung in Narkose und Biopsien als Erstes zu nennen. Eine Endosonographie kann helfen, Abszesse oder Fisteln zu detektieren.

6.9 Differenzialdiagnosen

Die häufigsten Differenzialdiagnosen der Analfissur sind das Hämorrhoidalleiden sowie die anorektale Sepsis mit ihren Formen Perianalabszess und Analfistel (Tab. 6.1) . Aufgrund der therapeutischen Konsequenzen ist es jedoch wichtig, auch an Präkanzerosen und Malignome zu denken.

Der intersphinktäre Abszess kann genau wie die Analfissur starke Schmerzen verursachen, die sich bei der Stuhlpassage verschlimmern. Allerdings ist die Anamnese beim intersphinktären Abszess normalerweise kürzer und der Schmerz nimmt bis zur Abszessperforation zu. Außerdem kommt es vor der Perforation normalerweise nicht zu Blutabgang ab ano. Hämorrhoiden führen oft zu Blutabgang bei der Stuhlpassage, verursachen anderseits deutlich seltener Schmerzen als die Fissur.

Die häufigsten Präkanzerosen und Malignome sind die anale intraepitheliale Neoplasie (AIN) und das Analkarzinom, das sich teils aus der AIN entwickelt. Typischerweise ist der AIN-Befall im Gegensatz zur Analfissur polytop und nicht schmerzhaft. Sowohl bei der AIN, dem Analkarzinom, als auch bei anderen Präkanzerosen und Malignomen bringt die Biopsie Klarheit über die Diagnose.

6.10 Wissenschaftliche Grundlagen zur Therapie der Analfissur

Zur Bewertung einer Therapie für die Analfissur werden der Therapieerfolg einerseits und die gefürchtete Entwicklung einer Inkontinenz durch die Therapie andererseits gegeneinander abgewogen. Die wissenschaftlichen Daten, auf die sich die Therapieempfehlungen zur Analfissur stützen, sind z. T. widersprüchlich. Zwar gibt es zur medikamentösen Therapie der chronischen Analfissur viele randomisierte kontrollierte Studien (RCT), doch deren Qualität ist überwiegend moderat. Zusätzlich ist die Anzahl der RCT zu den operativen Therapieverfahren mit Ausnahme der lateralen InternusSphinkterotomie (LIS) klein. Deshalb werden zur Beurteilung der Therapie der Analfissur die größeren prospektiven und retrospektiven Fallserien mitberücksichtigt. Diese Tatsachen führen dazu, dass Metaanalysen und Leitlinien zu unterschiedlichen Resultaten und Empfehlungen kommen.

6.11 Therapie der akuten Analfissur

Bezüglich der Therapie der akuten Analfissur muss berücksichtigt werden, dass deutlich über 50 % der akuten Fissuren spontan ohne jede Maßnahme heilen.

Gesichert ist, dass eine ballaststoffreiche Diät, im Speziellen die Einnahme von 15 g Kleie pro Tag, zu einer besseren Heilung und einer deutlich tieferen Rezidivrate von akuten Analfissuren führt. Weiter wurde bewiesen, dass die lokale Applikation von Nifedipin einer konservativen Therapie mit Lokalanästhetika und Hydrokortison überlegen ist und eine Heilungsrate von 95 % aufweist. Die Therapie mit dem Kalziumkanalblocker (CCA) Nifedipin sollte 8 Wochen bzw. bis zur kompletten Ausheilung der Fissur fortgeführt werden. Alternativ zu einem CCA kann zur Sphinkterrelaxation eine topische Therapie mit Nitraten erfolgen.

Die Anwendung von warmen Sitzbädern zur Therapie der akuten Analfissur wird allgemein empfohlen. Allerdings konnte keine höhere Heilungsrate durch warme Sitzbäder nachgewiesen werden. Trotzdem führen warme Sitzbäder zu einer höheren Patientenzufriedenheit.

Zusammenfassend kann deshalb gesagt werden, dass die akute Analfissur mit der Einnahme von Ballaststoffen und lokaler Anwendung von CCA therapiert werden sollte. Lokalanästhetika und warme Sitzbäder können zur Erhöhung des Patientenkomforts eingesetzt werden.

6.12 Konservative Therapie der chronischen Analfissur

Bei den chronischen Analfissuren ist die Spontanheilungsrate deutlich geringer als bei den akuten Fissuren. Zudem weisen eine ballaststoffreiche Ernährung, warme Sitzbäder und lokal applizierte Anästhetika keinen größeren Therapieerfolg auf als die Gabe von Placebo. In vielen, v. a. länger zurückliegenden Studien, wurden sowohl akute wie auch chronische Fissuren eingeschlossen und die Resultate nicht separat ausgewertet. Das macht die Analyse der Wirksamkeit der medikamentösen Therapie bei der chronischen Analfissur schwierig. Studienbasierte Evidenz besteht für Substanzen, die eine „chemische Sphinkterolyse" erzeugen; sie führen zu einer im Vergleich zur Placebogabe höheren Rate an geheilten Fissuren. Da diese Substanzen nur temporär wirken, ist das Risiko für die Entwicklung einer bleibenden Inkontinenz gering. Andererseits liegt nach „chemischer Sphinkterolyse" die Rezidivrate der chronischen Analfissur bei ca. 50 %.

6.12.1 Kalziumkanalblocker

Kalziumkanalantagonisten (CCA) reduzieren den Tonus von glatten Muskelzellen durch eine Verminderung des Einstroms an Kalzium nach intrazellulär. Dies wird durch eine antagonistische Wirkung an den in der Zellmembran sitzenden Kalziumkanälen erreicht. Dadurch wird auch der Tonus im M. sphincter ani internus reduziert.

Anfänglich wurden die CCA oral eingesetzt. In mehreren RCT wurde klar, dass die CCA besser wirken und weniger Nebenwirkungen aufweisen, wenn sie topisch eingesetzt werden. In Metaanalysen wurde eine Heilung in über 55 % der chronischen Analfissuren nach topischer Gabe gefunden. Weil die CCA im Vergleich zu den Nitraten eine ähnliche Wirksamkeit mit jedoch deutlich weniger Nebenwirkungen aufweisen, bieten sich diese als primäres Therapeutikum zur „chemischen Sphinkterolyse" an.

In England wird am häufigsten Diltiazem 2 % eingesetzt, in Mitteleuropa eher Nifedipin 0,2(–0,5) %. Beide Substanzen haben eine nachgewiesene Wirksamkeit. Eine Therapie mit 2–3 Applikationen pro Tag über 8 Wochen wird empfohlen und kann auf 12 Wochen ausgedehnt werden. Eine perianale Anwendung scheint ausreichend, auf eine intraanale Anwendung kann verzichtet werden, zumal diese vielen Patienten unangenehm ist.

6.12.2 Nitrate

Nitrate waren die ersten zur „chemischen Sphinkterolyse" eingesetzten Medikamente. Die freigesetzten Stickoxide sind Neurotransmitter, die über eine Hochregulation des intrazellulären zyklischen Guanosinmonophosphats glatte Muskelzellen – und damit auch den inneren Analsphinkter – relaxieren.

Glycerintrinitrat (GTN) ist bei Weitem am besten erforscht. Gut 50 % der chronischen Analfissuren können damit geheilt werden. Dies ist signifikant mehr als mit Placebo oder Lokalanästhetika. Offenbar ist die Wirksamkeit unabhängig von der Konzentration (0,2 oder 0,4 %). Allerdings ist die Häufigkeit von Nebenwirkungen (v. a. Kopfschmerzen) dosisabhängig. Die Kopfschmerzen werden nahezu in allen Studien zu GTN beschrieben. Diese führen dazu, dass die Therapie von ca. 20 % der behandelten Patienten abgebrochen wird. Dies ist der Grund, wieso das GTN als Therapie der zweiten Wahl für die „chemische Sphinkterotomie" anzusehen ist.

Allerdings ist GTN das einzige Sphinkterolytikum (Rectogesic®), das in kommerzieller Form zur Behandlung der Analfissur hergestellt und angeboten wird. Die Konzentration in dem Präparat beträgt 0,4 % und ist damit höher als die zumeist empfohlene Dosierung von 0,2 %. Befürworter der GTN-Therapie führen ins Feld, dass mit der geringeren Dosierung deutlich weniger Kopfschmerzen verbunden sind und dass der lokale kühlende Effekt angenehm ist und die negativen Nebenwirkungen mindestens zum Teil aufwiegt.

6.12.3 Botulinumtoxin

Botulinumtoxin ist ein Gift, das zu einer schlaffen Lähmung führt. Die Übertragung vom Nerv auf den Muskel an der neuromuskulären Endplatte wird durch die Blockierung der Acetylcholinfreisetzung irreversibel verhindert. Die Wirkung hält ungefähr 2–3 Monate an. Zur Behandlung der Analfissur wird das Toxin in den intersphinktären Spalt injiziert. Es unterbindet damit die Tonisierung des inneren Schließmuskels durch sympathische Nervenreize und verursacht so eine Senkung des analen Ruhedrucks.

Zur Behandlung der Analfissur wird Botulinumtoxin Typ A eingesetzt, wobei hauptsächlich zwei Produkte (Botox® und Dysport®) verwendet werden. Beide sind gleich geeignet für die Therapie, allerdings ist eine Einheit (U) Dysport® 3- bis 4-mal schwächer. Gute Resultate wurden nach Injektion von 30 U Botox® gefunden. Wo und an wie vielen Stellen injiziert werden soll, ist immer noch Inhalt von Studien. Eine randomisierte kontrollierte Studie zeigte eine bessere Wirkung bei anteriorer Injektion bei dorsalen Fissuren. Anderseits konnte eine neuere Metaanalyse keine Vorteile, weder für einen bestimmten Injektionsort noch für die Anzahl der Injektionen, feststellen.

Die Angaben bezüglich des Therapieerfolgs nach Botulinumtoxin-Injektion schwanken zwischen 30 % und 96 %. Insgesamt findet sich in einer Metaanalyse ein etwas höherer Therapieerfolg als nach Therapie mit lokal aufgebrachten chemischen Sphinkterrelaxanzien (62,6 % statt 58,6 % Heilung). Die Anzahl an unerwünschten Nebenwirkungen ist deutlich kleiner als nach GTN und auch kleiner als nach CCA. Allerdings ist das Auftreten von störenden Stuhlinkontinenzen signifikant höher, auch wenn diese nur passager sind; weiter ist Botox® teuer und die Injektion für den Patienten unangenehm.

All dies zusammengenommen, muss die Indikation für eine alleinige Botulinumtoxin-Injektion als Erstlinientherapie kritisch gesehen werden. Ob eine alleinige Botulinumtoxin-Injektion als Zweitlinientherapie statt einer chirurgischen Therapie, wie in der alten ACPGBI-Leitlinie empfohlen, sinnvoll ist, scheint aufgrund der häufigen Misserfolge und der resultierenden langen Therapiedauer fraglich. Die neue Ausgabe dieser Leitlinie und andere Übersichtsarbeiten relativieren diese Empfehlung.

6.12.4 Weitere konservative Therapiemaßnahmen

Es sind bisher noch diverse andere konservative Therapien zur Behandlung der Analfissur untersucht worden. Die Evidenz dazu ist aufgrund der kleinen Studienzahl und der oft mäßigen Studienqualität dünn. Zu erwähnen sind die Lokaltherapeutika Sildenafil, Minoxidil, „PRP" (Thrombozyten angereichertes Plasma), „Clove oil", „Healer cream" und Gonyautoxin, sowie die Therapie mit peripherer Tibialisneurostimulation und sakralen Neuromodulation, die in einzelnen Studien einen Therapieerfolg gezeigt haben. Eine Studie aus den Niederlanden fand bei Beckenboden Fehlfunktion einen besseren Erfolg der konservativen Therapien durch ein zusätzliches Beckenbodentraining mit Biofeedback. Von vielen Proktologen werden Dilatatoren zur Selbstdilatation verschrieben. In einzelnen Studien wurden erstaunlich gute Resultate mit 60–85 % Heilung gefunden. Allerdings ist die Datenlage für eine klare Schlussfolgerung noch nicht ausreichend.

6.13 Operative Therapie der chronischen Analfissur

Zwei Dinge sind bezüglich der operativen Therapie der chronischen Analfissur hervor-zuheben:
- Erstens ist die operative Therapie gegenüber der konservativen Therapie deutlich effizienter. Die Heilungsrate ist höher und die Rezidivrate ist geringer.
- Zweitens ist die operative Therapie mit dem Risiko der Entwicklung einer Stuhlin-kontinenz verbunden. Wie ausgeprägt dieses Risiko ist, wird in Metaanalysen und Leitlinien verschieden eingeschätzt.

6.13.1 Fissurektomie

Im deutschen Sprachraum ist derzeit die Fissurektomie (Abb. 6.3) das favorisierte Opera-tionsverfahren für die chronische Analfissur. Dabei werden die entzündlichen Verände-rungen der chronischen Fissur reseziert, die von einem Teil der Autoren als ursächlich angesehen werden, und typischerweise bei 6 Uhr, gerade am distalen Ende der Fissur liegen. Die Erstbeschreibung der Technik wird mehrheitlich W. B. Gabriel zugeschrie-ben. Er beschrieb 1930 eine Fissurektomie – allerdings in Kombination mit einer manu-ellen Analdilatation mit bis zu 6 Fingern, die heute nicht mehr empfohlen wird.

Bei der Fissurektomie erfolgt eine flache Exzision der Fissur unter Schonung des darunterliegenden inneren Analsphinkters. Dabei wird die Wächtermariske unter Bil-dung einer breiten Drainagenwunde abgetragen. Die aufgeworfenen Randwälle und die hypertrophe Analpapille werden ebenfalls exzidiert. Der nun freiliegende innere Analsphinkter wird genau inspiziert und auf sklerosierte Sphinkterfasern, Fisteln und

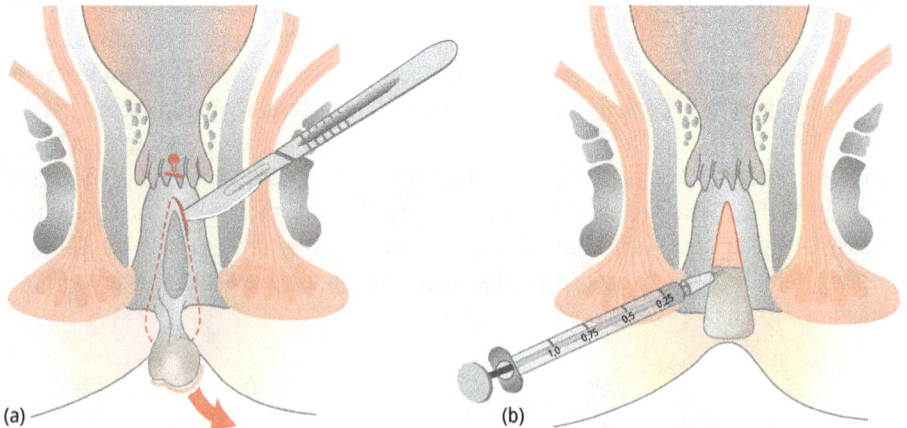

Abb. 6.3: Schematische Darstellung der Fissurektomie. (a) Unter Schonung des Schließmuskels werden die Wächtermariske, die Randwälle, der Fissurgrund und der zugehörige Analpolyp reseziert. (b) Darstellung der Situation nach Fissurektomie mit zusätzlicher Injektion von Botox®.

darunterliegende Abszesse mit der Fistelsonde abgetastet. Falls nötig, werden oberflächliche befallene Sphinkterfasern sparsam abgetragen.

Nach Fissurektomie liegt die Heilungsrate um 80 %, wobei die Heilungszeit oft über 2 Monate in Anspruch nimmt. Die wissenschaftliche Datenlage zur Fissurektomie ist v. a. in der englischsprachigen Literatur sehr dünn. In einer Metaanalyse zu den operativen Therapien der Analfissur aus dem Jahr 2011 wurden nur zwei qualitativ ordentliche RCT zum Vergleich von LIS und Fissurektomie aufgeführt. Dabei wird der LIS eine höhere Effektivität attestiert, bei gleich hoher Inkontinenzrate. Es erstaunt deshalb nicht, dass in der amerikanischen Leitlinie die LIS als das operative Verfahren der Wahl bezeichnet und die alleinige Fissurektomie als unterlegen beurteilt wird. Zurückhaltender gegenüber der LIS ist die Leitlinie der ACPGBI, die deren Gefahr für die Kontinenz betont und die Fissurektomie als eine mögliche Alternative aufführt. In einer kürzlich publizierten Netzwerk-Metaanalyse fanden sich signifikant höhere Inkontinenzraten nach LIS von 9,5 % gegenüber 4,6 % nach Fissurektomie mit oder ohne Lappendeckung. Bei einer so häufigen und banalen Diagnose wie der Analfissur ist eine höhere postoperative Inkontinenzrate nicht vertretbar. Deshalb sollte die Fissurektomie als erste operative Therapie angewandt werden, auch wenn die LIS effektiver ist.

Um darüber hinaus den Sphinkterhypertonus anzugehen, wird von vielen Autoren zusätzlich zur Fissurektomie die Injektion von Botulinumtoxin empfohlen. Mehrere Kohortenstudien haben Heilungsraten von 90 % und mehr zeigen können. Im eigenen Patientengut fand sich eine Erfolgsrate der mit Botulinumtoxin kombinierten Fissurektomie von 94,6 %, wobei 3,2 % der Fissuren nicht ausheilten und 2,2 % rezidivierten. In der Regel werden bei dem Verfahren 20–30 IE Botox®-Äquivalente in den intersphinktären Raum appliziert. Bisher gibt es keine RCT, welche die Fissurektomie mit zusätzlicher Botulinumtoxin-Injektion mit der Fissurektomie alleine oder der LIS vergleichen. In einer retrospektiven Vergleichsstudie fanden sich 89,2 % geheilte Patienten mit Fissurektomie mit Botox® und 82,6 % ohne Botox®. Trotz den hohen Kosten von Botulinumtoxin scheint die zusätzliche Applikation gerechtfertigt, da dadurch die Heilungszeit, die postoperativen Schmerzen und die Erfolgsrate positiv beeinflusst werden können.

6.13.2 Fissurektomie und zusätzliches Flap-Verfahren

Zusätzlich zur Fissurektomie kann die Fissurektomiewunde mit einem Flap-Verfahren gedeckt werden (Abb. 6.4). Es gibt Verfahren mit einem Mukosa-Flap, bei dem ein Flap aus anorektaler Mukosa mobilisiert und über die ehemalige Fissur nach distal genäht wird. Weiter gibt es Verfahren mit kutanem Flap, bei denen die perianale Haut mobilisiert und nach innen genäht wird. Hierbei wurden verschiedene Formen, wie V-Y-Flap, „House"-Flap oder Dermal-Flap beschrieben.

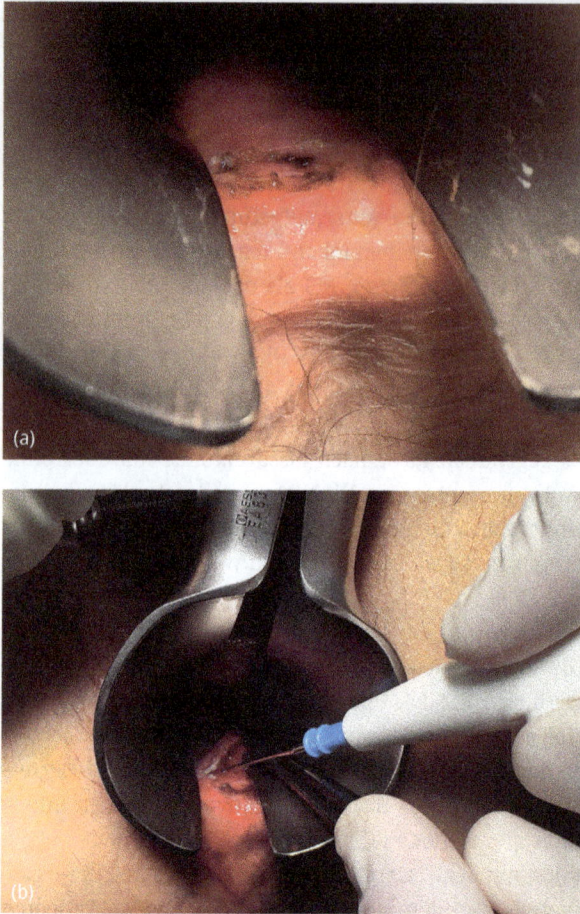

Abb. 6.4: Fissurektomie mit nachfolgender Deckung mit Advancement-Analmukosa-Flap bei Rezidivfissur: (a) Fissur und sekundäre Veränderungen sind reseziert. (b) Der Analmukosa-Flap wird präpariert.

Eine Metaanalyse, die vier vergleichende Studien mit insgesamt 150 Patienten nach kutanem Flap und 150 Patienten nach LIS einschloss, zeigte eine leicht erhöhte Wundkomplikationsrate sowie eine geringere Heilungsrate nach den Flap-Verfahren, allerdings waren die Unterschiede nicht signifikant. Andererseits litten weniger als 1 % der Flap-Patienten und mehr als 10 % nach LIS unter einer Inkontinenz, was einen signifikanten Unterschied ergab. In einer anderen RCT fanden sich signifikant schnellere Wundheilungsraten und weniger postoperative Schmerzen in einem 6 Wochen dauernden Follow-up nach Fissurektomie mit zusätzlichem Analmukosa-Flap als nach Fissurektomie alleine.

Eine große, retrospektive Kohortenstudie konnte eine deutlich kürzere Heilungszeit nach anokutanem Flap kombiniert mit Fissurektomie gegenüber einer alleinigen Fissurektomie zeigen.

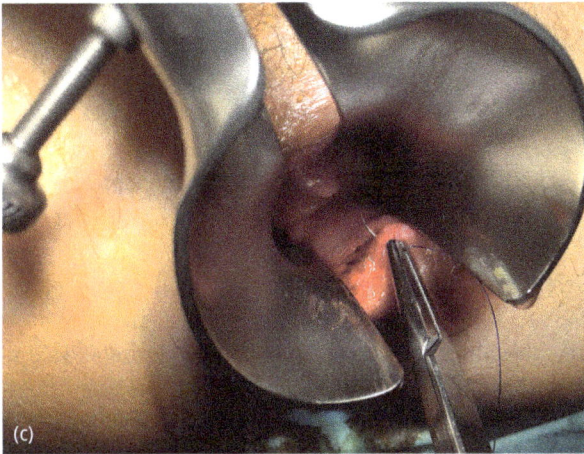

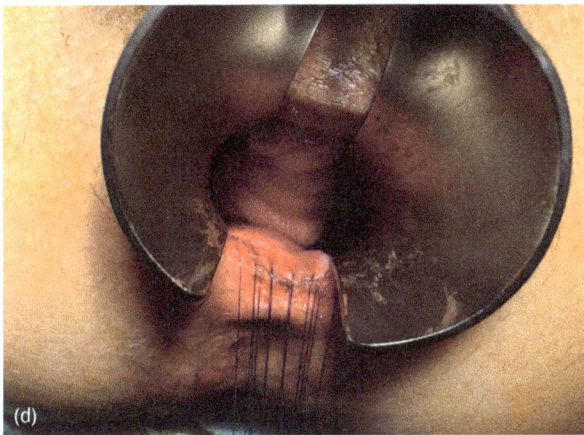

Abb. 6.4: (Fortsetzung)
(c) Schrittweise wird der Flap mit langsam resorbierbaren Nähten der Stärke 4-0 an den Unterrand des Internus genäht. (d) Alle Fäden vorgelegt (diese werden darauf geknotet).

Insgesamt lässt sich für das Verfahren eine Heilungsrate von über 80 % aus den bisherigen Publikationen extrapolieren. Das Verfahren bietet sich als operativer Zweiteingriff bei Rezidiven nach Fissurektomie an. Unter zusätzlicher Applikation von Botox® fanden sich in einem über 2 Jahre rekrutierten eigenen Kollektiv eine Heilung in allen mit diesem Verfahren operierten Rezidivfissuren.

6.13.3 Laterale Internus-Sphinkterotomie

Die laterale Internus-Sphinkterotomie (LIS) ist das in den USA anerkannteste operative Verfahren zur Behandlung der chronischen Analfissur. Dabei wird in der Regel bei 3 Uhr in SSL ein Teil des M. sphincter internus durchtrennt. Damit wird der Sphinkterruhedruck, wie in vielen Studien mittels Manometrie bewiesen werden konnte, gesenkt. Zunächst wurde eine offene Vorgehensweise mit einer kleinen Inzision bei 3 Uhr und Darstellung des inneren Analsphinkters und Durchtrennung desselben unter Sicht entwickelt. Dies nachdem klar wurde, dass eine posteriore Sphinkterotomie zu einer erhöhten Rate an Schlüssellochdeformitäten und damit postoperativen Inkontinenzen führt. Später wurde das geschlossene Verfahren entwickelt. Dabei wird der Internus blind mit dem Skalpell durchtrennt. Das offene wie das geschlossene Verfahren zeigen gleich gute Ergebnisse. Eine Durchtrennung des Internus bis zum oberen Ende der Fissur – und nicht weiter! – ist zu empfehlen.

Die LIS ist klar das effektivste Verfahren zur Behandlung der chronischen Analfissur. Über 95 % der Fissuren werden dadurch geheilt. Die Heilungszeit ist kurz, nach 2 Wochen sind 90 % der Fissuren abgeheilt. Nach kompletter Heilung liegt die Rezidivrate bei etwa 5 %. Allerdings ist die Inkontinenzrate in vielen Publikationen beunruhigend hoch. 2004 publizierte die Zeitschrift „Der Chirurg" eine große epidemiologische Nachuntersuchung an 209 deutschen Patienten nach LIS. Der mediane Follow-up war länger als 10 Jahre. Über 20 % der Patienten litten an einer Inkontinenz und bei mehr als der Hälfte der Betroffenen handelte es sich um mehr als eine einfache Windinkontinenz. In einer Metaanalyse fanden sich nach LIS im Vergleich zu den zusammen gruppierten Operationsverfahren „Fissurektomie und Flap-Verfahren", signifikant mehr Patienten, die unter Stuhlinkontinenz litten. Aufgrund dieser Daten sollte die LIS nicht als primäre operative Therapie bei der chronischen Analfissur angeboten werden. Allerdings kann die LIS nach erfolgloser operativer Behandlung in Ausnahmefällen durchgeführt werden.

6.13.4 Manuelle Analdilatation

Bei der manuellen Analdilatation (MAD) wird in Voll- oder Teilnarkose mit einer steigenden Anzahl von Fingern der Anus bzw. der Sphinkter langsam gedehnt. So wie dieses Verfahren in einer Fallserie von Watts et al. beschrieben wird, klingt es dramatisch: Es wird unter anderem gefordert, dass bei Männern, da es zwischen den knöchernen Vorsprüngen des Beckens nach lateral zu wenig Platz gebe, in posterior-anteriorer Richtung dilatiert wird.

Wenig erstaunlich ist, dass danach Inkontinenzraten von 28 % beschrieben werden. Auch wenn neuere Untersuchungen mit etwas weniger energisch durchgeführter Dilatation weniger Inkontinenzen nach der MAD finden, bleibt die Inkontinenzrate im Überblick bei etwa 20 %. Das Verfahren soll deshalb nicht mehr angewandt werden.

In Tab. 6.2. werden die Therapieverfahren der chronischen Analfissur im Überblick dargestellt.

Tab. 6.2: Zusammenstellung der Therapieverfahren zur Behandlung der chronischen Analfissur.

	Heilungsrate	H-T Mte	Rezidivrate	Längerfristige Erfolgsrate	Kopfsz	Inkontinenz
Medikamentöse Verfahren						
CCA	55 %	6,0	30 %	40 %	7–15 %	0,5 %
GTN	55 %	5,5	50 %	30 %	30–55 %	0,5 %
Botox	65 %	2	30 %	50 %	5 %	2 %
Chirurgische Verfahren						
LIS	95 %	0,5	3 %	93 %	ND	9,5 %
FisE	80 %	2	4 %	75 %	ND	4,6 %
FisE u. Botox	90 %	3	0 %	90 %	ND	5 %
FisE u. Flap	85 %	0,75	8 %	75 %	ND	3 %
MAD	85 %	0,75	15 %	72 %	ND	20,4 %

CCA: Kalziumkanal-Antagonisten; GTN: Glycerintrinitrat; Botox: Botulinumtoxin; LIS: laterale Internus-Sphinkterotomie; FisE: Fissurektomie; MAD: manuelle Analdilatation; H-T: Heilungszeit; Mte: Monate; Kopfsz: Kopfschmerzen. ND: keine sinnvollen Resultate in der Literatur.

6.14 Komplikationen

Die häufigsten Komplikationen sind Kopfschmerzen als Nebenwirkung der medikamentösen Therapie, die postinterventionelle Stuhlinkontinenz und die fehlende Heilung bzw. das Fissurrezidiv.

Weitere Nebenwirkungen der medikamentösen Therapien (Nitrate, CCA) sind: Flush, Hypotonie, Übelkeit und Schwindel. Diese Nebenwirkungen sind viel häufiger nach systemischer Einnahme als nach topischer Therapie, bei der die Häufigkeit deutlich unter 5 % liegt. Botulinumtoxin führt nur selten zu Nebenwirkungen, allerdings sind allergische Reaktionen, erhöhtes Restharnvolumen, Blockierung der kardialen Überleitung, Hypotonien, Herzfrequenzveränderungen und ein botulinismusähnlicher Zustand beschrieben. Anderseits wurden in einem Kollektiv von mehr als 1.000 Patienten keine schweren Nebenwirkungen beobachtet.

Postoperative Komplikationen wie Blutungen und Infektionen nach LIS und Fissurektomie sind selten. Unter 5 % der Patienten müssen aufgrund von Komplikationen erneut hospitalisiert oder operiert werden. Nach Flap-Verfahren kommt es in 2–6 % zu Wunddehiszenzen; diese beeinflussen den Heilungserfolg langfristig nicht und können meist konservativ behandelt werden.

Neben den Komplikationen, die durch die Therapie bedingt sind, gibt es Komplikationen, die durch die Pathologie der Analfissur verursacht werden. Die wichtigsten sind in Tab. 6.1 zusammengestellt. In einer Studie wurden in 25 % der operierten Fissuren intraoperativ Analfisteln gefunden. Meistens sind dies distale Analfisteln, die den Sphinkterapparat nicht oder nur oberflächlich tangieren und gespalten oder mit der Fissurektomie alleine entfernt werden können. Allerdings gibt es auch hohe supralevatorische Analfisteln und ebenso wurden schwere Infektionen, welche die Anlage eines Kolostomas nötig machen, beobachtet.

6.15 Besonderheiten

6.15.1 Analfissuren bei Morbus Crohn

Bei Patienten mit M. Crohn sollte als Erstes die spezifische Crohn-Therapie überprüft und wenn möglich optimiert werden. In etwas über der Hälfte der Patienten heilt die Fissur dadurch aus. Die Therapie der Fissur sollte initial medikamentös erfolgen. Dies ist normalerweise der primären chirurgischen Therapie vorzuziehen, da in über 50 % der chirurgisch therapierten Patienten Komplikationen beschrieben wurden. Trotzdem kann bei Persistenz der Fissur und bei Patienten mit fehlender Proktitis und unauffälligem Analkanal eine operative Therapie gewagt werden. Die Fissurektomie ist v. a. dann erfolgreich, wenn es sich um eine optisch „normale" Fissur ohne entzündliche Granulationen handelt.

6.15.2 Analfissuren bei HIV-Patienten

Bei HIV-Patienten ist zunächst zwischen HIV-assoziierten Ulzerationen und Analfissuren zu unterscheiden. Die Ulzerationen sind durch eine breitbasige, tiefreichende, höhlenartige Morphologie gekennzeichnet. Auch bei HIV-Patienten gibt es normale Analfissuren, die wie bei Patienten ohne HIV behandelt werden. Also zunächst mit einer chemischen Sphinkterolyse. Sollte dies nicht zur Heilung führen, kann eine chirurgische Therapie, vorzugsweise mit Fissurektomie, erfolgen. Allerdings ist bei oft eingeschränkter Sphinkterfunktion und Immunabwehr Zurückhaltung mit chirurgischen Maßnahmen geboten. Die Ulzerationen sollten noch zurückhaltender chirurgisch angegangen werden.

6.15.3 Analfissuren bei rezeptivem analem Geschlechtsverkehr u./o. hypotonem Schließmuskel

Der Anteil der Bevölkerung, der angibt, regelmäßigen analen rezeptiven Geschlechtsverkehr zu haben, stieg in den letzten Jahren v. a. bei den Frauen deutlich an. Oft findet man bei diesen Patienten zusätzlich einen erniedrigten Sphinkterdruck. Die neue ACPGBI-Leitlinie widmet diesen Patienten, wie auch den Patienten, die einen hypotonen Sphinkter aufweisen ohne praktizierten analen Geschlechtsverkehr, mehrere spezielle Empfehlungen. Die Datenlage dazu ist allerdings sehr dünn. Es wird empfohlen möglichst konservativ vorzugehen, bei Beckenboden Fehlfunktion zusätzlich Beckenbodentraining anzuwenden und im Falle eines chirurgischen Vorgehens auf eine laterale Sphinkterotomie zu verzichten und einem Flap-Verfahren den Vorzug zu geben.

6.16 Prävention

Zur Nachbehandlung und Rezidivprophylaxe nach chirurgischer Therapie können CCA über 6 Wochen postoperativ angewandt werden. Nach Abheilung empfiehlt sich die tägliche Einnahme von mindestens 15 g Ballaststoff (z. B. Metamucil®).

6.17 Übersicht

In Abb. 6.5. ist das Vorgehen bei der Analfissur zusammengefasst.

(a)

akute Analfissur
– Anamnese <6 Wochen
– sichtbare typische Fissur **ohne** sekundäre Veränderungen

Therapie Konservativ:
– Stuhlregulation
– 6 Wochen CCA (oder Nitrate)

Reevaluation: nach 8 Wochen

Rezidiv:
erneute akute Fissur

(b)

unklare anale Schmerzen
– Schmerzzunahme bei Defäkation
– Fissur bei Inspektion nicht sichtbar
– proktologische Untersuchung nicht möglich (nicht erzwingen!)

Alarmzeichen?
– massive Schmerzen, rasche Zunahme
– Rötung, Schwellung

ja

nein

Therapie konservativ:
– Stuhlregulation
– 6 Wochen CCA (oder Nitrate)

Heilung:
Beschwerdefreiheit & unauffällige proktologische Untersuchung

(c)

chronische Analfissur
– Anamnese >6 Wochen
– sichtbare typische Fissur **mit** sekundär Veränderungen

Therapiepfad nach Patientenpräferenz

Anamnese >3 Monate?
Ausgeprägte sekundäre Veränderungen?

Persistenz

Therapie konservativ:
– Stuhlregulation
– 8–12 Wochen CCA (oder Nitrate)

(d)

chronische Rezidiv Analfissur
– erneute Fissur
– Endosono: kein Abszess/Fistel
– Ggf. Koloskopie: IBD?

Untersuchung in Narkose

Analfissur:
– Fissurektomie
– Botox (chem. Sphinkterotomie)
– Flap

andere Pathologie:
– Sanierung

(e)

Vd. a. sekundäre Fissur
– atypische Anamnese z. B. keine Schmerzen
– Lokalisation nicht bei 6 & 12 Uhr
– Multiple Fissuren
– ungewöhnliche Morphologie (Abstrich erwägen)

Ausführliche Anamnese!

M. Crohn:
– Koloskopie, Calprotectin

HIV:
– Labor Test

Sexual Transmitted Disease STD:
– Labor Test, Abstrich
– CAVE: sexueller Missbrauch (ggf. Rechtsmedizin, Psychologie)

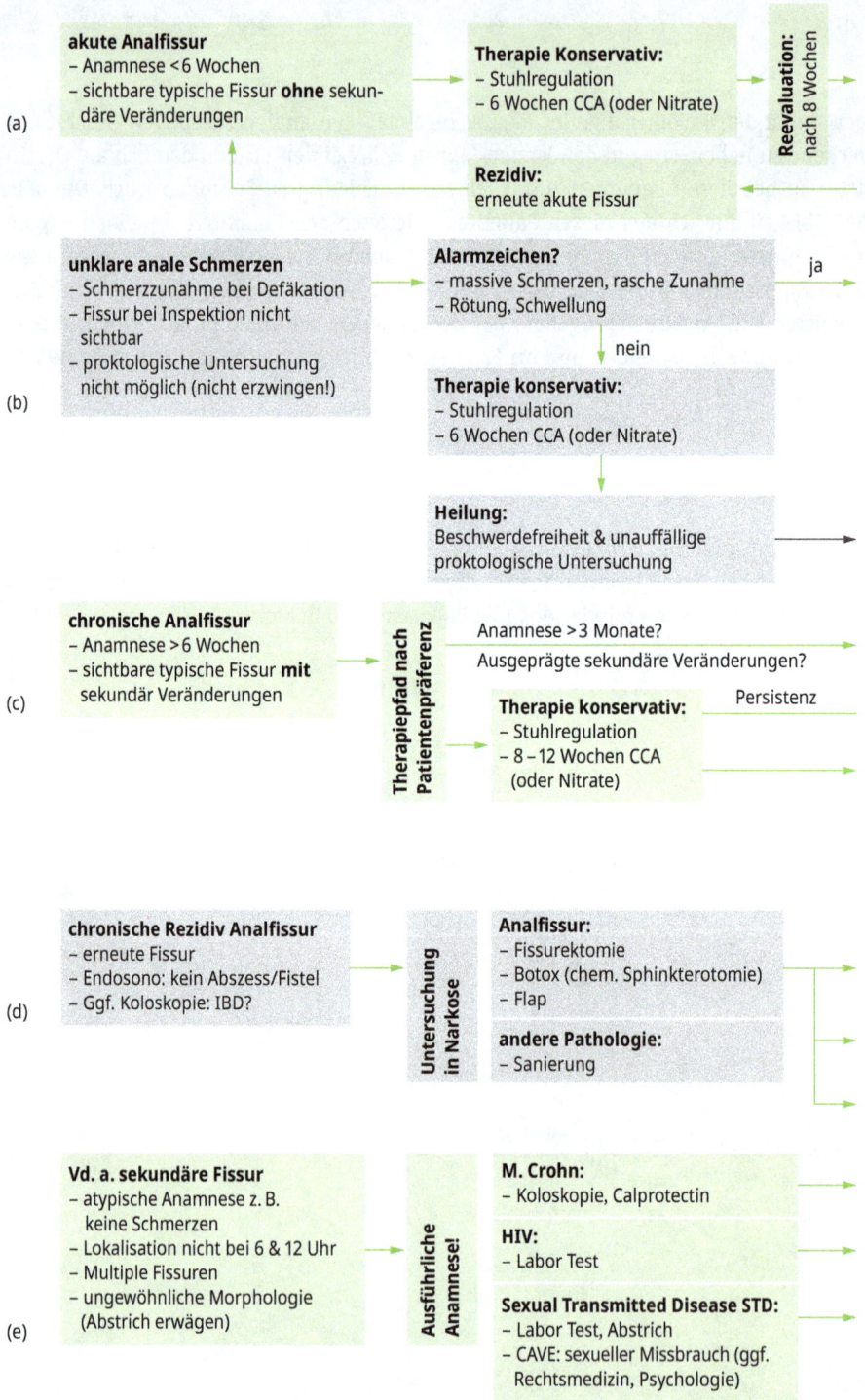

Abb. 6.5: Schematischer Überblick des Vorgehens bei der Analfissur. (a) Akute Fissur. (b) Unklarer Schmerz mit Verstärkung nach Defäkation. (c) Primäre chronische Fissur. (d) Rezidivfissur. (e) Atypische Fissur.

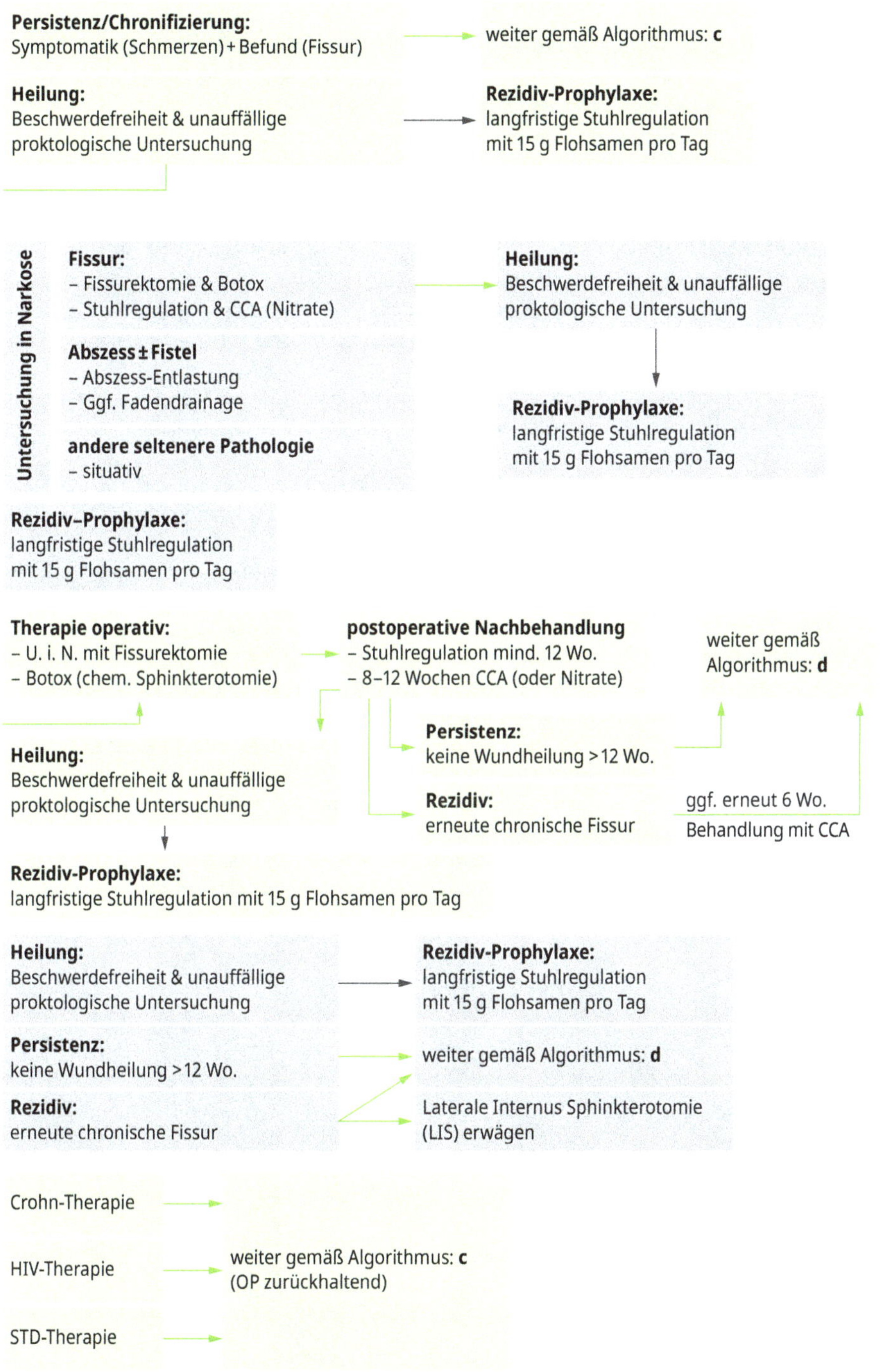

Persistenz/Chronifizierung:
Symptomatik (Schmerzen) + Befund (Fissur)   → weiter gemäß Algorithmus: **c**

Heilung:
Beschwerdefreiheit & unauffällige
proktologische Untersuchung

Rezidiv-Prophylaxe:
langfristige Stuhlregulation
mit 15 g Flohsamen pro Tag

Untersuchung in Narkose

Fissur:
– Fissurektomie & Botox
– Stuhlregulation & CCA (Nitrate)

Abszess ± Fistel
– Abszess-Entlastung
– Ggf. Fadendrainage

andere seltenere Pathologie
– situativ

Heilung:
Beschwerdefreiheit & unauffällige
proktologische Untersuchung

Rezidiv-Prophylaxe:
langfristige Stuhlregulation
mit 15 g Flohsamen pro Tag

Rezidiv–Prophylaxe:
langfristige Stuhlregulation
mit 15 g Flohsamen pro Tag

Therapie operativ:
– U. i. N. mit Fissurektomie
– Botox (chem. Sphinkterotomie)

postoperative Nachbehandlung
– Stuhlregulation mind. 12 Wo.
– 8–12 Wochen CCA (oder Nitrate)

weiter gemäß
Algorithmus: **d**

Persistenz:
keine Wundheilung > 12 Wo.

Rezidiv:
erneute chronische Fissur

ggf. erneut 6 Wo.
Behandlung mit CCA

Heilung:
Beschwerdefreiheit & unauffällige
proktologische Untersuchung

Rezidiv-Prophylaxe:
langfristige Stuhlregulation mit 15 g Flohsamen pro Tag

Heilung:
Beschwerdefreiheit & unauffällige
proktologische Untersuchung

Rezidiv-Prophylaxe:
langfristige Stuhlregulation
mit 15 g Flohsamen pro Tag

Persistenz:
keine Wundheilung > 12 Wo.   → weiter gemäß Algorithmus: **d**

Rezidiv:
erneute chronische Fissur

Laterale Internus Sphinkterotomie
(LIS) erwägen

Crohn-Therapie

HIV-Therapie

weiter gemäß Algorithmus: **c**
(OP zurückhaltend)

STD-Therapie

Abb. 6.5: (Fortsetzung)

Weiterführende Literatur

Beaty JS, Shashidharan M. Anal Fissure. Clin Colon Rectal Surg. 2016;29:30–7.

Cross KLR, Brown SR, Kleijnen J, et al. The Association of Coloproctology of Great Britain and Ireland guideline on the management of anal fissure. Colorectal Dis. 2023;25(12):2423–57.

Davids JS, Hawkins AT, Bhama AR, et al. The American Society of Colon and Rectal Surgeons Clinical Practice Guidelines for the Management of Anal Fissures. Dis Colon Rectum. 2023;66(2):190–9.

Ebinger SM, Hardt J, Warschkow R, et al. Operative and medical treatment of chronic anal fissures-a review and network meta-analysis of randomized controlled trials. J Gastroenterol. 2017;52(6):663–76.

Eisenhammer S. The evaluation of the internal anal sphincterotomy operation with special reference to anal fissure. Surg Gynecol Obstet. 1959;109:583–90.

Hancke E, Suchan K, Voelke K. Anocutaneous advancement flap provides a quicker cure than fissurectomy in surgical treatment for chronic anal fissure-a retrospective, observational study. Langenbecks Arch Surg. 2021;406(8):2861–7.

Hasse C, Brune M, Bachmann S, et al. Laterale, partielle Sphinkteromyotomie zur Therapie der chronischen Analfissur. Langzeitergebnisse einer epidemiologischen Kohortenstudie. Chirurg. 2004;75(2):160–7.

Heitland W. Perianale Fistel und Analfissur. Chirurg. 2012;83:1033–9.

Herzig DO, Lu KC. Anal fissure. Surg Clin North Am. 2010;90:33–44.

Jin JZ, Hardy MO, Unasa H, et al. A systematic review and meta-analysis of the efficacy of topical sphincterotomy treatments for anal fissure. Int J Colorectal Dis. 2022;37(1):1–15.

Mapel DW, Schum M, Von Worley A. The epidemiology and treatment of anal fissures in a population-based cohort. BMC Gastroenterol. 2014;14:129.

Marti L, Post S, Herold A, et al. S3 guidelines: anal fissure. AWMF register number: 081–010. coloproctology. 2020;42(2):90–196.

Nelson RL, Chattopadhyay A, Brooks W, et al. Operative procedures for fissure in ano. Cochrane Database Syst Rev. 2011;(11):CD002199.

Nelson RL, Thomas K, Morgan J, Jones A. Non surgical therapy for anal fissure. Cochrane Database Syst Rev. 2012;(2):CD003431.

Trzpis M, Klaase JM, Koop RH, Broens PMA. Fissurectomy combined with botulinum toxin A: a review of short- and long-term efficacy of this treatment strategy for chronic anal fissure; a consecutive proposal of a treatment algorithm for chronic anal fissure. Coloproctology. 2020;12(5)400–8.

7 Anorektaler Abszess und anorektale Fistel

Stefan Fritz, Alexander Herold

7.1 Kapitelzusammenfassung

Die Analfistel stellt eine häufige Erkrankung dar und wird meist verursacht durch eine Entzündung der proktodealen Analdrüsen. Dies resultiert in einem akuten Analabszess oder in einer chronischen Fistelbildung. Analfisteln werden nach ihrem Verhältnis zur analen Sphinktermuskulatur wie folgt klassifiziert: subkutan, subanodermal, intersphinktär, transsphinktär, suprasphinktär und extrasphinktär. Distale Fisteln, welche vernachlässigbare Anteile des Sphinkters umschließen, werden durch Spaltung behandelt (Fistulotomie, Fistulektomie), proximale Fisteln mit Einsatz von sphinkterschonenden Verfahren (z. B. Advancement-Flap, Fistulektomie mit primärer Sphinkterrekonstruktion, Fistelclip, LIFT, VAAFT, Laser und Radiofrequenzablationen). Für die beste chirurgische Therapie muss die Chance auf Heilung mit dem Inkontinenzrisiko optimal ausbalanciert werden. Letztlich spielt hier die Erfahrung des kolorektalen Chirurgen eine entscheidende Rolle.

7.2 Definition

Ein anorektaler Abszess ist eine unphysiologische eitrige Höhle verursacht durch eine akute Entzündung. Analfisteln sind unphysiologische gangartige Verbindungen vom Analkanal oder dem distalen Rektum zur perianalen Haut. Sie entstehen im Bereich der rudimentären Drüsen an der Linea dentata im Analkanal. Etwa 90 % aller Analfisteln sind kryptoglandulären Ursprungs. Anale Abszesse und Analfisteln sind unterschiedliche Stadien im Verlauf einer anorektalen Entzündung. In den meisten Fällen löst der Abszess die Erkrankung aus und stellt ihre akute Ausprägung dar. Die Fistel ist normalerweise ein sekundäres Stadium und repräsentiert die chronische Ausprägung der Entzündung.

7.3 Ätiologie und Pathogenese

Verursacht werden Abszessen vermutlich durch bakterielle Infektionen in deren Folge zunächst die Krypte entzündlich reagiert. Man kann sich vorstellen, dass je tiefer die Drüse in das Gewebes reicht, desto höher ist das Risiko für eine fortschreitende Entzündung. Dieser Primärabszess ist klinisch oft nicht sichtbar und kann entweder spontan abheilen oder durch die Krypte in den Analkanal ablaufen. Wenn sich die Infektion ihren Weg entlang vorhandener Pfade bahnt, sei es intersphinktär, submukosal, subanodermal, transsphinktär oder sogar suprasphinktär, kann dies zu klinisch eindrucksvollen sekundären Abszessen führen. Es ist bisher wissenschaftlich nicht gelungen, einen Zusammenhang zwischen definierten Bakterien und der Fistelentstehung nachzuweisen – auch nicht beim M. Crohn. Im Fall eines klassischen perianalen Abszesses ist eine spontane Remission nicht mehr möglich. Ohne Behandlung resultiert der Abszess, abhängig von seiner Lage, in der Perforation ins Rektum, in den Analkanal oder nach außen. Durch die Perforation ist eine Verbindung von innen nach außen geschaffen – eine Fistel. Wird der Abszess operiert, dann entsteht hierdurch die Verbindung.

7.4 Epidemiologie

Analfisteln wurden zum ersten Mal 380 v. Chr. von Hippokrates beschrieben, der bereits die Fadendrainage als Therapieoption erwähnte. Es wird angenommen, dass etwa 2 % der Gesamtbevölkerung im Lauf ihres Lebens an perianalen Abszessen oder Fisteln leiden. Aufgrund der jährlichen Inzidenz von 20 pro 100.000 ist die Analfistel in Europa eine verbreitete proktologische Erkrankung, korrespondierend gibt es jährlich etwa 15.000 Fistelpatienten in Deutschland. Auch wenn man, zumindest was die Fisteln angeht, nicht von einer lebensgefährlichen Erkrankung sprechen kann, ist sie doch problematisch für die betroffenen Patienten. Bei einer Rezidivrate zwischen 10 und 50 % und der Gefahr der Entstehung einer Stuhlinkontinenz kann die Lebensqualität erheblich beeinträchtigt sein. Anorektale Abszesse und Fisteln sind bei Männern dreimal häufiger als bei Frauen. Abszesse treten am häufigsten im Alter zwischen 20 und 40 Jahren und Fisteln im Alter zwischen 20 und 50 Jahren auf.

7.5 Klassifikation

Die Klassifizierung von Analabszessen basiert auf ihrer Beziehung zu den umgebenden anatomischen Strukturen (Abb. 7.1):

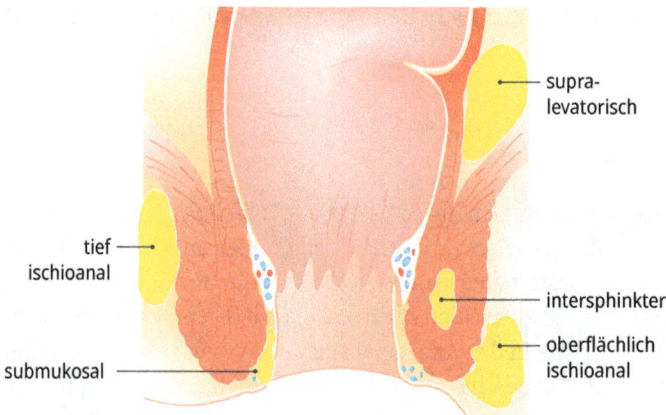

Abb. 7.1: Abszess-Klassifikation.

- *Ischioanal:* Abszesse, die im ischioanalen Fett liegen, werden innen von den Sphinktermuskeln begrenzt, kranial vom Levator ani und von außen vom ischioanalen Fett und dem Os ischii. Sie können auf einer Seite aber auch beidseitig auftreten. In Abhängigkeit von ihrer Lage kann man sie in oberflächlich und tief differenzieren.
- *Intersphinktär:* Diese Abszesse liegen zwischen internem und externem Sphinkter, können sehr schmerzhaft sein und sind häufig nicht leicht aufzufinden. Oftmals verbleiben chronische Höhlen und Taschen als unvollständige innere Fisteln. Weil sie für gewöhnlich durch die Gänge der infizierten Analdrüsen ablaufen, kann während der Untersuchung plötzlich Eiter intraanal austreten; andere perforieren nach distal extern. Intersphinktäre Abszesse können gelegentlich bis weit in den Bereich oberhalb des Levators reichen und hier zu suprasphinktären Fisteln werden.
- *Subanodermal/submukosal:* Diese Art von Abszess ist oberflächlich zwischen Sphinkter und Anoderm bzw. rektaler Mukosa gelegen. Daher können wir zwischen subanodermalen und submukosalen Abszessen unterscheiden. Oft werden diese Begriffe auch synonym verwendet.
- *Supralevatorisch:* Dieser Abszess liegt im retroperitonealen Fett außerhalb der Rektumwand und oberhalb des Levators. Alternativ wird hierfür auch der Begriff retrorektaler Abszess verwendet. Er verlängert sich häufig auf beiden Seiten und wird dann Hufeisenabszess genannt. Am häufigsten entstehen diese Abszesse aus einer kryptoglandulären Entzündung, die sich dann nach proximal ausdehnt und von distal kommend das Retroperitoneum erreicht. Da dort wenig Gewebewiderstand der umgebenden Strukturen vorhanden ist, kann sich der Abszess gut ausdehnen und oft eine monströse Größe erreichen.

Analfisteln werden nach dem gleichen System wie Abszesse klassifiziert, gemäß ihrer anatomischen Relation zum analen Sphinkter (Abb. 7.2). Bei nahezu allen – außer bei den extrasphinktären Fisteln – ist der Ursprung kryptoglandulär, das heißt die innere Öffnung liegt an der Linea dentata:
- *Submukosal* (synonym: subanodermal): Sie verlaufen unterhalb des Anoderms oder der rektalen Mukosa.
- *Intersphinktär:* Sie durchqueren den inneren Sphinkter und erreichen die Haut vorwiegend nahe am Anus in der intersphinktären Mulde („intersphincteric groove").
- *Transsphinktär:* Sie durchdringen den inneren und äußeren Sphinkter, dringen in das ischioanale Fett und erreichen die äußere Haut zumeist einige Zentimeter vom Anus entfernt. Abhängig von ihrer Höhe wird zwischen einer distalen (tiefen) und proximalen (hohen) Position unterschieden. Einige Autoren beschreiben ihre Lage in Abhängigkeit vom betroffenen Drittel des analen Sphinkters – distal, intermediär und proximal.
- *Suprasphinktär:* Sie kreuzen den inneren Sphinkter, verlaufen nach proximal in der intersphinktären Schicht, verlaufen weiter gebogen um den gesamten äußeren Sphinkter herum und reichen bis ganz distal wiederum an die Haut heran.

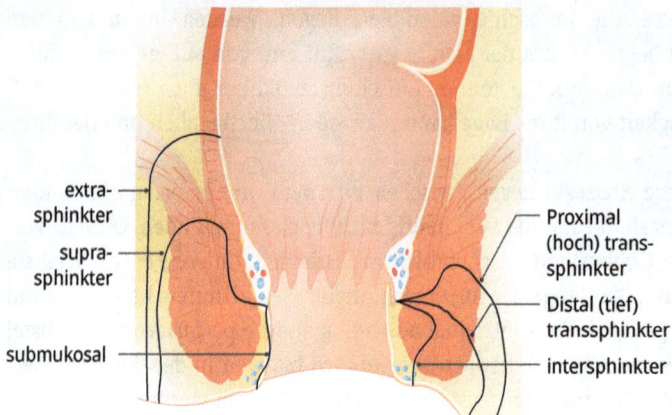

extra-
sphinkter

supra-
sphinkter

submukosal

Proximal
(hoch) trans-
sphinkter

Distal (tief)
transsphinkter

intersphinkter

Abb. 7.2: Fistel-Klassifikation.

– *Extrasphinktär:* Sie haben ihren Ursprung im distalen Rektum, verlaufen durch das Retroperitoneum im retrorektalen Raum bis zum Beckenboden von proximal, durchdringen den Levator und verlaufen weiter nach distal durch die Fossa ischioanalis und reichen bis an die Haut.

Darüber hinaus gibt es eine Unterscheidung zwischen primären und rezidivierenden Fisteln, zwischen geraden und gebogenen Gängen. Chirurgen differenzieren zudem gerne zwischen einfachen und komplexen Fisteln. Von vielen Autoren werden jedoch unterschiedliche Definitionen von komplex verwendet, sodass man diese nicht miteinander vergleichen kann. In Publikationen muss man daher das „Kleingedruckte" genau lesen, bevor man sich eine Meinung bildet. Die American Gastroenterology Association definiert als komplex: hoch (proximal) inter- bzw. transsphinktär, supra- bzw. extrasphinktär, multiple Gänge, > 1 Ostium, akute Inflammation oder Stenose, ano-rekto-vaginal und aktiver Rektum-Crohn. Durch die Verwendung weiterer Faktoren, die die umgebenden Strukturen und Komorbiditäten beschreiben, wird die Klassifikation kompliziert und in der Praxis schwierig einsetzbar. Spezielle Ausprägungen bzw. Sonderformen sind die ano-rekto-vaginale Fistel und Hufeisenfisteln.

Neben obiger Einteilung verwenden viele Autoren eigene Klassifikationen, die weitere Untergruppen oder zusätzliche Veränderungen berücksichtigen. Dies ist zwar für die jeweilige Publikation nachvollziehbar, passt aber bei der nächsten Publikation dann schon nicht mehr. Beispielsweise findet man folgende Definitionen für eine proximale oder hohe Fistel: mehr als ein Drittel des Externus, mehr als zwei Drittel des Externus, mehr als die Hälfte des Externus, hoch transsphinktär und suprasphinktär. Es fehlt diesbezüglich eine allgemein anerkannte, verbindliche Definition.

7.6 Symptomatik

In den meisten Fällen klagen Patienten mit Analabszess über einen innerhalb einiger Tage zunehmenden, intensiven, teilweise pulsierenden Schmerz, zuweilen einhergehend mit Fieber und einem ausgeprägten Krankheitsgefühl. Auch hier ist die Symptomatologie abhängig von der betreffenden Lokalisation des Abszesses (Abb. 7.3). Die beschriebene typische Symptomatik ist am häufigsten bei distal perianalen, niedrig intersphinktären und transsphinktären Stellen zu finden. Breitet sich die Entzündung dagegen nach proximal aus (hoch intersphinktär, pelvirektal, supralevatorisch), so können die Symptome zu Beginn relativ mild oder sogar ganz untypisch sein, z. B. dumpfer innerer Druck, transanale Sekretion und Fieber. Im Fall einer spontanen Perforation lässt der Schmerz rasch nach, klingt jedoch nicht vollständig ab. Eine solche Perforation kann nach außen hin stattfinden, in den Analkanal oder in das Rektum hinein, abhängig von der ursprünglichen Lage. Danach kann die spontane Perforation in eine persistierende Sekretion übergehen, was einer Fistel entspricht. Bei Perforation nach außen kann jedoch alternativ eine Heilung an der Hautoberfläche stattfinden, was einen erneuten Aufstau der Sekretion mit entsprechenden Abszess-Symptomen zur Folge hat. Im Fall von immunkompromitierten Patienten, aber auch bei sonst gesunden mit persistierender Entzündung, kann eine Phlegmone mit septischen und daher lebensbedrohlichen Entzündungen auftreten (Abb. 7.4). Da diese Entwicklung sehr schnell foudroyant verlaufen kann, muss bei der Diagnose eines Abszesses schnell reagiert werden. Nach einer spontanen Perforation oder einer unzureichenden operativen Inzision des Abszesses kann eine anorektale Fistel verbleiben oder sich entwickeln. Von einigen Autoren wird bei bis zu 40 % ein vollständiges Abheilen des Abszesses ohne persistierende Fistel beschrieben. Allerdings sind hierzu keine überzeugenden wissenschaftlichen Zahlen verfügbar. Eine Fistelheilung ohne Komplikationen kann nur erwartet werden, wenn der Abszess operativ geöffnet und die dazugehörige Fistel vollständig entfernt wird.

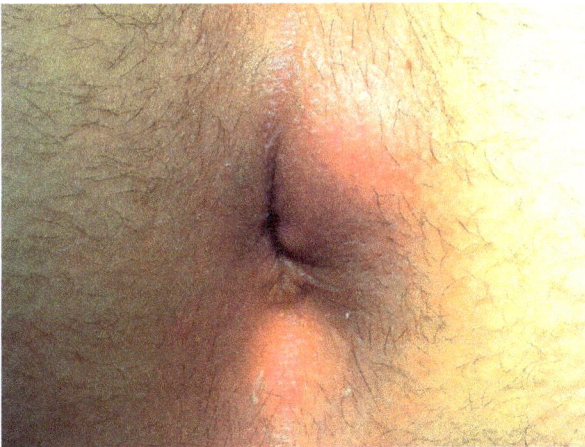

Abb. 7.3: Paraanaler Abszess bei 12–2 Uhr SSL.

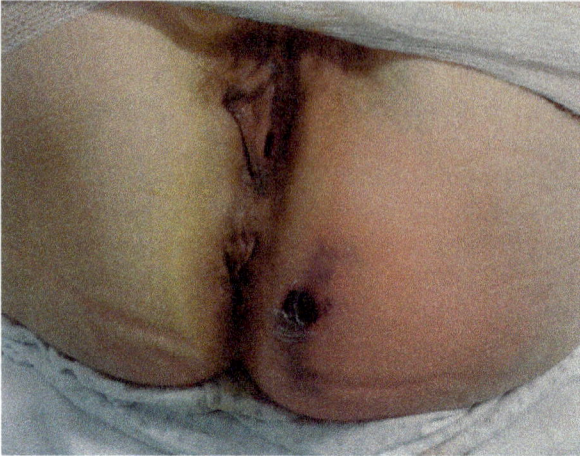

Abb. 7.4: Abszess mit Phlegmone.

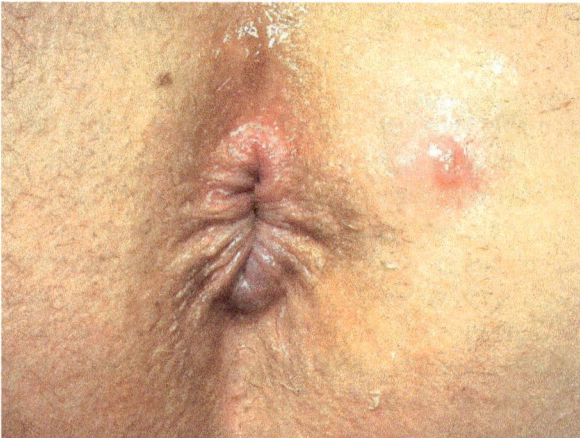

Abb. 7.5: Transsphinktäre Analfistel bei 3 Uhr.

Im Gegensatz zu akuten Abszessen ist die klinische Symptomatik der perianalen Fisteln charakterisiert durch chronische Beschwerden in Verbindung mit meist eher leichten Schmerzen. Vorherrschend ist eine Sekretion von unterschiedlicher Intensität, häufig begleitet von analen Ekzemen (Abb. 7.5). Wenn sich an der externen Fistelöffnung ein Epithel bildet, ist zuweilen eine „Scheinheilung" zu beobachten. In diesem Fall ist die externe Öffnung temporär mit einer dünnen Epithelschicht verschlossen. Die Fistel selbst erreicht jedoch kein vollständiges Abheilen, das heißt der Gang ist in der Tiefe unverändert vorhanden. Es ist dann nur eine Frage der Zeit, bis sich die Fistel aufgrund der persistierenden Sekretion wieder öffnet. Ganz selten wird bei anorektalen Fisteln eine spontane komplette Remission beobachtet, im Allgemeinen findet jedoch keine Spontanheilung statt. Die rezidivierende und unterschiedlich starke Sekretion ist ein Zeichen eines chronischen entzündlichen Infiltrats. Ohne Behandlung kann dies zu einer Ausweitung der Erkrankung führen, mit potenzieller Entwicklung von neuen Abszessen und noch mehr Fisteln. Auf lange Sicht führt die chronische Entzündung zur Beeinträchtigung und Störung der Kontinenz. Bei über viele Jahre anhaltender Erkrankung wird in Einzelfällen die Entstehung von Fistelkarzinomen beschrieben.

7.7 Diagnostik

Einen akuten Abszess zu diagnostizieren, ist aufgrund seiner typischen zeitlichen Entwicklung und klinischen Symptomatik in der Regel unproblematisch. Meist sind Inspektion und Palpation völlig ausreichend. Ischioanale Abszesse weisen oftmals eine rötlich livide Verfärbung mit sichtbarer Schwellung auf, insbesondere wenn sie oberflächlich lokalisiert sind. Größere Abszesse können zu einer Verlagerung der Rima ani führen und gelegentlich Fluktuation zeigen. Zunächst kann es schwierig sein, pelvirektale oder auch tiefe ischiorektale Abszesse mit Sicherheit zu identifizieren. Eine Hilfe in solchen Fällen ist die bidigitale rektale Untersuchung mit tastbarer Schwellung und Druckschmerz bei Berührung. Nur in ausgewählten Fällen ist eine spezielle technische Diagnostik notwendig, z. B. transanale Endosonographie (Abb. 7.6)., transkutane Sonographie oder ein Beckenboden-MRT (Abb. 7.7).

Die meisten Fisteln sind leicht zu diagnostizieren: Die äußere Öffnung sieht man, die innere Öffnung fühlt man und den Gang kann man mit einer Sonde finden. Bei der digitalen Untersuchung kann der Fistelverlauf oft als strangähnliche Struktur ertastet werden. Lediglich im Fall komplizierter Verläufe können Schwierigkeiten bei der Diagnostik anorektaler Fisteln auftreten. Äußere Öffnungen von Analfisteln sind normalerweise einfach erkennbar, das Auffinden der inneren Öffnung kann manchmal schwierig werden. Im Fall der kryptoglandulären Fisteln ist sie generell an der Linea dentata zu finden.

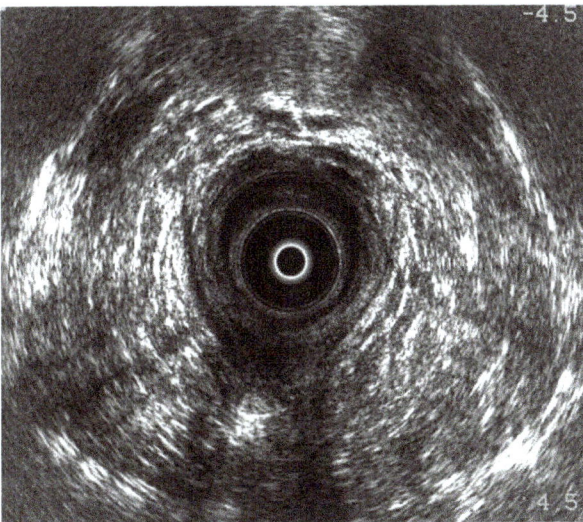

Abb. 7.6: Endosono mit Abszess bei 6–7 Uhr SSL.

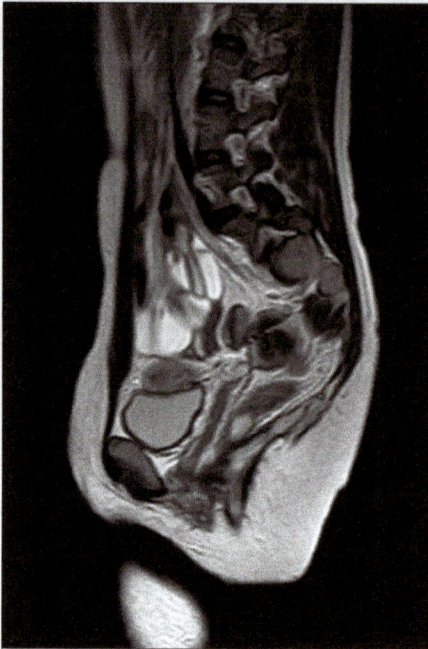

Abb. 7.7: MRT mit retrorektalem Abszess (dorsal des Rektums bis ventral des Steißbeins).

Die klinische Erfahrung des Untersuchers ist bei der Untersuchung von Analfisteln ausschlaggebend. Während dorsale Analfisteln häufig einen gebogenen Verlauf nehmen, verlaufen ventrale Fisteln normalerweise gerade (Regel nach Goodsal). Demzufolge verlaufen Fisteln mit einer externen Öffnung dorsal einer Linie zwischen 3 und 9 Uhr in Steinschnittlage (SSL, der „anale Horizont") vorwiegend gebogen und ventral von dieser Linie gerade. Selbstverständlich gibt es Ausnahmen von dieser alten Regel. Im Fall einer chronischen Entzündung kann man den Fistelverlauf mit einer dünnen Metallsonde meist einfach verfolgen. Im Fall einer ausgeprägten Entzündung kann das Sondieren jedoch problematisch sein und es besteht die Gefahr, eine *via falsa* zu verursachen, was wiederum häufig zur Entstehung von letztendlich komplizierten Fisteln führt. Dies sollte beachtet werden, besonders im Fall von Fistelverläufen mit Sekundärgängen bzw. Seitenästen. Das Sondieren sollte dementsprechend niemals erzwungen und wenn möglich von einem erfahrenen Untersucher durchgeführt werden. Die detaillierte klinische Untersuchung kann unter Anästhesie stattfinden, denn das Sondieren von Fisteln ist schmerzhaft, oft erfolglos und Operationen sind fast immer ohnehin notwendig. So kann die notwendige chirurgische Therapie dann in gleicher Sitzung erfolgen.

Als primäre instrumentelle Untersuchung ist die anale Endosonographie ein einfaches, jederzeit verfügbares, bildgebendes Verfahren. Endosonographie oder MRT sollten bei komplexen oder rezidivierenden Fisteln erwogen werden. Beide Untersuchungsarten hängen weitgehend vom Untersucher ab, sind aber ansonsten vergleichbar. Die Endosonographie ist dabei um einiges preiswerter und kann auch intraoperativ durchgeführt werden. Im Fall komplexer Fisteln, die größere Höhlen haben und weit weg von der Mittellinie verlaufen, kann ein MRT des Beckenbodens und des kleinen Beckens indiziert und dem Ultraschall vorzuziehen sein. Eine radiographische Fisteluntersuchung (Fistulographie) ist heutzutage überholt, da sie einfach nur eine Fistel zeigt, jedoch nicht ausreichend ihren dreidimensionalen Verlauf.

7.8 Differenzialdiagnosen

Die Differenzialdiagnose des Sinus pilonidalis dorsal in der Rima ani bereitet normalerweise keine Schwierigkeiten. Perianale Acne inversa (synonym: Hidradentitis suppurativa) kann dagegen sehr wohl ein Problem bei der Differenzialdiagnose darstellen, vor allem hinsichtlich der Abgrenzung zu einem anorektalen Morbus Crohn. Die häufigste Differenzialdiagnose ist sicherlich eine durch Morbus Crohn verursachte Fistel. Streng genommen handelt es sich dabei jedoch nicht um eine andere, sondern nur um eine zusätzliche Diagnose. Perianale Fisteln, die durch Tuberkulose verursacht werden, sind in Europa mit 1–3 % selten. In Indien z. B. wäre dies eine wesentlich häufigere Ursache von Fisteln.

Ohne Behandlung kann sich die chronische Entzündung bei Analfisteln ausdehnen und mit der Entwicklung von neuen Abszessen und Fisteln einhergehen. Dies kann in einer permanenten Schädigung und Störung der analen Kontinenz resultieren, da durch die Entzündung Sphinktermuskulatur sukzessive zerstört wird. Im Fall einer langandauernden chronischen Entzündung wurden in einzelnen Fällen Fistelkarzinome berichtet.

7.9 Therapie

7.9.1 Abszessbehandlung

Bei anorektalen Abszessen ist generell eine Operation indiziert. Der anorektale Abszess stellt eine Notfall-OP dar, mindestens aber eine dringende Indikation zur Operation, wegen der Gefahr einer Progression in die umgebenden Strukturen und – wenn auch selten – einer lebensbedrohlichen, systemischen Sepsis. Deshalb sollten eine Inzision und adäquate Drainage direkt nach der Diagnose erfolgen. Ungeeignete Therapiemaßnahmen, wie z. B. das Warten, bis eine Fluktuation eintritt, eine Salbenbehandlung oder auch die ausschließliche Verabreichung von Antibiotika, verursachen eine unnötige Zeitverzögerung. Eine ergänzende, zusätzliche Therapie mit Antibiotika sollte die Ausnahme darstellen (z. B. bei diffuser pararektaler Extension, Immunsuppression oder septisch-systemischen Reaktionen). Die ausschließliche Einlage von Drainagekathetern ist nur in wenigen speziellen Fällen indiziert und speziell bei unkomplizierten Abszessen unzureichend.

Bei der Operation von anorektalen Abszessen sollte der Operateur gleichzeitig nach dem Grund dafür suchen. Findet er eine Verbindung zum Analkanal oder zum distalen Rektum, sollte er entweder primär die Fistel spalten oder eine lockere Fadendrainage legen, um eine spätere definitive Therapie zu ermöglichen. Grobe Manipulation sollte unbedingt vermieden werden wegen der Gefahr, eine *via falsa* zu verursachen.

– *Paraanale Exzision:* Kleinere paraanale Abszesse können häufig ambulant als erste Maßnahme inzidiert und drainiert werden. Allerdings muss unter allen Umständen eine ausreichende Drainage bzw. ein vollständiges, breites Entdeckeln erzielt werden, damit die Wunde adäquat abheilen kann (Abb. 7.8).

– *Drainage in den Analkanal:* Ein intersphinktärer Abszess wird in vielen Fällen erst spät diagnostiziert, insbesondere wenn die typische Klinik mit Rötung und Schwellung perianal fehlt. Oft kann man ihn nur durch das Auftreten akuter, heftiger, lokaler Schmerzen im Analkanal erkennen. Im Zweifel ist eine Untersuchung unter Anästhesie zu empfehlen und anschließend das vollständige Entdeckeln des Abszesses – in den meisten Fällen mit Spaltung der distalen Abschnitte des Sphincter ani internus. Befindet sich der Abszess im oberen Teil des Analkanals ist eine innere Drainage in den Analkanal indiziert. Im Fall einer Ausdehnung des intersphinktären Abszesses hin zur retrorektalen Region muss die Drainage bis ins distale Rektum durchgeführt werden. Häufig ist hier eine ausgedehnte weite Exzision der Rektumwand unausweichlich. Diese sollte so ausgeführt werden, dass keine Höhlen und Taschen mit unzureichender Drainage verbleiben. Hierbei kann auch eine partielle Dissektion, in diesem Fall eines proximalen Teils des inneren Sphinkters, notwendig sein.

– *Behandlung tiefer ischioanaler oder retrorektaler Abszesse:* Ist der Abszess groß und/oder befindet er sich im tiefen para- oder postanalen Raum, wo er den distalen Bereich des Levator ani erreicht oder sogar die Beckenbodenmuskulatur durchdringt und an den supralevatorischen, retrorektalen Raum herankommt, ist eine tiefe und weiträumige Exzision erforderlich, um eine ausreichende Drainage zu erzielen. Eine vorsichtige Präparation ist in diesem Bereich zwingend notwendig, wegen der dort verlaufenden Blutgefäße (z. B. Vasa obturatoria) und Nerven (z. B. Nervus pudendus). Der operative Zugang kann wegen des engen Bereichs zwischen dem Rektum/Analkanal und dem lateralen Knochen erschwert sein, insbesondere bei Männern mit einem schmalen kleinen Becken. Bei supralevatorischen Ausläufern ist ein enger Trichter an den Beckenbodenmuskeln das Problem, um eine ausreichende Drainage zur perianalen Haut zu erreichen. In ausgewählten Fällen kann das Platzieren eines großlumigen Katheters (z. B. Mushroom-Katheter oder Easyflow) oder eines VAC-Systems helfen.

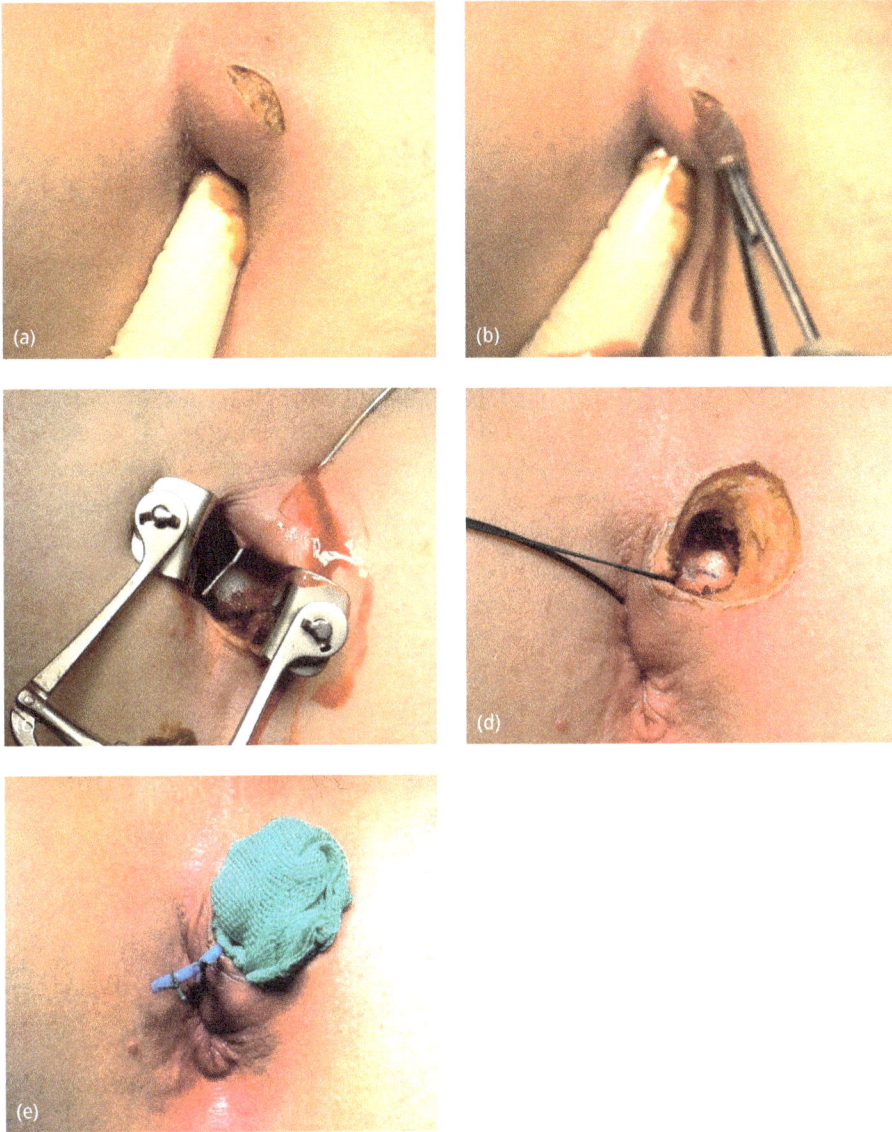

Abb. 7.8: Abszess aus Abb. 7.3. (a) Inzision über dem Maximum. (b) Spreizen mit der Schere und Entlastung. (c) Fistelsuche mit Sonde. (d) Exzision und breite Wunddrainage. (e) Gummifadendrainage und Verband.

7.9.2 Fistelbehandlung

Prinzipiell ist die Analfistel eine Indikation zur Operation. Spontanheilung ist extrem selten und Abwarten birgt das Risiko einer Verschlechterung der Entzündung – in seltenen Fällen sogar einer Sepsis im kleinen Becken und retroperitoneal. Nur in Ausnahmefällen kann bei einer symptomarmen Fistel auf eine Operation verzichtet werden. Ziel der Operation ist die Fistelheilung ohne Beeinträchtigung der Kontinenz. Operative Maßnahmen orientieren sich an der Lokalisation und dem Verlauf der Fistel in Relation zur Sphinktermuskulatur.

Bei der Therapieplanung stellt sich ein Problem: Die Operation sollte die Fistel so vollständig wie möglich entfernen, jedoch die Kontinenz nicht beeinträchtigen. Andererseits kann eine entzündliche Reaktion den Schließmuskel und damit die Kontinenz ebenfalls schädigen. Daher muss bei jeder Fisteloperation das Risiko von Rezidiv und Kontinenzstörung gegeneinander abgewogen werden. Bisher gibt es keine ideale Methode, die beide Anforderungen im Hinblick auf alle Fistelmanifestationen optimal unterstützt. Diese Situation wird durch den Umstand verschärft, dass eine präoperative Evaluation der postoperativ zu erwartenden Kontinenzleistung nicht möglich ist, weil diese nicht gemessen werden kann und von mehreren variablen, unterschiedlichen Faktoren abhängt. Der Chirurg muss daher seine operative Technik der jeweiligen Fistel anpassen. Diese Entscheidung sollte so viele Risikofaktoren für die Entwicklung einer postoperativen Inkontinenz berücksichtigen wie möglich: z. B. weibliches Geschlecht, Entbindung, Traumata, frühere Fisteloperationen oder vorbestehende Funktionseinschränkungen und Begleiterkrankungen. Man hat also zwei gegensätzliche Anforderungen, weshalb abhängig vom Fisteltyp unterschiedliche Operationsmethoden eingesetzt werden. Als grundsätzliche Empfehlung gilt:

- Distale, einfache Fisteln sollten offengelegt, jedoch nur so wenig Sphinkter wie möglich geopfert werden.
- Proximale, komplexe Fisteln werden üblicherweise mit sphinkterschonenden Techniken, z. B. einer Exstirpation der gesamten Fistel und Verschluss der inneren Öffnung, behandelt.

Jedoch basieren diese Strategien auf der theoretischen Vorstellung, dass Fisteln gerade, kleine enge Röhren sind. In der Realität der täglichen Praxis findet man aber Höhlen unterschiedlicher Größe und Ausbuchtungen, die dann die Therapiewahl entsprechend beeinflussen (Abb. 7.9). Vor einer definitiven Sanierung der Fistel müssen diese Höhlen entfernt sein.

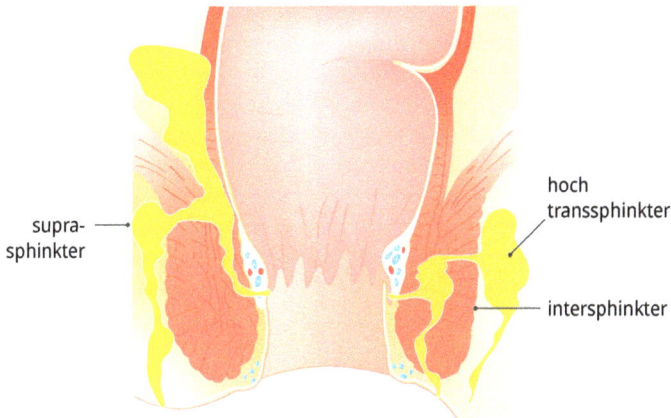

supra-
sphinkter

hoch
transsphinkter

intersphinkter

Abb. 7.9: Unterschiedliche Fisteln mit umgebenden Höhlen und Ausbuchtungen.

7.9.3 Standardbehandlung

Fistelspaltung (Fistulektomie, Fistulotomie)

Subanodermale, submukosale, subkutane, distal intersphinktäre und distal transsphinktäre Fisteln, die nur einen kleinen Teil des Sphinktermuskulatur erfassen, können vollständig und ohne Beeinträchtigung der Kontinenz gespalten werden. Dies bedeutet, dass die Fistel und das sie bedeckende Gewebe einschließlich des betroffenen distalen Sphinkters längs radiär durchtrennt werden, um die gesamte Fistel nach außen offenzulegen (Fistulotomie). Bei einer Fistulektomie wird zusätzlich das Fistelgewebe an der Rückwand vollständig entfernt (Abb. 7.10). Die Entscheidung, welcher Anteil des Sphinkters durchgeschnitten werden kann, wird durch folgende Faktoren beeinflusst: Geschlecht, frühere Operationen, Alter, Fistellokalisation, präoperative Sphinkterfunktion und zusätzliche Erkrankungen insbesondere des Intestinaltrakts. Im Allgemeinen braucht die komplette Heilung der Läsion 6–12 Wochen, abhängig von der Größe der Wunde. Die Rezidivrate liegt bei deutlich unter 10 %, während die Kontinenzstörung vom Ausmaß der gespaltenen Muskulatur abhängt. In früheren Jahren wurden bis zu zwei Drittel der Muskelmasse durchtrennt und dementsprechend konnte man Kontinenzstörungen in bis zu 50 % der Fälle beobachten. Heutzutage hat man nicht zuletzt aufgrund juristischer Erwägungen eine deutlich vorsichtigere Einstellung.

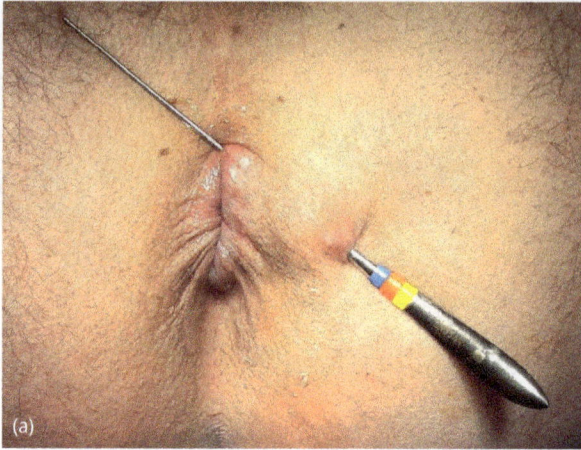

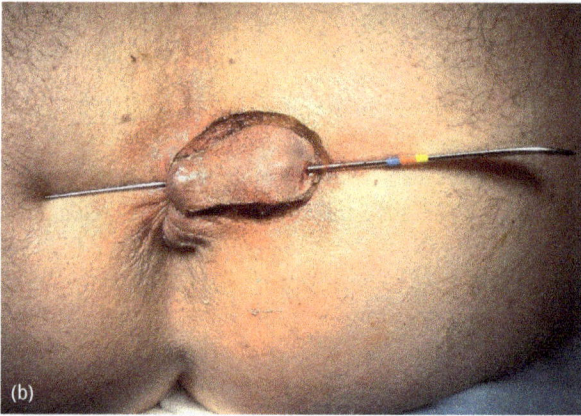

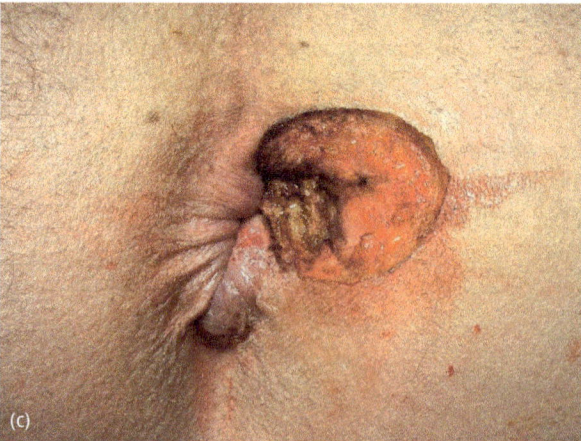

Abb. 7.10: Fistulektomie aus Abb. 7.5: (a) Sondierung. (b) Periphere Exzision. (c) resultierende Wunde mit freiliegendem Externus mit knapp 5 mm Muskelspaltung.

Plastischer Fistelverschluss (Flap-Technik)

Fisteln, die beträchtliche Sphinkteranteile umschließen (proximal transsphinktär, suprasphinktär und extrasphinktär) werden exstirpiert und die innere Öffnung mit plastischen Techniken verschlossen (Abb. 7.8).

– Nach der vollständigen Exstirpation des Fistelgangs, insbesondere im kryptoglandulären Bereich, wird eine direkte Naht am Sphinkter zum Verschluss der inneren Öffnung durchgeführt. In diesem Fall werden keine Muskeln durchtrennt. Manchmal können auch Sphinkterdefekte, die ihren Ursprung in einer vorausgehenden Entzündungsreaktion haben, mit dieser Naht behoben werden.

– Um die Muskelnaht zusätzlich zu stabilisieren, wird sie mit einer zweiten Gewebeschicht gesichert, einem U-förmigen und proximal gestielten Mukosaverschiebelappen (Flap). In der Mehrheit der Fälle besteht dieser Flap aus Mukosa und einer dünnen Schicht des inneren Sphinkters. Bei anderen Variationen wird ausschließlich Mukosa oder Vollwand verwendet. So wird die innere Fistelöffnung mit einer doppelten Lage Gewebe verschlossen. In manchen Fällen ist ein proximaler Verschiebelappen wegen Narbenbildung technisch nicht möglich, dann kann ein distaler Verschiebelappen auch mit Anoderm gebildet werden.

– Bei den genannten Eingriffen müssen die zu behandelnden Stellen zwingend entzündungsfrei sein, ansonsten ist die Chance für das Abheilen der Fistel deutlich reduziert. Das ist auch der Grund, weshalb man im akuten Stadium der Entzündung normalerweise zunächst mit einem Faden drainiert und erst einige Wochen später in einer zweiten Sitzung die Fistel definitiv verschließt.

– Die Hautwunde wird weit offengelassen, um eine ausreichende Sekretdrainage sicherzustellen.

Mit diesen Flap-Verfahren werden Heilungsraten zwischen 70 und 90 % erreicht. In bis zu 40 % der Fälle werden geringere Kontinenzstörungen berichtet, die die Patienten jedoch kaum beeinträchtigen. Der Vollwand-Flap soll mit fast 90 % bessere Heilungsraten aufweisen als ein Mukosa-Flap mit 70 %, aber umgekehrt soll die Kontinenzstörung mit 20 % gegenüber 10 % signifikant höher sein.

7.9.4 Behandlungsalternativen

Fistulektomie mit primärer Sphinkterrekonstruktion

In den letzten Jahren wurden mit zunehmender Häufigkeit Fisteln gespalten, gefolgt von sofortiger (primärer) Muskelrekonstruktion (Abb. 7.11).

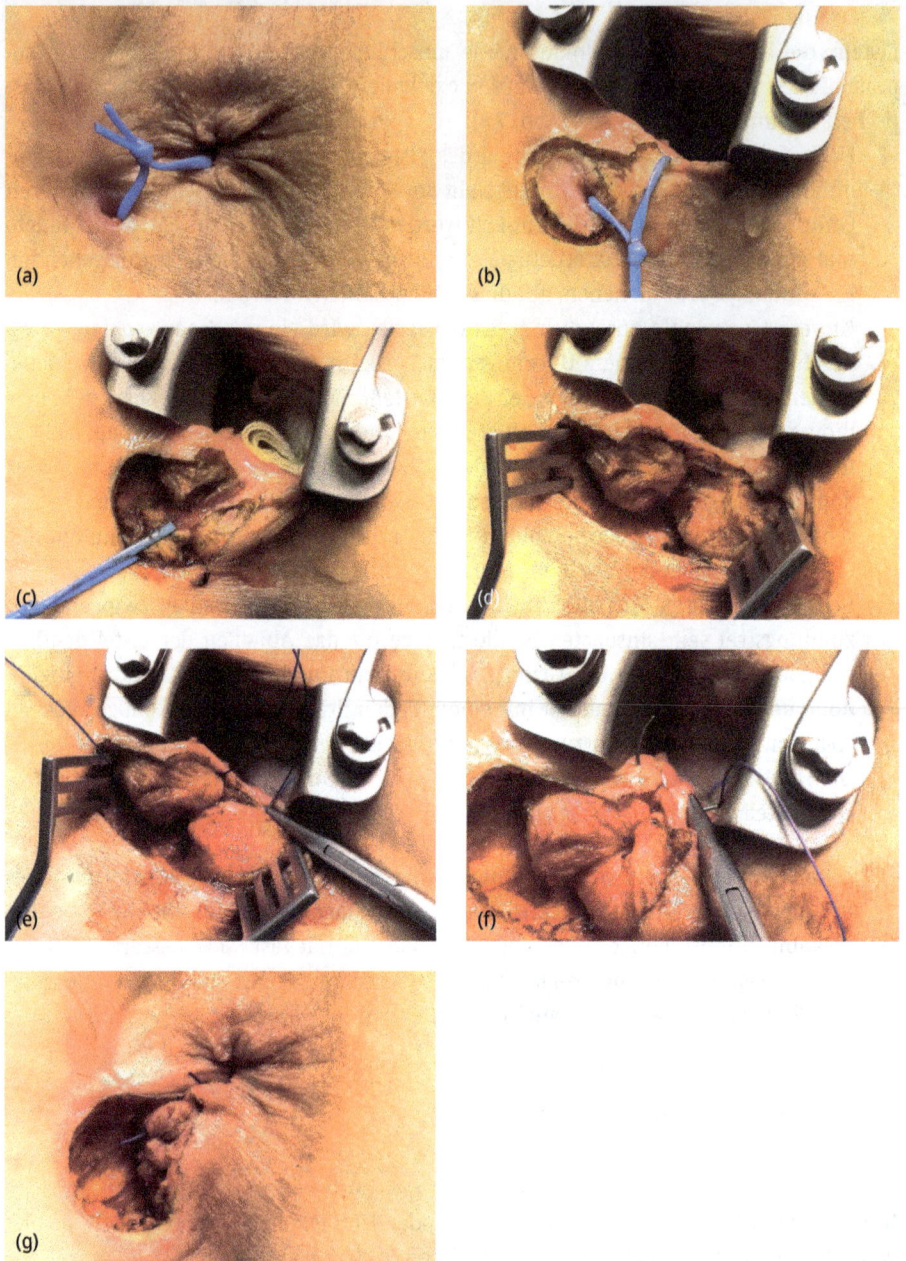

Abb. 7.11: Fistulektomie mit primärer Sphinkterrekonstruktion. (a) Fadendrainierte transsphinktäre Fistel. (b) Inzision von Anoderm und Haut. (c) Radiäre Spaltung der distalen Fistel. (d) Subtile Exzision der dorsalen Fistelwand (Fistulektomie). (e) Schrittweise Rekonstruktion der Sphinktermuskulatur mit kräftigen Einzelknopfnähten. (f) Adaptation des Anoderms. (g) Abschluss der OP mit verbleibender Drainagewunde lateral des Sphinkters.

Technik

- Einige Wochen nach Anlage einer Fadendrainage und Rückgang der akuten Entzündung wird der Fistelgang in ganzer Länge gespalten und die distalen Anteile des Sphinkters durchtrennt. Das gesamte Granulationsgewebe im Gang wird akribisch entfernt.
- Anoderm und Sphinkter können lateral über 2–3 mm mobilisiert werden.
- Anschließend wird die Sphinktermuskulatur mit einzelnen kräftigen Nähten direkt Stoß auf Stoß readaptiert. Eine Separierung von Internus und Externus und getrennte Rekonstruktion ist meist technisch nicht möglich und auch nicht erforderlich.
- Zum Schluss wird das Anoderm mit einfachen Nähten verschlossen, die paraanale Inzision wird für die Sekretdrainage offengelassen. Am Ende ist der gesamte Sphinkterkomplex anatomisch wiederhergestellt.

Derzeit wird mit Einsatz dieses Verfahrens über eine Heilungsrate von 80–95 % berichtet. Allerdings ist auch eine Dehiszenzrate der Muskelnähte in 5–10 % beschrieben. Mit Hilfe einer frühen Revisionsoperation in den ersten Wochen kann die Dehiszenz in fast allen Fällen beseitigt werden. Verglichen mit anderen Verfahren ist die Heilungsrate bei der Fistulektomie mit primären Sphinkterrekonstruktion immer etwas besser, sodass diese Methode zunehmend als ein Standardverfahren angesehen wird.

LIFT-Verfahren

Beim sogenannten LIFT-Verfahren (ligation of the intersphincteric fistula-tract), das zunächst in Asien eingeführt wurde, wird ein alternativer Zugangsweg zur Fistel verwendet und der intersphinktäre Gang ligiert.

Technik

- Mit einem kleinen Schnitt an der intersphinktären Mulde paraanal wird der intersphinktäre Raum zwischen Externus und Internus freigelegt und der Fistelgang dargestellt.
- Der Gang wird mit Naht umschlungen und durchtrennt.
- Abschließend wird der Gang nach beiden Seiten mit direkter Naht verschlossen oder nur abgebunden (LIFT = ligation of the intersphincteric fistula-tract).

Bisher publizierte Studien zeigen Heilungsraten zwischen 60 und 80 %. Es existieren allerdings noch keine vergleichenden randomisierten Studien, daher muss man – wie bei anderen Studien auch – annehmen, dass hier ein gewisser Selektionsbias mit positivem Effekt auf die Heilungsrate vorliegen könnte. Insbesondere im Fall von hohen Fisteln müssen bei diesem Verfahren Bedenken geäußert werden, da dort oft größere Höhlen vorhanden sind, die eine Ligatur erschweren bzw. auch unmöglich machen.

Fistelclip

In der jüngeren Vergangenheit wurde ein Clip für den endoskopischen Einsatz entwickelt, der mithilfe eines Endoskops auf eine Perforation bzw. Blutung platziert werden kann (OTSC = over the scope clip). Dieser wurde für den Einsatz im Analbereich als Fistelverschluss dergestalt umkonstruiert, dass er mit einem Applikator, aber ohne Endoskop platziert werden kann. Mit dem OTSC-Clip-Verfahren werden Heilungsraten von bis zu 80 % beschrieben. Es handelt sich um ein sicheres und minimalinvasives Verfahren, zu welchem jedoch bis heute aussagekräftige Langzeitergebnisse fehlen.

VAAFT-Verfahren (video-assisted anal fistula treatment)

Bei diesem Verfahren wird mithilfe eines starren Fistuloskops das Fistelepithel elektrokauterisch zerstört und anschließend das innere Fistelostium mit Z-Nähten verschlossen. Manche Autoren verwenden zum Verschluss des inneren Ostiums zusätzlich einen Mukosa-Flap oder verschließen das Ostium mit einem Linearstapler. Da die Kosten und der technische Aufwand bei dieser Behandlungsmethode als hoch einzustufen sind und Langzeitergebnisse aus Studien ausstehen, kann noch keine abschließende Beurteilung erfolgen, ob diese Technik einen breiten Einzug in die klinische Praxis erfahren wird.

Laser- und Radiofrequenzverfahren

Ähnlich wie bei der VAAFT-Methode können auch Laser- oder Radiofrequenztechnologien eingesetzt werden, um das Fistelepithel zu destruieren. Mit Hilfe von Diodenlasern (Fistula-tract Laser Closure – FiLaC) oder Hochfrequenzsonden (Radiofrequenz-Thermoablation) wird das Fistelepithel abschnittsweise durch radiäre Abstrahlung zerstört. Ein dauerhafter Verschluss der Fistel soll durch die narbige Gewebeschrumpfung des Gangs erreicht werden. Auch hier wird das Verfahren teilweise mit der Durchführung eines Mukosa-Flaps kombiniert. Auch zu diesen, eher kostspieligen Verfahren stehen valide Langzeitergebnisse noch aus.

Fistel-Plug

Ursprünglich aus den USA wurde der anale Fistel-Plug 2006 in Europa eingeführt. Mit Hilfe eines kleinen Zylinders aus Schweinekollagen wird hierbei der Fistelgang von innen verschlossen (ähnlich einem Korken, der eine Weinflasche verschließt). Im Gegensatz zu anderen Operationstechniken wird dies meist ohne extensives Entfernen von Fistelgewebe durchgeführt, was die Operation vereinfacht und in nur kleinen postoperativen äußeren Wunden resultiert. Nach anfänglichen euphorischen Erfolgsberichten mit Heilungsraten von mehr als 85 % berichten aktuelle Publikationen über Heilungsraten zwischen 30 und 70 %. Zwei prospektive randomisierte Studien zu transsphinktären Fisteln zeigten zudem hochsignifikante schlechtere Ergebnisse des Fistel-Plugs im Vergleich zum Flap-Verfahren: Heilung 87 % versus 20 %. Ein über kurze Zeit verfügbarer Plug aus Polyglykolsäure, ähnlich modernem Netz- und Nahtmaterial, wurde wegen schlechter Therapieergebnisse rasch wieder vom Markt genommen. Obgleich das Verfahren mit einer geringen Morbidität behaftet ist, gilt der Fistel-Plug aufgrund der relativ schlechten Heilungsraten in vielen Zentren als obsolet

Fibrinkleber

Seit über 30 Jahren wurde mit jeweils unterschiedlichen industriellen Materialien empfohlen, perianale Fisteln mit Fibrinkleber zu verschließen. Wann immer ein neues industrielles Präparat auf den Markt kam, wurden Studien veröffentlicht. Obwohl einige Autoren über Erfolgsraten von bis zu 90 % berichten, hat sich diese Methode bisher nicht durchgesetzt – zweifellos deswegen, weil es gleichzeitig Berichte gibt, die Heilungsraten von unter 20 % angeben. Die neueren autologen Fibrinkleber (AFTA = autologous fibrin tissue adhesive) zeichnen sich durch besonders gute Gewebeadhäsion im Vergleich zu anderen Klebern aus, die früher in Gebrauch waren. Noch gibt es aber auch hierzu keine überzeugenden Daten, sodass dieses Verfahren nicht als Standardmethode empfohlen werden kann.

Stammzelleninjektion

Wie in fast jedem medizinischen Bereich werden derzeit auch bei Analfisteln Studien zum Einsatz von autologen und allogenen Stammzellen durchgeführt. Hierfür werden Stammzellen aus Fett- oder Muskelgewebe gewonnen, *in vitro* gezüchtet, und in und/oder um die Fistel herum injiziert. Dies ist mühsam, sehr arbeitsintensiv und daher auch extrem teuer. Im Jahr 2018 hat in Europa mit Darvadstrocel ein Präparat die Zulassung zum Einsatz bei Crohn-Fisteln erhalten. Es werden unter Anwendung dieser Methode Heilungsraten von etwas über 50 % nach einem Jahr beschrieben. Allerdings zeigte sich bei nicht Crohn-bedingten Fisteln keine Überlegenheit im Vergleich zur Placebobehandlung. Wie auch bei anderen Verfahren stehen zur Stammzelltherapie bei Analfisteln größere randomisierte Studien mit Langzeitergebnissen aus.

7.9.5 Sondersituationen

Langzeit-Fadendrainage

Entgegen obigen Ausführungen zur Kurzzeit-Fadendrainage für die Behandlung der akuten Entzündung von Abszessen oder Fisteln ist die Langzeit-Fadendrainage eine Option für ausgewählte Fälle perianaler Fisteln. Sie kommt zum Einsatz, wenn andere Verfahren vom Patienten abgelehnt werden oder wenn viele frühere Operationen eine vollständige Sanierung unmöglich gemacht haben – was z. B. bei Crohn-Fisteln der Fall sein kann. Die Langzeit-Fadendrainage zielt darauf ab, innerhalb einiger Wochen und Monate eine ausreichende Drainage des kompletten Fistelgangs und der Höhlen zu erreichen. Dafür werden Nylon- oder Silikonfäden in die Fistelgänge – wenn nötig in mehrere – eingebracht und die Enden miteinander verknotet. So kann die Fistel permanent offengehalten und eine Ansammlung von Sekret verhindert werden. Auf diesem Weg kann eine deutliche Reduzierung der Beschwerden erwartet werden, insbesondere ohne den Sphinkter zu schädigen. Ziel dieser Behandlung sollte ein möglichst trockener Fistelgang sein, ohne oder mit nur minimalen klinischen Symptomen. Ist das erreicht, definieren einige Autoren dies als Heilung, weil keine Symptome mehr vorhanden sind – die Fistel ist jedoch immer noch da! Dieses Verfahren wird auch in Gesundheitssystemen empfohlen, die ihren Patienten nicht alle der oben besprochenen extensiven Eingriffe anbieten können.

Vaginalfistel

Rektovaginale bzw. anovaginale Fisteln sind spezielle Formen der anorektalen Fisteln und werden nach den oben beschriebenen Grundsätzen diagnostiziert und therapiert. Die Mehrheit entspringt an der Linea dentata, verläuft nach proximal und umschließt den kompletten ventralen Sphinkter. Als Folge ihrer hochtranssphinktären oder prasphinktären Lage sind größtenteils Flap-Verfahren notwendig. Weil in diesem Bereich das umgebende Binde- und Muskelgewebe des Septum rectovaginale sehr spärlich vorhanden ist, sind die Erfolgsraten nicht so gut wie bei den anderen anorektalen Fisteln.

Zusätzlich zu den obigen Verfahren werden in einzelnen Fällen noch andere Methoden angewandt: z. B. ein Nahtverschluss der inneren Öffnung und zusätzliche Interposition von Muskeln, z. B. M. gracilis oder M. rectus abdominis, oder Fettgewebe (Bulbocavernosus-Plastik oder Omentum-Plastik von proximal).

Fisteln mit Morbus Crohn

Anale Crohn-Fisteln sind wie andere Fisteln zu 75 % kryptoglandulären Ursprungs und folgen obigem Verlauf. 25 % dagegen folgen keinen anatomischen Strukturen und durchdringen und zerstören das Gewebe. Die Behandlung solcher Fisteln erfolgt ebenfalls nach den obigen Grundsätzen: Auch eine Crohn-Fistel ist eine Fistel. Da in vielen Fällen aufgrund der hohen Rezidivrate der Grunderkrankung wiederholte Operationen notwendig sind, ist der Erhalt der Sphinktermuskulatur von besonderem Interesse. Vor jeder rekonstruktiven Fistelsanierung muss die systemische abdominelle Erkrankung unter Kontrolle und die lokalen Gegebenheiten müssen entzündungsfrei sein. Im Fall komplexer Fisteln mit rezidivierenden Entzündungsepisoden ist die lockere Langzeit-Fadendrainage über Monate und Jahre ein Verfahren, das Patienten normalerweise sehr gut tolerieren. Es vermeidet oder verzögert möglicherweise die Notwendigkeit eines temporären oder permanenten Stomas.

Fadenentfernung unter Belassen der Fistel

Das Entfernen des Drainagefadens nach Rückgang der Entzündung ohne weitere Maßnahmen kann bei beschwerdefreien oder beschwerdearmen Patienten eine zufriedenstellende Minimaltherapie sein. In diesem Fall tritt ein Abheilen fast nie ein und normalerweise verbleibt ein oligosymptomatischer Gang, der in manchen Studien als „Heilung" bezeichnet wird. Ohne eingreifende Operation und bei fehlender Entzündung besteht hier kein Risiko einer Kontinenzstörung.

Folgende Optionen – hauptsächlich früher angewandt – können aus verschiedenen Gründen nicht mehr empfohlen werden und gelten als obsolet:

– Eine vollständige Spaltung der Fistel nach primärer Insertion einer Fadendrainage mit dem Ziel, den Fistelgang zu fibrosieren. Durch die Vernarbung sollte ein Auseinanderweichen der Sphinktermuskulatur nach dem zweiten Eingriff reduziert sein. Studien zeigen, dass die Ergebnisse nach einer primären Spaltung (nur eine Operation) nicht schlechter sind.
– Anlage eines schneidenden Fadens (cutting seton), der den Sphinkter Schritt für Schritt durchtrennt: ein Faden wird um die Fistel herum platziert und dann in regelmäßigen Intervallen fester gezogen und geknotet bis der Faden den Sphinkter langsam und vollständig durchtrennt hat (Methode nach Hippokrates). Diese Methode ist mühsam, schmerzhaft und kommt einer vollständigen Spaltung gleich. Als Konsequenz wird in über 50 % der Fälle von schweren Kontinenzproblemen berichtet.

7.10 Prophylaxe

Eine wirksame Prophylaxe zur Vermeidung von Entzündungen ist nicht bekannt. Allgemein werden ein gut geformter Stuhlgang und problemlose Defäkation empfohlen. Nur bei Crohn-Patienten kann eine frühzeitige systemische Therapie als einer anorektalen Entzündung vorbeugend angesehen werden.

Weiterführende Literatur

Gordon P. Anorectal abscesses and fistula-in-ano. In: Gordon PH, Nivatvongs S, editors. Principles and practice of surgery for the colon, rectum and anus. 2nd ed. St. Louis: Quality Medical Pub; 1999.

Hong K, Kang S, Kalaskar S, Wexner S. Ligation of intersphincteric fistula tract (LIFT) to treat anal fistula: systematic review and meta-analysis. Tech Coloproctol. 2014;18:685–91.

Jacob TJ, Perakath B, Keighley MR. Surgical intervention for anorectal fistula. Cochrane database of systematic reviews. 2010:CD006319.

Johnson EK, Gaw JU, Amstrong DN, et al. Efficacy of anal fistula plug vs. fibrin glue in closure of anorectal fistulas. Dis Colon Rectum. 2006;49(3):371–6.

Ommer A, Herold A, Berg A, et al. S3-Leitlinie: Kryptoglanduläre Analfisteln. Coloproctology. 2017;39:16–66.

Ortiz H, Marzo J, Ciga F, et al. Randomized clinical trial of anal fistula plug versus endorectal advancement flap for the treatment of high cryptoglandular fistula in ano. British Journal of Surgery. 2009;96:608–12.

Panés J, Garcia-Olmo D, Van Assche G, et al. ADMIRE CD Study Group Collaborators. Long-term efficacy and safety of stem cell therapy (Cx601) for complex perianal fistulas in patients with Crohn's disease. Gastroenterology. 2018;154(5):1334–42.

Parks AG, Gordon PH, Hardcastle JD. A classification of fistula-in-ano. The British journal of surgery. 1976;63:1–12.

Prosst RL, Joos AK. Short-term outcomes of a novel endoscopic clipping device for closure of the internal opening in 100 anorectal fistulas. Tech Coloproctol. 2016;20:753–8.

Ratto C, Litta F, Donisi L, et al. Fistulotomy or fistulectomy and primary sphincteroplasty for anal fistula (FIPS): a systematic review. Tech Coloproctol. 2015;19(7):391–400.

Rojanasakul A. LIFT procedure: a simplified technique for fistula-in-ano. Tech Coloproctol. 2009;13(3):237–40.

Seyfried S, Bussen D, Joos A, et al. Fistulectomy with primary sphincter reconstruction. Int J Colorectal Dis. 2018;33:911–8.

Yamana T. Japanese Practice Guidelines for Anal Disorders II. Anal fistula. J Anus Rectum Colon. 2018 Jul 30;2 (3):103–109.

Amato A, Bottini C, De Nardi P, et al. Evaluation and management of perianal abscess and anal fistula: SICCR position statement. Tech Coloproctol. 2020 Feb;24(2):127–143.

Herold A. Fistulektomie und primäre Sphinkterrekonstruktion. Coloproctology. 2019;41:267–271.

Fritz S, Reissfelder C, Bussen D. Current Therapy of Cryptoglandular Anal Fistula: Gold Standards and Alternative Methods. Zentralbl Chir. 2023 Jun;148(3):209–219.

Mei Z, Wang Q, Zhang Y, et al. Risk Factors for Recurrence after anal fistula surgery: A meta-analysis. Int J Surg. 2019 Sep;69:153–164

Emile SH, Khan SM, Adejumo A, et al. Ligation of intersphincteric fistula tract (LIFT) in treatment of anal fistula: An updated systematic review, meta-analysis, and meta-regression of the predictors of failure. Surgery. 2020 Feb;167(2):484–492.

Brabender DE, Moran KL, Brady M, et al. Assessing the effectiveness of laser fistulectomy for anal fistula: a retrospective cohort study. Tech Coloproctol. 2020 Oct;24(10):1071–1075.

Emile SH, Elfeki H, Shalaby M, et al. A Systematic review and meta-analysis of the efficacy and safety of video-assisted anal fistula treatment (VAAFT). Surg Endosc. 2018 Apr;32(4):2084–2093.

8 Dermatologische Proktologie

Gerhard Weyandt

8.1 Kapitelzusammenfassung

Häufigste Ursache proktologischer Beschwerden sind dermatologische Erkrankungen, die zum einen auf Basis einer proktologischen Erkrankung entstanden sind oder zum anderen als eigenständige dermatologische Entität auftreten. Hauptsymptome sind Juckreiz und Brennen sowie das klinische Bild von ekzematösen/ekzemähnlichen Hautveränderungen, die differenzialdiagnostische Abgrenzung ist dabei entscheidend für die erfolgreiche Therapie. Vorgestellt werden die unterschiedlichen Formen analer Ekzeme sowie deren differenzialdiagnostische Abgrenzung von einer Psoriasis inversa, einem Lichen ruber, einem Lichen sclerosus, einer perianalen Mykose, einer bakteriellen perianalen Streptokokkendermatitis sowie der perianalen Manifestation eines Herpes simplex und eines Herpes zoster.

8.2 Analekzem

Eines der häufigsten proktologischen Krankheitsbilder ist das Ekzem. Dabei kann es als Folgeerscheinung verschiedener proktologischer, irritativer, allergologischer und dermatologischer Ursachen gesehen werden. Das unterschiedlich lange Bestehen eines Analekzems verlangt klinisch eine Differenzierung zwischen akutem, subakutem und chronischem Ekzem. Je länger ein Analekzem besteht, desto wahrscheinlicher ist eine polyätiologische Ursache. Besteht z. B. primär ein irritativ-toxisches oder atopisches Ekzem, pfropft sich leicht ein allergisches Kontaktekzem infolge Sensibilisierung bei verminderter Barrierefunktion auf.

8.2.1 Ätiologie

Als anatomische Besonderheit der Analregion finden sich zum einen die nahezu ständig geschlossene Gluteal-/Analspalte und zum anderen die Ansammlung von Sekret der ekkrinen und apokrinen Schweißdrüsen. Daraus resultiert eine sog. „feuchte Kammer". Diese leicht aus dem Gleichgewicht zu bringende Situation begünstigt die Entstehung der unterschiedlichen Ekzemformen, die in eine atopische, allergische und am häufigsten irritativ-toxische Genese unterteilt werden.

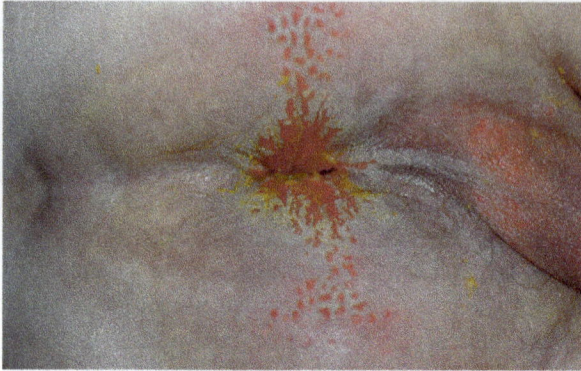

Abb. 8.1: Irritativ-toxisches Analekzem.

8.2.2 Klinik

Das Analekzem manifestiert sich zirkulär im Bereich des Anoderm und der perianalen Haut und ist nur selten auf ein Segment beschränkt. Je nach Akuität (akut, subakut, chronisch) zeigen sich ein Erythem, Papeln, Seropapeln, Bläschen, Erosionen oder eine Lichenifikation, bei langem Verlauf auch ausgedehnte Hyperkeratosen (Abb. 8.1). Eine Differenzialdiagnostik des Analekzems alleine anhand der Morphe ist kaum möglich; es empfehlen sich wie nachfolgend gezeigt weitere Untersuchungen.

Hauptsymptom aller Ekzemformen ist der anhaltende, quälende Pruritus. Weitere Beschwerden sind Brennen, Nässen und selten auch diskrete Blutung. Häufig sind die Symptome nachts besonders intensiv, sodass die Patienten keine Ruhe finden.

8.2.3 Irritativ-toxisches Ekzem

Es handelt sich um die Reaktion der Haut auf externe Irritation ohne Entwicklung einer spezifischen Immunreaktion. Eine länger andauernde Einwirkung der Noxe bewirkt den Übergang vom irritativ-toxischen in das kumulativ-toxische Ekzem. Irritativ-toxische Faktoren sind z. B. Fäkalsekret infolge proktologischer Erkrankungen, die den Feinverschluss des Afters beeinträchtigen (Hämorrhoidalleiden, Prolaps), die muskuläre Stuhlhaltefähigkeit einschränken (Sphinkterinsuffizienz, postoperative Zustände), die direkt in die Perianalregion sezernieren (Fistelleiden, Fissur) oder die ein Reinigungshindernis mit verbleibendem Stuhl/Sekret darstellen (Kondylome, Tumor). Mehrere dieser Mechanismen können gleichzeitig vorliegen. Das irritativ-toxische Ekzem kann ebenso Folge einer Hautschädigung durch mechanische Traumen (z. B. raues Toilettenpapier, zu häufiges Abputzen) oder einer falsch verstandenen Analhygiene (z. B. häufiges Waschen mit Seife, Reinigung mit Aseptika) sein. Das Ausmaß der Hautschädigung ist abhängig von der Konzentration, der Einwirkungsdauer der Noxe und der individuellen Disposition der Haut (z. B. atopische Diathese).

Diagnostik

Im Rahmen der proktologischen Untersuchung können proktologische Erkrankungen, wie z. B. Anal-/Rektumprolaps, Inkontinenz, Hämorrhoidal-, Fistelleiden, chronisch entzündliche Darmerkrankungen, die Hygiene störende Marisken, abgegrenzt werden. Potenziell irritative Stoffe, wie z. B. Metallsalze oder Toilettenpapier, können im sog. Reibetest am Unterarm getestet werden.

Therapie

Neben dem Meiden der Irritation ist eine Sanierung ursächlicher proktologischer Erkrankungen notwendig. Ergänzend dazu erfolgt eine dermatologische Basispflege.

8.2.4 Atopisches Ekzem

Eine häufige Prädilektionsstelle für dieses Ekzem ist die Anogenitalregion. Dabei steht es in engem Zusammenhang mit der atopischen Diathese. Unterschieden wird ein intrinsisches (30 %) nicht IgE-vermitteltes und ein extrinsisches IgE-vermitteltes atopisches Ekzem. Anstatt erwünschter immunologischer Abwehrreaktionen erfolgt die nicht erwünschte TH2-bezogene Immunantwort. Die Störung der Zytokinproduktion findet sich auch in unauffälliger Haut, womit eine erhöhte Hauttrockenheit und Barrierestörung mit erhöhter Irritierbarkeit gegeben ist (Abb. 8.2). Eine genetische Prädisposition steigert das Risiko zur Erkrankung, z. B. bei Erkrankung der Eltern an Asthma, atopischem Ekzem oder Rhinitis allergica. Eine Verminderung der epidermalen Struk-

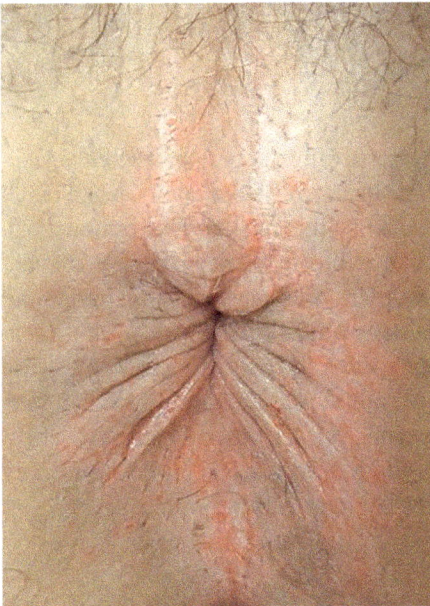

Abb. 8.2: Atopisches Analekzem (Dank für Überlassung an Dr. B. Lenhard).

tur durch Störung im Filaggrinaufbau kann durch die einfachere Möglichkeit einer Penetration von Fremdstoffen zu Sensibilisierung (Typ-I-Allergie) führen.

Diagnostik

Bei Befall der typischen Prädilektionsstellen, wie Knie- und Ellenbeugen, ist die Diagnose einfach. Bei alleiniger analer Manifestation wird die klinische Diagnostik umfangreicher. Es müssen weitere Untersuchungen erfolgen.

Der Nachweis einer atopischen Hautdiathese kann mit Hilfe des Erlanger Punkteschemas zur Erhebung eines erhöhten Ekzemrisikos erbracht werden. Dieses Schema erfasst positive Eigen- und Familienanamnesedaten bezüglich atopischer Erkrankungen sowie mit Atopie assoziierter Hautbefunde, wie weißer Dermographismus, Sebostase, palmare Hyperlinearität, Hertoghe-Zeichen, Keratosis pilaris oder doppelte Infraorbitalfalte (Dennie-Morgan-Falte). Das Auslösen des weißen Dermographismus z. B. hat sich als hilfreicher Marker in der Diagnostik des atopischen Ekzems erwiesen. Fast 80 % aller Atopiker weisen dieses Zeichen auf, im Gegensatz zu nur 7 % der Normalbevölkerung.

Weitere Klärung kann mit Hilfe des Atopie-Prick herbeigeführt werden.

Therapie

Eine kurzzeitige lokale Anwendung eines Kortikosteroids der Wirkstufe 2–3 mit hohem therapeutischem Index, z. B. Methylprednisolonaceponat oder Calcineurininhibitor führt zur zügigen Beschwerdebesserung und Abheilung. Befundstabilisierend erfolgt dann eine rückfettende wasserreiche Pflege. Aufgrund des chronisch-rezidivierenden Verlaufs sollte der Patient in eine topische Intervalltherapie eingewiesen werden.

8.3 Allergisches Kontaktekzem

Das allergische Kontaktekzem entsteht durch eine spezifische immunologisch vermittelte Entzündung (sog. Typ-IV-Allergie, Hypersensitivitätsreaktion) auf externe Fremdstoffe (Abb. 8.3). Es handelt sich meist um Inhaltsstoffe von Hautreinigungsmitteln, Hautpflegemitteln, Intimsprays, Proktologika und feuchten Toilettenpapieren, die mitunter schon jahrelang problemlos benutzt wurden. Nachgewiesene Allergene sind Duftstoffe. Lokalanästhetika (z. B. Chincocain, Benzocain), Antibiotika und Antimykotika, selten Kortikosteroide und pflanzliche Allergene. Auch Konservierungsmittel, wie Dibromdizyanobutan (Euxyl K400) oder Methylisothiazolon (Kathon CG), können relevant sein. Eine allergische Reaktion bei Verwendung von trockenem weißem Toilettenpapier ist selten. Mit dem Herausnehmen von Bufexamac aus dem pharmazeutischen Repertoire ist die Häufigkeit allergischer Kontaktekzeme deutlich gesunken.

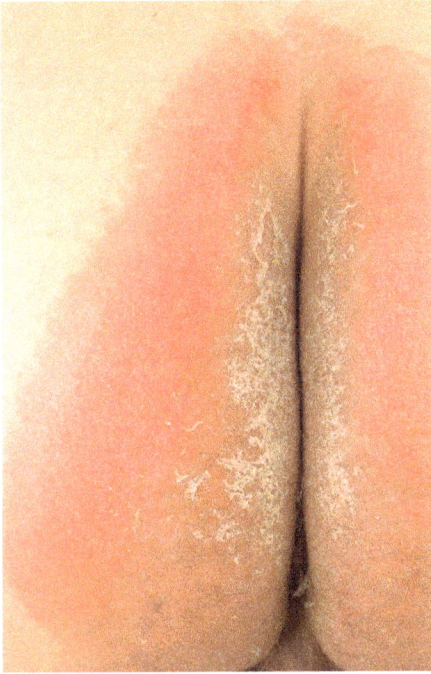

Abb. 8.3: Allergisches Kontaktekzem.

Diagnostik

Der Nachweis des Allergens erfolgt mit Hilfe einer Epikutantestung in abgeheiltem Zustand. Die Testung erfolgt nach eingehender Anamnese mit den Standardsubstanzen, den Salbengrundlagen, dem Analblock und ggf. mit suspekten Substanzen des Patienten. Nach Kontakt des Fremdstoffs mit der Epidermis entwickelt sich innerhalb von 48–72 Stunden die charakteristische Testreaktion.

Therapie

Bei Verdacht auf Kontaktallergie werden alle Externa abgesetzt. Bis zur allergologischen Testung sollten nur indifferente Topika, wie Pasta zinci mollis (DAB 10) und Unguentum emulsificans aquosum, verwendet werden. Gegebenenfalls kann kurzfristig zur Abheilung mit topischen Kortikosteroiden (ohne Konservierungsstoffe), die einen hohen therapeutischen Index (TIX) aufweisen, z. B. Methylprednisolonaceponat, behandelt werden.

Differenzialdiagnose

Als Differenzialdiagnose sollten folgende Erkrankungen berücksichtigt werden: Psoriasis inversa, perianale Streptokokkendermatitis, anale Kandidose, anale intraepitheliale Dysplasien (AIN), extramammärer Morbus Paget, Lichen ruber planus und Lichen sclerosus.

8.4 Psoriasis inversa

Die Psoriasis inversa (intertriginöse Schuppenflechte) manifestiert sich in der Analregion als juckende, hochrote, nicht schuppende Dermatitis, häufig begleitet von der pathognomonischen Rhagade in der Rima ani (Abb. 8.4). Bestimmte Faktoren, wie z. B. ein ständiger Sekretstau, Schweiß, dünnflüssiger, schmierender Stuhl oder hohe Stuhlfrequenz, provozieren eine Psoriasis; sie können über den isomorphen Reizeffekt (Köbner-Phänomen) das Krankheitsbild auslösen bzw. triggern.

Diagnostik

Die Diagnosestellung wird schwierig, wenn typische psoriatische Stigmata, wie silbrig schuppende Plaques am Kopf über den Haaransatz (Psoriasis capitis) hinaus, Befall der Ellbogen oder Knie (Streckseiten) und Tüpfelnägel (Psoriasis ungium), fehlen. Die Diagnose lässt sich dann nur durch eine histologische Untersuchung sichern.

Therapie

Zur Behandlung kommen für den intertriginösen Raum zugelassene Vitamin-D3-Analoga, z. B. Calcipotriol-Salbe, in Frage. Kortikosteroide sollten wegen Rebound-Gefahr nur kurzfristig und evtl. in Kombination mit Vitamin-D3-Analoga angewendet werden. Alternativ können Calcineurininhibitoren im Off label use verwendet werden. Bei nicht ausreichendem Ansprechen der lokalen Therapie und starker Beeinträchtigung des Patienten ist eine systemische Therapie (z. B. Fumarsäure, TNFα-Blocker, IL 23 oder IL 17- Antagonisten) möglich.

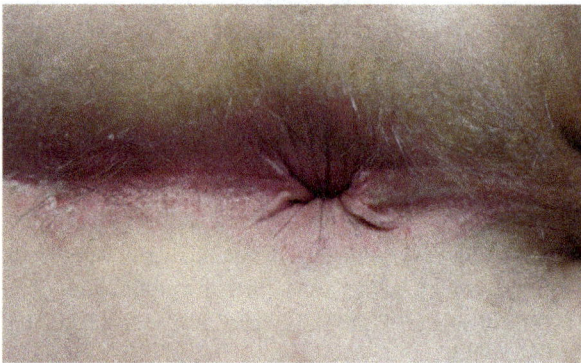

Abb. 8.4: Psoriasis inversa mit typischer mittelständiger Rhagade.

8.5 Lichen ruber

Der Lichen ruber ist eine nicht kontagiöse subakut oder chronisch verlaufende entzündliche Dermatose (Abb. 8.5). Ursache des Lichen ruber sind wahrscheinlich T-Zell-vermittelte Autoimmunreaktionen gegen basale Keratinozyten, mit deren fokalem Untergang. Zumeist juckend manifestiert sich die Erkrankung als entzündliche Dermatose an Schleimhaut, Haut und Nägeln. Ebenso wie bei der Psoriasis kann die Erkrankung durch den isomorphen Reizeffekt getriggert werden.

Diagnostik

Das klassische Bild sind stark juckende, livide polygonale Papeln im Bereich der volaren Unterarme, an Streckseiten der Unterschenkel und malleolar. Dabei findet sich auf den Papeln oder der Schleimhaut eine weißliche, streifige oder netzförmige Zeichnung (sog. Wickhamsche Zeichnung). In diesem Fall lässt sich die Diagnose leicht stellen. Die klinische Manifestation zeigt eine hohe Variabilität mit Befall nur einzelner Lokalisationen, alleinige Beschränkung auf Schleimhäute oder flächige Ulzerationen. In dieser Situation kann die Diagnose durch den typischen histopathologischen Befund mit einem bandförmigen, lymphozytären Infiltrat entlang der Junktionszone ohne wesentlichen Epidermotrophismus gesichert werden.

Therapie

Die Therapie der Wahl sind lokal aufgetragene Steroide der Klasse III, die an die Befundbesserung adaptiert wieder ausgeschlichen werden. Weitere Optionen bestehen in der topischen Behandlung mit Calcineurininhibitoren oder bei ausgedehnten ulzerierenden Befunden, die systemischen Behandlung mit Glukokortikoiden (z. B. Dexamethason-Stoßtherapie).

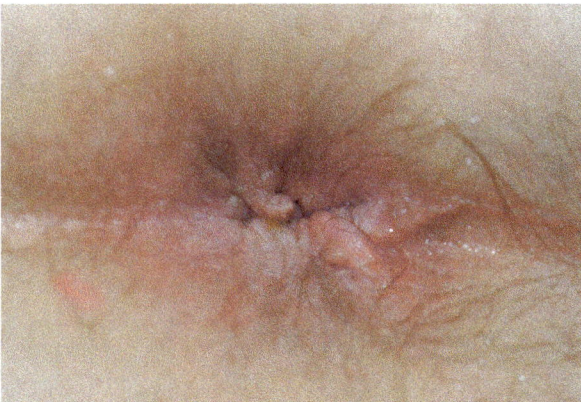

Abb. 8.5: Lichen ruber.

Regelmäßige klinische und bei fehlender Abheilung auch histologische Kontrollen sind angezeigt wegen des bekannten Risikos nach jahrelangem Verlauf insbesondere aktivem entzündlichen Verlauf ein Plattenepithelkarzinom zu entwickeln.

8.6 Lichen sclerosus

Als eine mukokutane Bindegewebserkrankung unbekannter Ätiologie gilt der Lichen sclerosus. Die Erkrankung entwickelt sich über ein entzündliches Stadium zu einem meist atrophen, z. T. vernarbten mit ausgeprägten funktionellen Störungen einhergehenden Endzustand (Abb. 8.6). Gleichwohl sind verruköse Verläufe beschrieben, was zu einer Modifikation des früher gebräuchlichen Namens Lichen sclerosus et atrophicus führte. Die Erkrankung tritt mit einer hohen Betonung des weiblichen Geschlechts gehäuft zu zwei Zeitpunkten auf: einerseits im präpubertären Alter und im 5.–6. Lebensjahrzehnt postmenopausal auf. Dabei vergeht häufig eine längere Zeit bis zur Diagnosestellung.

Diagnostik

Häufig ist die genitoanale Manifestation (Vulva, Präputium, Glans penis, Analbereich mit einer sog. 8er-Formation um Anus und Vulva), wobei auch extragenitale Lokalisationen bei 10–15 % Prozent gesehen werden. Zumeist kann die Diagnose im fortgeschrittenen Stadium klinisch gestellt werden. Differenzialdiagnostisch kann neben einem Lichen ruber auch an eine zirkumskripte Sklerodermie gedacht werden. Der zumeist chronische Verlauf kann in Schüben stattfinden, sich bei Kindern in der Pubertät

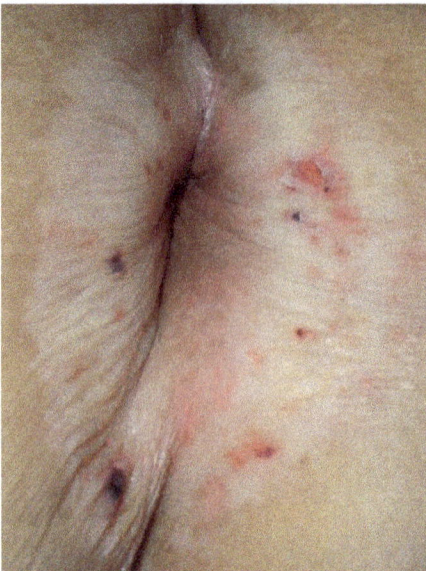

Abb. 8.6: Lichen sclerosus (Dank für Überlassung an Dr. B. Lenhard).

sogar bessern, bleibt allerdings häufig diskret bestehen. Die Atrophie bildet sich in der Regel nicht mehr zurück, was eine frühzeitige konsequente Behandlung begründet. Bei atypischem Befund, langjährigen therapierefraktärem Verlauf oder Veränderungen des klinischen Bildes sind bei einem bestehenden Transformationsrisiko in eine Neoplasie auch wiederholte Biopsien angezeigt.

Therapie

Therapie der Wahl ist ein Steroid der Wirkklasse IV, z. B. Clobetasolproprionat 0,05 %. Britischen Leitlinien entsprechend einmal täglich über einen Monat, anschließend ein Monat alle zwei Tage und ein Monat zweimal wöchentlich. Bei Kindern sollten mittelpotente Kortikosteroide, z. B. Betamethason, verwendet werden. Beachtung sollten auch die Therapie-Flowcharts der europäischen S3-Leitlinie von 2014/2023 und der 2018 aktualisierten britischen Leitlinie „Lichen sclerosus" finden. Eine regelmäßige pflegende Lokaltherapie mit klinischen Kontrollen wird angeraten. Obsolet für diese Indikation ist die Anwendung von östrogen- oder progesteronhaltigen Externa.

8.7 Perianale Streptokokkendermatitis

Die perianale Streptokokkendermatitis ist ein vor allem bei Kindern seltener bei Erwachsenen gesehenes Krankheitsbild (Abb. 8.7). Klinisch findet sich ein perianales, scharf begrenztes Erythem, manchmal exsudativ einhergehend mit Pustelbildung in der Peripherie. Die Auslöser der perianalen Streptokokkendermatitis sind zumeist β-hämolysierende Streptokokken der Gruppe A, andere Gruppen sind allerdings auch möglich. Es handelt sich keinesfalls um eine epidermale Entzündung, sondern vielmehr um eine tiefer reichende Weichgewebsentzündung, die sich einer topischen Therapie verschließt.

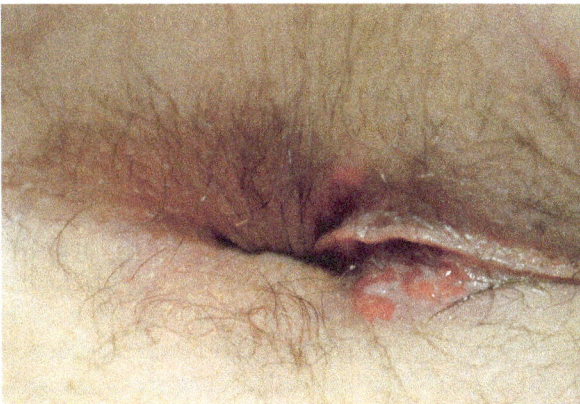

Abb. 8.7: Perianale Streptokokkendermatitis.

Diagnostik

Symptome sind Brennen und Juckreiz, manchmal auch Schmerzen beim Stuhlgang. Im Gegensatz zum Erysipel ist beim Vorliegen der Streptokokkendermatitis das Allgemeinbefinden des Patienten zumeist nicht gestört. Klinisch muss zwischen einem Keimnachweis im Abstrich und einer tieferen Infektion der Haut unterschieden werden. Der Erregernachweis erfolgt kulturell.

Therapie

Standardbehandlung ist eine altersadaptierte orale Therapie mit Penicillin über 10–14 Tage. Bei Vorliegen einer Penicillinallergie erfolgt die Behandlung mit Erythromyzin. Eine lokale antiseptische Therapie mit z. B. Polihexanid oder Oktenidin ergänzt die systemische Behandlung.

8.8 Mykosen

8.8.1 Anale Kandidiasis

Ätiopathogenese

Häufig findet sich im Darm oder perianal eine kommensale Besiedlung mit Hefen. Den überwiegenden Teil machen Candida albicans aus, daneben gibt es seltenere Arten wie C. tropicalis, C. guilliermondii, C. parapsilosis und C. krusei. Der Befall des Darmes mit C. albicans gilt primär nicht als pathologisch, da der Betroffene in der Regel beschwerdefrei ist und auch sonst keine Symptome beobachtet werden. Publiziert ist der Nachweis von C. albicans im Stuhl gesunder Menschen mit 27–70 %, im perianalen Abstrich proktologischer Patienten mit 37 % und fast bei jedem in der Abklatschkultur von Analekzemen. Erst die Änderung lokaler (z. B. Barrierestörung durch Ekzem) oder systemischer Bedingungen (beeinträchtigte Zellvermittelte Immunantwort, HIV, Diabetes mellitus, Zinkmangel, immunsuppressive Behandlung) des Wirtes kann den Übergang in pathogene Formen anstoßen, d. h. den Übergang der Besiedlung in die Mycelphase mit Adhäsion. Die nachfolgende enzymatische Andauung der Zellen der perianalen Haut führt zu einer inflammatorischen Reaktion, die durch Toxine verstärkt werden kann.

Klinik

Die anale Kandidiasis zeigt sich als ekzemartiges, leicht nässendes Areal von dunkelroter Farbe mit schuppenden Satellitenherden (Abb. 8.8). Dabei können Brennen und Jucken sehr ausgeprägt sein. Erfahrungsgemäß kommt es bei vorbestehenden ekzematösen Veränderungen bei Inkontinenten oder Immunsupprimierten häufiger als bei sonst Gesunden zu einer Candida-Superinfektion und damit zur Verschlimmerung des Analekzems. Insgesamt ist die anale Kandidose eine eher seltene Erkrankung. Fälschlicherweise wird die kommensale Besiedlung oft als solche diagnostiziert und therapiert.

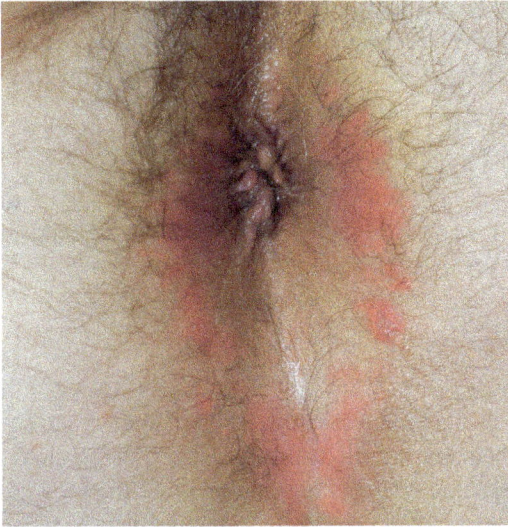

Abb. 8.8: Anale Kandidiasis.

Diagnostik und Differenzialdiagnostik

Der Nachweis erfolgt anhand der Stuhluntersuchung und des perianalen Haut-abstrichs, jeweils mikroskopisch im Direktpräparat und kulturell. Ziel sollte insbesondere bei rezidivierendem Befund die Bestimmung der Spezies sein, da Resistenzen gegen bestimmte Antimykotika bestehen können. Differenzialdiagnostisch kommen am häufigsten die unterschiedlichen Formen des Analekzems sowie Psoriasis inversa, entzündliche Dermatosen und eine Streptokokkendermatitis in Frage.

Therapie

Im Regelfall genügt die topische Anwendung von Antimykotika, z. B. Polyene (Nystatin, Amphotericin B) oder Azole (Miconazol) in einer hautschützenden (Zink-)Pasten-Zubereitung. Eine systemische Therapie ist nur nach Sanierung anderer relevanter proktologischer Erkrankungen und Persistenz der intestinalen Beschwerden angezeigt. Dann ist eine orale Behandlung mit Polyenen, z. B. Nystatin, zu empfehlen. Eine generelle Darmsanierung ist nicht notwendig, da die Hefebesiedlung der Fäzes in geringer Keimzahl keinen Krankheitswert darstellt.

8.8.2 Anale Tinea

Ätiopathogenese

Die durch Dermatophyten bedingte Tinea (Dermatomykose) kommt in der Anogenitalregion selten vor, obgleich sie ganz allgemein eine häufige Hauterkrankung ist. Dermatophyten sind Fadenpilze, wie z. B. Trichophyton rubrum und Trichophyton mentagrophytes. Zumeist erfolgt die Infektion durch eine Verschleppung einer bereits beste-henden Tinea pedum oder manum in die Analregion. Zur Manifestation bedarf es ent-sprechender prädisponierender Bedingungen, z. B. feuchtwarmes Milieu, Schwitzen, Adipositas.

Klinik

Typisch finden sich scharf begrenzte, rot- bis rötlichbraune rundliche Herde mit randbe-tonter Schuppung (Abb. 8.9). Das Areal breitet sich kontinuierlich im Laufe von Wochen und Monaten nach peripher aus, zentral wirkt das Areal nahezu normal (Abb. 8.9).

Diagnostik und Differenzialdiagnostik

Die Diagnose wird zumeist bei der Inspektion mit etwas Abstand gestellt. Charakteris-tisch für die Pilzinfektion ist die Randbetonung der Herde. Zur Sicherung der Diagnose sollte der Erregernachweis aus Schuppenmaterial des Randes nativ und kulturell ge-stellt werden. Schneller, mit höherer Sensitivität, aber auch kostenintensiver ist der Nachweis mittels PCR. Differenzialdiagnostisch sind Analekzem, Psoriasis inversa, Ery-thrasma, Kandidose und perianale Streptokokkendermatitis abzugrenzen.

Indikationsorientierte Therapiestrategien

Die Behandlung erfolgt lokal in geeigneter Zubereitung über einen Zeitraum von min-destens drei Wochen: Azole, z. B. Clotrimazol, Miconazol, Econazol, Hydroxypyridone und Allylamine (Naftifin, Terbinafin). Bei Versagen der topischen sind zur oralen The-rapie Azole (Ketoconazol, Nizoral), Itraconazol, Fluconazol, Allylamine (Terbinafin) möglich. Eine evtl. gleichzeitig bestehende Tinea pedum sollte mitbehandelt werden.

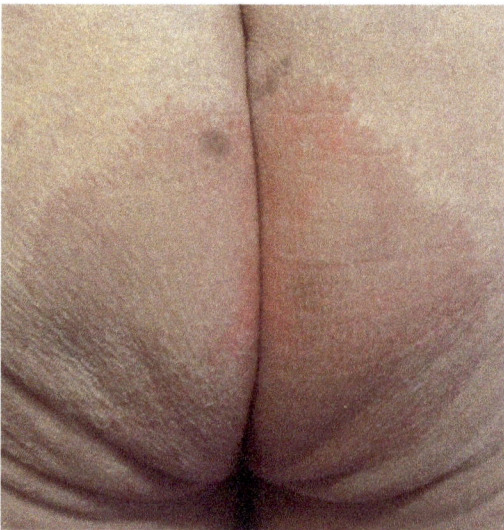

Abb. 8.9: Gluteale Tinea.

8.8.3 Anorektale Herpes-simplex-Virusinfektion

Der Herpes simplex ist eine virusbedingte Infektion der perianalen Haut oder der rektalen Schleimhaut.

HSV-1- und HSV-2-Infektionen sind weltweit mit hoher Prävalenz verbreitet. Die Seroprävalenz von HSV 1 beträgt ca. 80 % bei 28- bis 30jährigen Erwachsenen, bei HSV-2 ca. 20 % bei Erwachsenen. Noch höhere Prävalenzraten zeigen sich unter Homosexuellen und Prostituierten. Das Risiko, eine HIV-Infektion zu akquirieren, ist bei bestehender HSV-2-Infektion um das 3-fache erhöht.

Ätiopathogenese

Es werden zwei antigendifferente Typen unterschieden: das HSV 1 (humanes Herpesvirus 1, HHV 1) und das HSV 2 (humanes Herpesvirus 2, HHV 2). HSV-2-Infektionen finden sich vorzugsweise im Anorektal-Genital-Bereich, zunehmend werden auch hier HSV-1-Infektionen diagnostiziert. Durch Austrocknung, Desinfektion und Seife werden die Viren inaktiviert.

Infektionswege

Im anorektalen Bereich erfolgt die Übertragung der Viren akut Erkrankter oder von klinisch unauffälligen Virusträgern beim Geschlechtsverkehr über epitheliale Defekte der Haut oder Schleimhaut. Die Inkubationszeit beträgt 2–12 Tage. Es wird zwischen primären und rezidivierenden/reaktivierten Infektionen unterschieden.

Klinik

An der perianalen Haut stellen sich Herpes-simplex-Virusinfektionen anfänglich als gruppiert stehende bis 2 mm große gedellte Bläschen auf entzündeter Haut dar, im späteren Verlauf als multiple, ausgestanzte, oft konfluierende Erosionen oder flache Ulzerationen, die außerordentlich schmerzhaft sind und zumeist innerhalb von zwei bis vier Wochen abheilen (Abb. 8.10). Die Infektion kann sich ebenso an der distalen Rektumschleimhaut manifestieren. Endoskopisch sieht man erosive und ulzeröse Läsionen, die teils bluten und teils Eiterauflagerungen tragen (Proctitis herpetica).

Die Infektion kann mit heftigen brennenden Schmerzen im Bereich der Läsion aber auch ohne oder nur mit minimalen Beschwerden verlaufen, d. h. die Infizierten nehmen ihre Erkrankung nicht wahr. Bei der Erstmanifestation können weiterhin Kopfschmerz, Fieber, Myalgien, schmerzhafte inguinale Lymphdrüsenschwellungen, Vulvaschwellung, Brennen und Dysurie auftreten. Der Verlauf des Rezidivs zeigt geringer ausgeprägte Symptome. Beim Vorliegen der Herpesproktitis kann es neben anorektalen Schmerzen zu Tenesmen, schleimig-eitrigem, blutigem Ausfluss, Harnverhaltung, Arthralgien in den Beinen oder sakrale Parästhesien kommen.

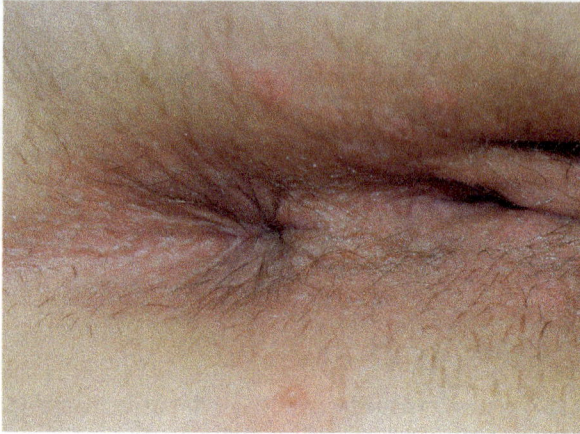

Abb. 8.10: Anogenitaler Herpes simplex.

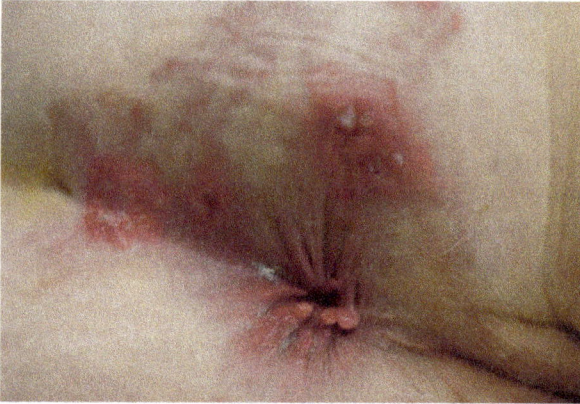

Abb. 8.11: Vegetierender Herpes simplex bei Lymphom.

Verlauf und Komplikationen

Die HSV-Infektionen beider Typen 1 und 2 können häufig rezidivieren. Bei gleichzeitig bestehender Immunsuppression (z. B. HIV-Infektion, myeloproliferative Erkrankungen) kann es zu ausgeprägtem Krankheitsverlauf mit ausgedehnten Ulzerationen, Nekrosen oder auch polypös vegetierenden Tumoren kommen (Herpes vegetans, Abb. 8.11). Eine selten vorkommende Enzephalitis geht mit akutem Beginn, Bewusstseinseintrübung, Fieber und einer hohen Letalitätsrate einher. Eine Transmission kann bei florider Infektion bei der Geburt auf das Neugeborene stattfinden, sodass in diesem Fall eine Sektio empfohlen wird. Eine weitere Dermatose mit kokardenartigem klinischem Bild, das Erythema exudativum multiforme (EEM) mit Schießscheiben-ähnlichen Hautveränderungen, kann durch eine Herpesinfektion getriggert werden.

Diagnostik

HSV-Infektionen an der Haut werden durch Inspektion gestellt, im Rektum mittels Endoskopie. Bei atypischen klinischen Erscheinungsbildern sollte ein labordiagnostischer
Virusnachweis erfolgen. Methode der Wahl ist der Nachweis mittels Polymerasekettenreaktion (PCR) aus Haut- oder Schleimhautabstrichen. Weitere Möglichkeiten sind die
Virusisolierung nach Anzucht in der Zellkultur oder mit direkter Immunfluoreszenz.

Der Herpes analis soll vom Herpes zoster oder einer Impetigo contagiosa abge-
grenzt werden. Differenzialdiagnostisch kann an die Proktitis anderer Genese, wie der
Proctitis ulcerosa et granulomatosa, der Strahlen- und Antibiotika-, der Proktitis bei
Gonorrhö und Chlamydien gedacht werden.

Therapie

Die Indikation zur Therapie richtet sich nach dem klinischen Befund. Eventuell reichen
lokale antiseptische und antiphlogistische Maßnahmen aus. Bei ausgedehnten Beschwerden oder Vorliegen einer Immundefizienz soll ergänzend eine systemische Behandlung erfolgen.

Für die systemische Behandlung der anorektalen Herpes-simplex-Infektion erfolgt
die Behandlung mit Aciclovir 200 mg/p. o. 5 × tgl. bzw. 400 mg p. o. 3 × tgl. (bei schwe-
rem Verlauf 5–10 mg/kg i. v. alle 8 Stunden für 5–10 Tage an den klinischen Befund
adaptiert). Alternativ stehen Famciclovir und Valaciclovir zur Verfügung. Brivudin
zeigt keine Wirksamkeit bei HSV 2.

8.8.4 Anorektaler Herpes zoster

Das Varizella-zoster-Virus ist weltweit verbreitet und infiziert ab dem Kindesalter nahezu die gesamte Bevölkerung. Varizella-Herpes-zoster ist eine obligat humanpathoge-
ne Infektion mit Alpha-Herpesviren. Die Infektion beginnt im Respirationstrakt, entwickelt sich über das myeloproliferative System und erreicht über eine 2. Virämie innere Organe und Haut mit dem klinischen Bild der Varizellen. Nach weiterer Virusre-
plikation kommt es zum Aufsteigen entlang der sensiblen Nerven und einer lebenslan-
gen latenten Besiedlung der regionären Spinalganglien. Nach Reaktivierung manifestiert sich an der perianalen Haut im Bereich eines oder mehrerer Hautnervensegmente
(sakrales Dermatom) der Herpes zoster (Abb. 8.12).

Ätiopathogenese

Nach stattgehabter Varizelleninfektion kommt es in Korrelation zu Lebensalter und
Immunstatus zur Reaktivierung der latenten Infektion der Spinalganglien. Insbesondere bei reduzierter Immunlage, z. B. Stress, Immundefizienz (z. B. fortgeschrittene HIV-
Infektion, Lymphomen, Karzinomen, nach Chemo-, Immun- oder Radiotherapie) oder
bei Schwangeren, wird u. U. die Virussynthese wieder aufgenommen und es entsteht

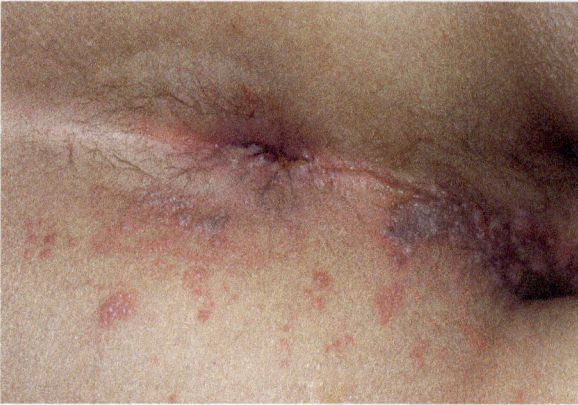

Abb. 8.12: Herpes zoster analis mit Segmentbezug.

segmentbezogen der Herpes zoster. Während die Varizellen hoch kontagiös sind, ist der Herpes zoster nur über den virusreichen Bläscheninhalt infektiös.

Klinik

Noch vor dem Auftreten von Hautveränderungen können die Patienten neuralgiforme Schmerzen im Segment, Berührungsempfindlichkeit und Hyper- und Parästhesien im Sakralbereich angeben. Im Prodromalstadium können Abgeschlagenheit und Fieber auftreten.

Der Herpes zoster zeigt sich an der perianalen Haut unilateral im Bereich des sakralen Dermatoms, d. h. die Medianlinie des Körpers wird nicht überschritten, aberrierende Manifestationen sind allerdings möglich. Klinisch findet sich zunächst ein umschriebenes Erythem, dann gruppiert stehende Papeln, Bläschen und schließlich Pusteln mit gelblichem Inhalt. Diese Pusteln trocknen ein und es entstehen gelblich-bräunliche Krusten und Beläge. Nach Abheilung persistieren über einige Zeit postinflammatorische Hyperpigmentierungen.

Verlauf und Komplikationen

Insbesondere bei immunsupprimierten Patienten können nekrotische Herde entstehen. Frühzeitige systemische Behandlung, insbesondere eine konsequente Schmerztherapie kann die gefürchteten langanhaltenden postzosterischen Neuralgien vermeiden. Der sakrale Herpes zoster kann eine Zystitis oder eine zeitweilige Lähmung der Harnblase oder Schmerzen in der Analregion mit Tenesmen verursachen. Im Kolon werden evtl. endoskopisch und röntgenologisch multiple flache Ulzerationen gesehen.

Diagnostik und Differenzialdiagnostik

Die Diagnose wird aufgrund der Anamnese und des typischen klinischen Bildes gestellt. Bei atypischem Krankheitsverlauf sollte der Nachweis der VZV-DNA aus Bläschenmaterial mittels Polymerasekettenreaktion erfolgen.

Es sollen ein Herpes simplex, eine Impetigo bullosa und ein Erysipel ausgeschlossen werden. Differenzialdiagnostisch kann an andere Proktitiden, wie die Herpes-simplex-Proktitis, die Proctitis ulcerosa et granulomatosa, die Strahlen- und Antibiotikaproktitis sowie der Proktitis bei Gonorrhö oder Chlamydien gedacht werden.

Therapie

Als lokale Therapie sollte eine antiseptische, austrocknende Zubereitungen (z. B. Vioform-Lotio) verwendet werden. Zur systemischen antiviralen Behandlung des Herpes zoster sind Aciclovir, Famciclovir, Valaciclovir und Brivudin zugelassen. Bei immunkompetenten Patienten ist eine orale antivirale Therapie möglich, bei immunsupprimierten Patienten sollte eine parenterale Behandlung erfolgen. Bei Brivudin ist durch irreversible Hemmung der Dihydropyrimidindehydrogenase (DPD) auf eine potenziell tödliche Wechselwirkung mit 5-FU bei gleichzeitiger bzw. zeitnaher Gabe (4 Wochen) zu achten. Zur Schmerzbehandlung sind neben Analgetika zum Teil auch Antikonvulsiva, wie Pregabalin und Gabapentin, indiziert.

8.8.5 Analer Juckreiz

Pruritus ani bezeichnet eine sehr unangenehme Empfindung in der Afterregion, die mit Kratzen, Scheuern, Reiben, Rubbeln, Bürsten u. a. beantwortet wird. Chronischer Juckreiz definiert sich ab einem mehr als sechswöchigen Bestehen, und zwar episodisch, paroxysmal oder – selten – kontinuierlich. Man unterscheidet den Pruritus auf primär veränderter Haut (früher: Pruritus cum materia, sekundäre Form), den Pruritus auf primär unveränderter Haut (früher: Pruritus sine materia, primäre Form, idiopathisch, essenziell) und den Pruritus mit Kratzläsionen, wo aufgrund des ausgeprägten Befundes keine Zuordnung in eine der zuvor genannten Pruritusarten möglich ist.

Ätiopathogenese

Der Pruritus ist Folge einer Stimulation feinverzweigter sensibler, unmyelinisierter, sehr langsam leitender C-Nervenfasern in der Haut. Der Reiz löst die Freisetzung z. B. von Histamin oder Tryptase aus und wird nerval speziellen sensitiven Arealen im Gehirn übermittelt. Er wird vom Patienten mit Kratzen beantwortet in dem Bestreben, den Juckreiz damit zu lindern. Das Kratzen provoziert jedoch im Sinne eines Circulus vitiosus die Produktion weiterer pruritogener Mediatoren.

Am häufigsten handelt es sich beim analen Juckreiz um einen Pruritus auf primär veränderter Haut, d. h. er entsteht infolge dermatologischer, proktologischer oder gastroenterologischer Erkrankungen. Seine Genese ist im Rahmen der Diagnostik abzugrenzen und kann kausal therapiert werden. Insbesondere übermäßige Feuchtigkeit, Stuhl beziehungsweise fäkales Sekret auf der Haut können zu Irritationen und Juckreiz führen. Ebenso induziert ein zu trockenes Milieu z. B. infolge übermäßiger Analhygiene einen Pruritus.

Pruritus auf primär unveränderter Haut allein auf die Analregion beschränkt ist selten. Die Ursachen sind zumeist innere, neurologische und psychische/psychosomatische Erkrankungen bzw. Medikamenteneinnahme.

Klinik

Lokalisiert ist der Pruritus vorzugsweise perianal und auch intraanal, nur gelegentlich ist er segmental perianal beschränkt. Da die Sensibilität nur im Bereich der Haut zu finden ist, stellt die Linea dentata seine proximale Begrenzung dar. Die Intensität des Juckreizes reicht von geringfügig bis überaus quälend; manchmal werden auch Brennen und Schmerzen angegeben. Der chronische Pruritus wird von den Betroffenen als außerordentlich lästig empfunden und kann die Lebensqualität des Patienten erheblich einschränken.

Infolge des Kratzens entstehen Hautverletzungen, wie Rhagaden, Erosionen, Exkoriationen, Krusten, Hyper-, Hypo- und Depigmentierungen, Vernarbungen und Lichenifikationen bis hin zu Prurigoknoten. Die Barrierefunktion der Haut geht verloren. Aufgrund dessen kann eine allergene Sensibilisierung stattfinden oder eine Superinfektion hinzukommen, die mit Entzündung einhergeht und ihrerseits den Juckreiz noch verstärkt.

Diagnostik

Zur Abklärung gehört eine ausführliche Anamnese mit dem Erfassen von Pruritusstärke, Beginn, zeitlichem Verlauf, Kratzmodus, Analhygiene, Medikamenteneinnahme, Allergie, Atopie, Dermatosen, Kontinenz und den individuellen Methoden der Pruritusbekämpfung. Es erfolgt eine eingehende proktologische Untersuchung und evtl. eine weitergehende mykologische, bakteriologische, virologische und parasitologische Diagnostik (z. B. Tesafilmabriss zum Ausschluss von Oxyuren bei nächtlichem Juckreiz) oder Allergietestung. Bei unklarem Befund ist eine Probeexzision angezeigt.

Therapie

In der Regel führt eine kausale Therapie innerhalb weniger Tage zum Sistieren des Pruritus. Die therapeutischen Möglichkeiten der den Juckreiz auslösenden verschiedenen Krankheiten sind bei den jeweiligen Entitäten abgehandelt. Kommt es bei chronischem Pruritus nicht zu einer deutlichen Verringerung, können folgende Externa als symptomatische Therapie eingesetzt werden: Calcineurininhibitoren, Cannabinoidrezeptor-Agonisten, Menthol (3 %ig in Salbengrundlage), Campher-Gel, Polidocanol-Externa, Harnstoff-Cremes 5–10 %), Capsaicin-Creme (0,025 %ig). Die Therapie mit Röntgenweichstrahlen und die subkutane Denervierung sind obsolet.

Eine Behandlung mit nicht sedierenden Antihistaminika kann erwogen werden.

Weiterführende Literatur

Fritsch P, Schwarz T. Dermatologie Venerologie. Grundlagen. Klinik. Atlas. 3. Aufl. Berlin Heidelberg: Springer; 2018.

Havlickova B, Weyandt GH. Therapeutic management of anal eczema: an evidence-based review. Int J Clin Pract. 2014;68(11):1388–99. doi:10.1111/ijcp.12457

Lewis FM, Tatnall FM, Velangi SS, et al. British Association of Dermatologists guidelines for the management of lichen sclerosus, 2018. Br J Dermatol. 2018;178(4):839–53. doi: 10.1111/bjd.16241

Mölle B, Ommer A, Lange J, Girona J. Chirurgische Proktologie. 3. Aufl. Berlin Heidelberg: Springer; 2018.

Plewig G, Ruzicka T, Kaufmann R, Hertl M, Hrsg. Braun-Falco's Dermatologie, Venerologie und Allergologie. 7. Aufl. Berlin Heidelberg: Springer; 2018.

Robert-Koch-Institut (RKI). RKI-Ratgeber: Windpocken (Varizellen), Gürtelrose (Herpes zoster). www.rki.de/DE/Content/Infekt/EpidBull/Merkblaetter/Ratgeber_Varizellen.html

Ständer S, Darsow U, Mettang T, et al. S2k-Leitlinien der Deutschen Dermatologischen Gesellschaft (DDG). Diagnostik und Therapie des chronischen Pruritus. Stand: 31.05.2016. www.awmf.org/leitlinien/detail/ll/013-048.html

Stein E. Proktologie. Lehrbuch und Atlas. 4. Aufl. Berlin Heidelberg: Springer; 2003.

Weyandt G, Breitkopf C, Werner RN, et al. S1-Leitlinie Diagnostik und Therapie des Analekzems. J Dtsch Dermatol Ges. 2020;18(6):648–657. German. doi: 10.1111/ddg.14125_g. PMID: 32519493.

Weyandt G, Breitkopf C, Werner RN, et al. German S1 guidelines for the diagnosis and treatment of perianal dermatitis (anal eczema). J Dtsch Dermatol Ges. 2020;18(6):648–657. doi: 10.1111/ddg.14125. Epub 2020 May 29. PMID: 32469472.

9 Humanes Papilloma Virus (HPV) und anale intraepitheliale Neoplasie (AIN)

Volker Kahlke, Tilman Laubert, Johannes Jongen

9.1 Kapitelzusammenfassung

Die HPV-Infektion ist eine Geschlechtskrankheit und kann Condylomata acuminata auslösen, aber auch über eine Latenzzeit von 20–30 Jahren Präkanzerosen bzw. Karzinome. Bei Condylomata acuminata sollten andere Geschlechtskrankheiten ausgeschlossen werden und eine Partneruntersuchung erfolgen. Da es sich um eine Feldkontamination handelt, sollte sowohl bei Condylomata als auch bei AIN der ganze anogenitale Bereich untersucht werden. Insbesondere bestimmte Risikogruppen zeigen eine vermehrte Inzidenz bezüglich Condylomata acuminata und AIN. Für die Therapie existieren verschiedene Optionen, so dass sich eine patientengerichtete Behandlung anbieten und durchführen lässt. Da es bei Condylomata acuminata und AIN häufig zu Rezidiven kommt, sollte eine Nachsorge erfolgen, ggf. lebenslang. Durch Impfung sind Condylomata acuminata und AIN/Analkarzinom vermeidbar.

9.2 Definition

9.2.1 Humanes Papilloma Virus

Das HPV gehört zu der Gruppe der DNA-Viren. Insgesamt werden mehr als 200 verschiedene Typen gezählt. Sie infizieren Epithelzellen der Haut und Schleimhäute und können dann ein unkontrolliertes tumorartiges, zumeist gutartiges Wachstum hervorrufen. Einige HPV-Typen können jedoch auch zu bösartigen Veränderungen führen. So zählen das Zervixkarzinom, Anteile der Vulva-, Scheiden-, Penis-, Oropharyngeal- und Analkarzinome zur Folge einer solchen HPV-Infektion. In den bösartigen Zellen werden regelmäßig sog. High Risk (HR)-HPV-Typen gefunden.

9.2.2 Condylomata acuminata

Warzen im anogenitalen Bereich, durch HPV ausgelöst, Synonym: spitze Kondylome, Feigwarzen.

9.2.3 Anale intraepitheliale Neoplasie

Ebenfalls in > 90 % HPV-induziert (früher auch: M. Bowen, Bowenoide Papulose). Die AIN wird histologisch bzw. immunhistochemisch weiter differenziert in *„low grade AIN"* (früher AIN 1°, jetzt LGAIN) und *„high grade AIN"* (früher AIN 2 und 3°, jetzt HGAIN). Bei LGAIN werden dysplastische Zellveränderungen beschrieben, die sich nur auf das untere Epitheldrittel beschränken. Bei HGAIN sind nicht nur das untere Drittel des Epithels betroffen, sondern auch die oberen Schichten und gelten als Präkanzerose.

9.3 Ätiologie

Durch kleine Fissuren/Wunden im Epithel (v. a. Geschlechtsverkehr) kann das HPV in der Ebene der Basalmembran andocken, wenn diese Basalmembran nicht durch Antikörper gegen HPV geschützt wird. Wenn das HPV in die Plattenepithelzelle gelangt, kann es sich in der infizierten Zelle vermehren: Es kommt zur Bildung von anogenitalen Warzen/Läsionen mit gering dysplastischen Veränderungen des Plattenepithels. Condylomata acuminata werden meistens von den Low Risk (LR)-HPV-6 und -11 ausgelöst. Sie können auch wieder spontan ausheilen. HPV kann bei vielen erwachsenen Menschen nachgewiesen werden. Nicht alle mit dem HPV infizierten Menschen entwickeln Warzen. Insbesondere bei einer beeinträchtigten Immunlage (Tab. 9.1), kann das HPV sich im Plattenepithel vermehren und es kommt zur Proliferation der betroffenen Zellen und Bildung der Warzen. Die Warzen sind voller HPV-Partikel, sodass sie sich durch Reibung, mechanische Verletzung (Reinigung beim Wasserlassen/Stuhlgang, Rasieren) usw. schnell verteilen und vermehren können. Inwieweit der Körper in der Lage ist, die o. g. Prozessen zu unterdrücken oder nicht, hängt vom Immunsystem bzw. der Immunitätslage der Patientin bzw. des Patienten ab.

Neben der oben beschriebenen, proliferativen Reaktion (ausgelöst insbesondere durch LR-HPV), kommt es bei den onkogenen (HR-)HPV zu einer Überexpression der Onkogene, die zu einer klonalen Proliferation von undifferenzierten Zellen führt und somit zu den präkanzerösen Läsionen bzw. invasiven Karzinomen. Die Latenzzeit zwischen der Infektion mit dem HR-HPV (am häufigsten Typ 16 und 18) und der Entwicklung der dysplastischen Läsionen wird auf 20–30 Jahre geschätzt (in Analogie zu den Veränderungen an der Zervix).

Tab. 9.1: Risikogruppen mit erhöhter Inzidenz für Condylomata acuminata bzw. AIN.

Risikogruppen	Condylomata acuminata	AIN
MSM*	X	X
Sexarbeiter	X	
viele Geschlechtspartner	X	
andere STI**	X	
HIV-positive Menschen	X	X
Immunsuppression		
z. B. nach Transplantation	X	X
z. B. Therapie mit Biologika (u. a. CED)***	X	X
Rauchen	X	X
frühere Therapie wegen intraepithelialer Neoplasie (z. B. CIN****, VIN*****)		X
frühere Therapie wegen ausgedehnten Befalls mit Condylomata		X

*MSM: Men having Sex with Men (homosexuelle Männer); **STI: sexuell übertragbare Infektionen; ***CED: chronisch entzündliche Darmerkrankungen; ****CIN: zervikale intraepitheliale Neoplasie; *****VIN: vulväre intraepitheliale Neoplasie.

9.4 Pathogenese

Bei den LR-HPV werden Proteine (E1–E7) produziert, die wichtig für die Replikation und Viruszusammensetzung innerhalb der infizierten Zellen sind. Bei reduzierter Immunlage kann es zur Warzenbildung kommen (Condylomata acuminata).

Bei den HR-HPV inaktivieren die E6- und E7-Proteine des Virus Tumorsuppressorproteine der infizierten Basalzelle. Es kommt zur einer Genominstabilität und nachfolgender maligner Transformation: Es entstehen die Präkanzerosen (AIN) und Karzinome (s. a. Kap. 27 Analkarzinom).

9.5 Inzidenz

9.5.1 Condylomata acuminata

Condylomata acuminata sind so alt wie die Menschheit: Sie werden in ägyptischen Papyrusrollen und in der Bibel beschrieben (5. Buch Mose 28). In der ungeimpften sexuell aktiven weiblichen Population unter 30 Jahren wird mit einer HPV-Prävalenz von bis zu 20 % ausgegangen, diese sinkt über dem 30. Lebensjahr auf ca. 8 %. Das männliche

Geschlecht gilt als Reservoir für das HPV: Die Prävalenz bei Männern älter als 30 Jahren ist erheblich höher. Bei Männern können die Inzidenzen der HPV-Läsionen nur abgeschätzt werden. Bei Männern liegt die Prävalenz für HR-HPV-Typen bei 30 % und für LR-HPV-Typen bei 39 %. Dabei weisen Männer, die Sex mit Männern haben (MSM), höhere Prävalenzen auf. Die Inzidenz der Feigwarzen in der Allgemeinbevölkerung wird auf etwa 1 % geschätzt. Bei jungen Menschen, Sexarbeitern, MSM und Menschen mit vielen Geschlechtspartnern ist die Inzidenz höher, ohne dass es sichere Daten gibt. Die Mehrzahl der aktiven HPV-Infektionen ist transient, das heißt, dass es nach asymptomatischem Verlauf zur Eliminierung bzw. Latenz (durch immunologische Kontrolle) der HPV-Infektion kommt.

9.5.2 Anale intraepitheliale Neoplasie

Die Prävalenz der AIN im Analbereich ist aufgrund der langen Latenzzeit zwischen HPV-Infektion und AIN nicht sicher zu bestimmen. In der Normalbevölkerung (ohne Risikofaktoren) scheint sie unter 1 % zu liegen. Bei Patienten nach Nierentransplantation, Patientinnen nach Therapie einer CIN/VIN und HIV-positiven Patienten werden Prävalenzen von 3–34 %, 5–35 % bzw. 26–89 % beschrieben.

9.6 Epidemiologie

9.6.1 Condylomata acuminata

Condylomata acuminata kommen in der Normalbevölkerung vor, Risikofaktoren sind: Raucher, Sexarbeiter, MSM und mehrere Partner. In Risikogruppen kommen Condylomata acuminata häufiger vor: Transplantationspatienten, HIV-Patienten, Patienten mit CED (insbes. M. Crohn), Patienten mit immunsupprimierender Medikation usw. (s. Tab. 9.1).

9.6.2 Anale intraepitheliale Neoplasie

In der Normalbevölkerung kommt AIN sehr selten vor (< 1 %), in Risikogruppen aber deutlich häufiger (> 5 %): Transplantationspatienten, HIV-Patienten, Patienten mit CED, Patienten mit immunsupprimierender Medikation, Patienten nach Therapie anderer intraepithelialer Neoplasien, Patienten, die früher wegen ausgedehnten Befalls mit Condylomata acuminata behandelt wurden.

9.7 Klassifikation

9.7.1 HPV

– Low Risk (LR)-HPV: 6 und 11 u. a.
– High Risk (HR)-HPV. HR-HPV mit onkogenem Potenzial. Das Amerikanische National Cancer Institute listet derzeit 14 High-Risk-Typen auf: 16, 18, 31, 33, 35, 39, 45, 51, 52, 56, 58, 59, 66, and 68.

9.7.2 Condylomata acuminata

Klinisch und histologisch. Histologisch können bei Condylomata acuminata auch dysplastische Veränderungen wie bei AIN beschrieben werden (LGAIN), bei HIV-positiven Patienten auch höhergradige Dysplasien (HGAIN).

9.7.3 Anale intraepitheliale Neoplasie

AIN wird histologisch/immunhistochemisch weiter differenziert in „low grade AIN" (LGAIN) und „high grade AIN" (HGAIN). Bei LGAIN werden dysplastische Zellveränderungen beschrieben, die sich nur auf das untere Epitheldrittel beschränken. Solche Veränderungen können u. a. bei Condylomata acuminata beschrieben werden, sie gelten nicht als Präkanzerose. Bei HGAIN ist nicht nur das untere Drittel des Epithels betroffen, sondern auch die oberen Schichten; sie gelten als Präkanzerose. Die Veränderungen bei AIN sind histologisch/immunhistochemisch nicht von denen der Vulva (VIN), Zervix (CIN), Penis (PIN) und Vagina (VaIN) zu unterscheiden.

9.8 Symptomatik

Sowohl Condylomata acuminata als auch AIN können symptomlos verlaufen und werden letztendlich oft erst per Zufall (bei der gynäkologischen Vorsorgeuntersuchung, durch den Partner usw.) entdeckt. Wenn sie Symptome auslösen, sind diese unspezifisch: Juckreiz, Nässen, Brennen, Wundsein, selten Blutungen, tastbare Knötchen. Häufig werden „Hämorrhoiden" als Hauptbeschwerde angegeben.

9.9 Diagnostik

9.9.1 Condylomata acuminata

In der Regel handelt es sich um eine Blickdiagnose: perianal und bei der Proktoskopie intraanal gelegene Warzen (Abb. 9.1). Die HPV-induzierte Läsionen finden sich bis in die Transitionalzone des Analkanals. Diese Transitionalzone mit ihrem Übergangsepithel gilt sogar als besonders sensibel für eine HPV-Infektion. Daher sollte bei Feigwarzen im genitalen und perianalen Bereich, aber auch bei Karzinomen in dieser Region eine Endoskopie des Analkanals erfolgen. Condylomata acuminata werden als Geschlechtskrankheit (sexual transmittable infection, STI) klassifiziert, sodass auch andere STI ausgeschlossen werden sollten (Chlamydien, Lues, HIV, Hepatitis B und C). Da es sich bei der HPV-Infektion um eine Feldkontamination handelt, sollten auch urologische bzw. gynäkologische Untersuchungen erfolgen. Weil Condylomata acuminata zu den STI gehören und höchst infektiös sind, ist eine Partneruntersuchung und -therapie notwendig.

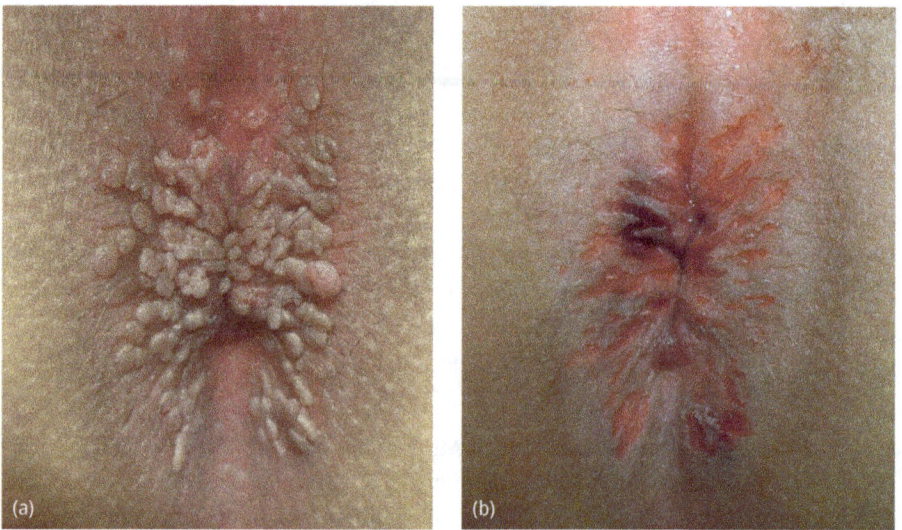

Abb. 9.1: Perianale Condylomata acuminata, (a) vor Exzision, (b) nach Exzision.

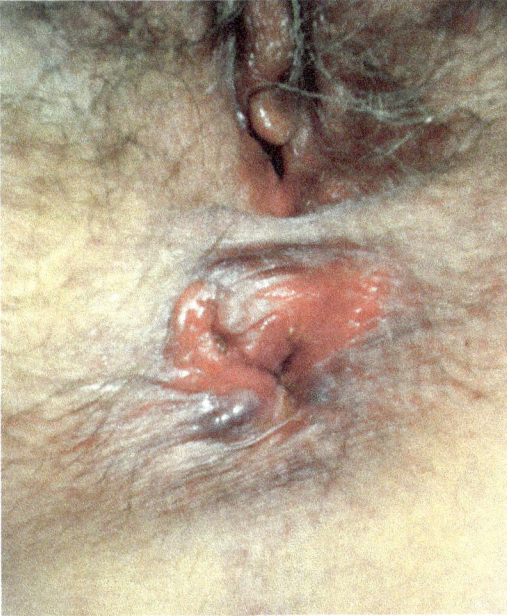

Abb. 9.2: Ältere Patientin mit „Hämorrhoide" außen am After. Bei 10-12-2 Uhr in
Steinschnittlage HGAIN.

9.9.2 Anale intraepitheliale Neoplasie

Häufig Zufallsbefund in histologischen Präparaten bei Operationen im analen Bereich, wie Operationen von Fissuren, Marisken, Hämorrhoiden usw. Aufgrund dieser Beobachtung sollte nach Möglichkeit jedes Präparat zum Pathologen gesandt werden. AIN haben keine spezifische Form oder Färbung. Daher gilt, dass jeder „komische" Zipfel oder jede atypische Stelle perianal oder im Analkanal biopsiert oder exzidiert werden sollte: Eine AIN kann kondylomatöse oder ekzematöse Formen annehmen (Abb. 9.2). AIN ist eine rein histopathologische Diagnose. Klinisch kann die AIN völlig unauffällig erscheinen, ekzematös auftreten, sich mit papulösen oder tumorösen Läsionen darstellen oder sich zum Teil auch hyper- oder hypopigmentiert zeigen. Früher wurde dermatologisch differenziert zwischen M. Bowen und Bowenoide Papulose. Dies sind nur klinische Diagnosen, die histopathologisch durch die Begriffe LGAIN bzw. HGAIN ersetzt wurden und daher nicht mehr benutzt werden sollten.

Wichtig ist es, im Hinterkopf zu behalten, dass in bestimmten Risikogruppen AIN häufiger vorkommen (Tab. 9.1, Abb. 9.3, Abb. 9.4). Insbesondere bei den HIV-positiven Patienten kommen immer wieder mehrere Risikofaktoren zusammen: Rauchen, Immunschwäche, MSM usw. Bei diesen Risikopatienten wird zunehmend die hochauflösende Anoskopie (HRA: high resolution anoscopy) eingesetzt. Jay et al. konnten mit der Methode identische Läsionen im Analkanal beschreiben wie Gynäkologen im Zervixbereich bei der Kolposkopie. Die Lernkurve zur HRA ist nicht unbeträchtlich, aber bei den HIV-positiven Patienten scheint sich die HRA durchzusetzen.

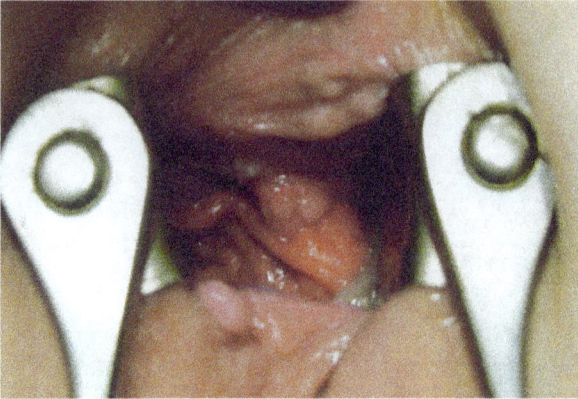

Abb. 9.3: Älterer Mann, Zustand nach Chemotherapie und Knochenmarktransplantation, Graft-versus-Host-Reaktion, immunsupprimierende Therapie. Perianal Condylomata acuminata, intraanal bei 12/1 Uhr in Steinschnittlage HGAIN.

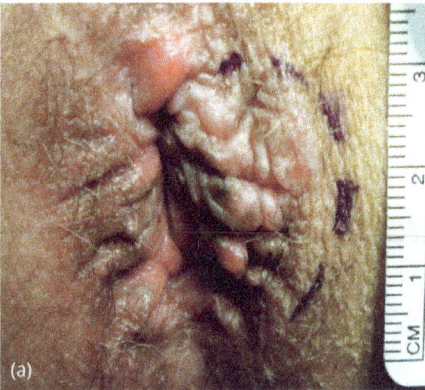

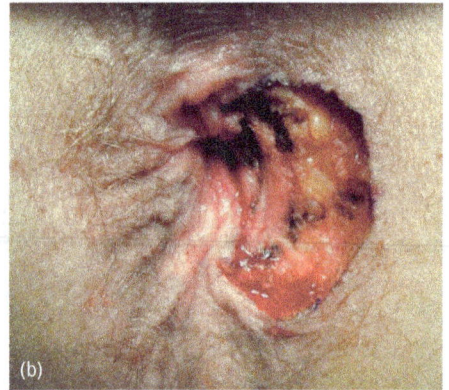

Abb. 9.4: HIV-Patient mit „Hämorrhoidalbeschwerden" (Juckreiz, Probleme mit der Analhygiene, Kontaktblutungen). Perianal bei 3 Uhr in Steinschnittlage pigmentierte, „komische" Läsion. Histologisch HGAIN. (a) vor Exzision, (b) nach Exzision der Läsion.

9.10 Differenzialdiagnosen

9.10.1 Condylomata

Condylomata lata (Lues II), AIN, Fibrom, Papille.

9.10.2 Anale intraepitheliale Neoplasie

Mariske, Ekzem, Condylomata acuminata, Analkarzinom, M. Paget, alte Narbe. „Komische" Läsionen, aber auch ein Ekzem, das nicht auf konservative Therapie reagiert, sollten biopsiert werden. Eine Biopsie sagt aber nur etwas über die Biopsie aus und nichts über die ganze Läsion. Ein Analkarzinom entsteht letztendlich häufig aus einer AIN, daher werden Analkarzinome auch häufig bei Läsionen gefunden, die zunächst als AIN galten. Umgekehrt findet man HGAIN häufig am Rand van exzidierten Analkarzinomen.

9.11 Therapie

9.11.1 Allgemeine Überlegungen

Es gibt keine Therapie, die bei allen Patienten anschlägt und keine Therapie, die ohne Rezidive ist. Da insbesondere die Condylomata acuminata sehr rezidivfreudig sind, sollten mehrere Therapieoptionen zur Verfügung stehen. Da die AWMF-Leitlinie für anogenitale Warzen bzw. intraepitheliale Neoplasien zum Zeitpunkt der jetzigen Fassung nicht abrufbar ist, wird bezüglich der Condylomata acuminata auf die europäische IUSTI Guideline für die Therapie der anogenitalen Warzen und bezüglich der AIN auf den Leitfaden STI-Therapie, -Diagnostik und Prävention der Deutschen STI-Gesellschaft (2022), auf die Clinical Practice Guideline der ASCRS (2018) beziehungsweise auf die Publikation von Chittleborough (2020) verwiesen. Die konservative Therapie geht in der Regel mit einer höheren Lebensqualität einher, insbesondere bei den Patienten, die aufgrund einer Immunsuppression ein höheres Rezidivrisiko haben. Die chirurgische/ablative Therapie hat zwar bessere Ansprech- und Rezidivraten, hat aber auch mehr „Nebenwirkungen" (Schmerzen, Narbenbildung).

Die zu wählende Therapie im Analbereich sollte nach folgenden Kriterien gewählt werden: Befund (einzelne vs. Rasen), Wunsch des Patienten, Möglichkeiten des Therapeuten, Verlauf nach Therapie und Vorbehandlung, Rezidive. Die verschiedenen Optionen (konservativ und operativ/ablativ) lassen sich auch kombinieren.

Nach Therapie von Condylomata bzw. AIN sind Nachuntersuchungen dringend notwendig, da es immer wieder zu Rezidiven kommen kann.

9.11.2 Therapie konservativ – patientenappliziert

Condylomata acuminata (Tab. 9.2)

Tab. 9.2: Konservative Therapieoptionen bei Condylomata acuminata, patienten- und arztappliziert.

Konservative Therapie	IUSTI-Europe-Leitlinie	Indikation	Intraanal	Zugelassen in der Schwangerschaft	Ansprechen	Rezidive
Podophyllotoxin*	1 A	max. 10 Warzen	nein	nein	nicht immer	+ +
Imiquimod*	1 A	nur wenige	Analtampons, off label	nein	nicht immer	+ +
Sinecatechine*	1 A	nur wenige	nein	nein	nicht immer	+ +
5-Fluorouracil#	2 A	nur wenige	nein	nein		
Trichloressig-säure#	1 A	nur wenige	nein	ja	gut	+
Cidofovir#	Nicht erwähnt	Off label	Off label	nein		
Ingenolmebutat	Nicht erwähnt	Einzelfälle	?	nein	gut	+ +
Diphenylcyclo-propenone	Nicht erwähnt	Off label Einzelfälle	nein	nein		

*patientenappliziert; #arztappliziert

Bei der konservativen Therapie wird unterschieden zwischen patientenapplizierten Therapieoptionen (wie Podophyllotoxin) und vom Arzt angewandten Therapien (wie Trichloressigsäure). Patientenapplizierte Optionen sind bei intraanalen Befunden nicht möglich bzw. kontraindiziert oder off-label.

Podophyllotoxin: Nebenwirkungen: schmerzhafte Erosionen und entzündliche Schwellungen. HIV-Infektion, Immunsuppression u. a. sind Kontraindikation.

Imiquimod: Dieses Präparat stimuliert die Immunreaktion der Haut. Wenn der Patient darauf gut reagiert, kann es zu einer Rötung, Wundsein und anderen unangenehmen Empfindungen im Analbereich kommen und entspricht der Wirkung des Präparats. Dies sollte nicht mit einer Allergie verwechselt werden. Imiquimod kann auch bei Rezidiven nach ablativen/operativen Methoden angewendet werden. Imiquimod ist bei Transplantationspatienten kontraindiziert.

Sinecatechine: Als Nebenwirkungen sind lokale Hautreaktionen beschrieben. Als Kontraindikationen gilt auch ein beeinträchtigtes Immunsystem.

5-Fluorouracil: off label, als Nebenwirkungen sind lokale Hautreaktionen sowie Blutungen an den Applikationsstellen bekannt. Kontraindiziert ist eine laufende Therapie mit Methotrexat.

Cidofovir: off label sowohl die topische als auch die intra-lesionale Anwendung, sie wird in Einzelpublikationen beschrieben. Nebenwirkungen: schwere Erytheme, schmerzhafte Erosionen und Nephrotoxizität.

Ingenolmebutat: off label, wirkt wie Imiquimod, stimuliert die Immunreaktion der Haut. Aufgrund des Risikos von malignen Hautveränderungen ruht die Originalzulassung für aktinische Keratose (Stand 2023).

Diphenylcyclopropenone: off label, wirkt wie Imiquimod, stimuliert die Immunreaktion der Haut. Nebenwirkungen: lokale Haureaktion, wie Juckreiz, Bläschenbildung, Ekzem, usw.

9.11.3 Therapie konservativ – arztappliziert

Trichloressigsäure (TCA) 85 %: Nach der Kauterisation kann es zu einer Ulzeration kommen, weswegen die Anwendung zirkulär in der Perianalregion nicht sinnvoll bzw. kontraindiziert erscheint.

AIN – konservative Therapie

Die ANCHOR-Studie (Palefsky JM, Lee JY, Jay N et al. NEJM 2022) hat nachgewiesen, dass bei HGAIN eine eindeutige Therapieindikation besteht. In dieser Studie wurden HIV-positiven Patienten mit bioptisch nachgewiesener HGAIN in zwei Gruppen randomisiert: 1. Gruppe Therapie (ablativ, chirurgisch, topisch), 2. Gruppe aktives Monitoring, aber keine Therapie. Insgesamt wurden über 4000 Patienten eingeschlossen. In der therapierten Gruppe kam es signifikant seltener zu einem Analkarzinom im Vergleich zu der Gruppe, in der die Patienten nur beobachtet wurden. Das bedeutet, dass ein Abwarten bei bekannter AIN („wait and watch") nicht sinnvoll ist.

Die Haut der Perianalregion besteht aus Plattenepithel inklusive ihrer Hautanhangsgebilde. Die AIN finden sich z. T. auch in den Hautangangsgebilden, sodass insbesondere bei HGAIN die Exzision erfolgen sollte. Topisch-konservative Therapien (Tab. 9.3) lassen keine histopathologische Untersuchung zu, mit der evidenten Gefahr, dass ein u. U. bereits invasives Karzinom nur topisch therapiert wird. Falls nach eingehender Aufklärung des Patienten über die Risiken dennoch konservativ therapiert wird, sollten engmaschige Kontrollen erfolgen. Kommt es zu keiner Abheilung oder zum Progress der Läsion, sollte eine Biopsie, besser eine Exzision *in toto* erfolgen. Wie oben erwähnt, gehen die konservativ-topischen Therapien zumeist mit lokalen Nebenwirkungen einher, die bisweilen derart ausgeprägt sind, dass es zum Abbruch der Therapie kommt. Die Anwendung von Cidofovir sollte aufgrund der z. T. schweren unerwünschten Arzneimittelwirkungen, u. a. mit Nephrotoxizität, nicht erfolgen, wenngleich in einzelnen Studien Erfolge für die Behandlung von AIN berichtet wurden.

Tab. 9.3: Konservative Therapieoptionen bei analen intraepithelialen Neoplasien (AIN).

Konservative Therapie	ASCRS-LL	Indikation	Intraanal	Zugelassen in der Schwangerschaft	Ansprechen	Rezidive
Imiquimod	2B	off-label	Analtampons, off label	nein	nicht immer	+ +
5-Fluorouracil	2B	off-label	nein	nein		
Trichloressigsäure	2B	no-label	nein	ja	gut	+
Cidofovir	2B	off-label		nein		

Imiquimod: Die lokale Applikation von Imiquimod in 5 %iger Konzentration ist bei HIV-positiven Patienten wirksamer als bei HIV-negativen. Sie kann auf der Datengrundlage mehrerer kleiner Fallserien in etwa der Hälfte der Fälle zur Abheilung führen.

5-Fluorouracil: Die zur Verfügung stehenden Daten diesbezüglich beziehen sich wie bei den Studien zu Imiquimod überwiegend auf HIV-positive Patienten. Insbesondere bei größeren Läsionen kann die lokale Therapie mit 5-FU in Erwägung gezogen werden.

Trichloressigsäure: Generelle Gesichtspunkte für die Anwendung von Trichloressigsäure (TCA) wurden bereits oben erwähnt. Bei HIV-positiven Patienten kann die Anwendung von 85 %iger TCA in Erwägung gezogen werden. Jedoch reagieren manche Läsionen nicht auf TCA.

9.11.4 Operative Therapie

Condylomata acuminata

Von allen Behandlungsmethoden geht einzig die chirurgische Therapie mit einer nahezu – zumindest für den jeweiligen Zeitpunkt – 100 %igen Clearance-Rate einher. Es existieren diverse Methoden zur chirurgischen Behandlung der Feigwarzen (Tab. 9.4). In der IUSTI-Europe-Leitlinie werden zur chirurgischen Therapie von Condylomata die Entfernung mittels Scherenschlag, Curettage, Laser oder Elektrokoagulation als gleichwertig dargestellt. Es sollten wenigstens einige der Condylomata zur pathologischen Untersuchung eingesandt werden. Insbesondere bei HIV-positiven Patienten lassen sich z. T. HGAIN in klinisch unauffälligen Condylomata nachweisen.

Tab. 9.4: Operative Therapieoptionen bei Condylomata acuminata.

Operative Therapie IUSTI	Hitze-wirkung	Intraanal	Personal-schutz*	Anspre-chen	Rezidive
Kürettage/Exzision 1 A	–	ja	–	gut	+
Elektrokauterisation/-koagulation 1 A	ja	ja	ja	gut	+
Laser 1 A	ja	ja	ja	gut	+
Argon-Plasmakoagulation 1 A	ja	ja	ja	gut	+
Infrarotkoagulation 1 A	Ja	ja	–	gut	+
Kryotherapie 1 A	–	ja	–	gut	+

* während der Behandlung sollten virendichte Schutzmasken (FFP3-Klasse) und Augenschutz getragen werden und eine Absaugung des Evaporats erfolgen.

Vor Beginn der chirurgischen Entfernung sollte die Inspektion der gesamten Anogenitalregion erfolgen (inklusiv Mons pubis sowie Rima ani). Falls bis zu diesem Zeitpunkt noch nicht erfolgt, sollte zudem auch eine Spekulumuntersuchung der Scheide unter Beurteilung der Zervix durchgeführt werden. In diesen Bereichen nachgewiesene Condylomata sollten im Rahmen derselben OP bzw. nachfolgend durch andere Fachdisziplinen behandelt werden. Es ist erstrebenswert, in einer Sitzung alle sichtbaren verdächtigen bzw. nach Betupfen mit Essigsäure verfärbten Areale zu behandeln. Eine zweizeitige Entfernung kann bei weit fortgeschrittenen zirkulären Befunden sinnvoll sein.

Da es sich bei Condylomata um epitheliale Läsionen ohne Tiefenausdehnung handelt, sollten alle Maßnahmen auf die Epidermis beschränkt bleiben, eine Exzision bis in die Subkutis ist nicht notwendig und führt zur Narbenbildung. Bei den Verfahren, bei denen Hitze entsteht, zeigt sich die Ausdehnung des thermischen Effekts erst nach vielen Stunden, sodass kleinere Wunden zu großflächigen und möglicherweise zirkulären Wunden konfluieren können. Bei zirkulären Befunden kann die chirurgische Behandlung in Stenosen des Analkanals resultieren. Werden bei zirkulärem Befall die Läsionen exzidiert, sollten stets ausreichende Gewebeinseln zur Re-Epithelialisierung bestehen bleiben.

Rezidive treten in Abhängigkeit des Zeitraums der Nachbeobachtung in vielen Fällen auf, was die Notwendigkeit einer konsequenten Nachsorge begründet.

Exzision: In Lokal-, Spinal- bzw. Allgemeinanästhesie können größere und zahlreichere Herde problemlos entfernt werden (Abb. 9.1). Werden die Herde mit Kochsalzlösung (u. U. mit Adrenalin versetzt; 1:100.000) unterspritzt, erleichtert dies die Exzision und verringert das Risiko, tiefere Schichten der Haut zu verletzen.

Elektrokauterisierung/-koagulation: Das Kühlen mit NaCl-Lösung verringert das Risiko einer unkontrollierten Hitzeausdehnung in der Umgebung der Läsionen und in zu tiefe Hautschichten („wet excision"/„wet shave").

CO2- und YAG-Laser-Ablation: Diese blutarme Technik eignet sich insbesondere für die Entfernung großer, breitflächiger und konfluierender Läsionen und solcher, die an Stellen lokalisiert sind, die für andere ablative Verfahren schwierig zugänglich sind (intraanal). Die Behandlung mittels Laser ist kostenaufwendig.

Argon-Plasma- und Infrarot-Koagulation: Auch diese Optionen eignen sich gut zur Behandlung großer, breitflächiger und konfluierender Läsionen.

Die Kryochirurgie wird nur noch selten bei Condylomata acuminata eingesetzt.

AIN

Für die chirurgische Therapie der AIN lassen sich grundsätzlich dieselben Techniken anwenden wie bei der Behandlung der Condylomata (Tab. 9.5). Die vorliegenden Leitlinien europäischer und nordamerikanischer Fachgesellschaften stellen keine der Techniken als herausragend dar, sondern weisen darauf hin, dass alle Verfahren mit einer hohen Rate an Rezidiven einhergehen. Die chirurgische Exzision ist wie oben bereits erwähnt die Therapie der ersten Wahl bei Vorliegen von HGAIN (Abb. 9.4). Die rein ablativen Techniken liefern kein histologisches Präparat und ein u. U. vorliegendes Karzinom wird nicht erkannt. Anders als bei den Condylomata müssen bei der perianalen HGAIN auch tiefere dermale Schichten mitentfernt werden. Konkret bedeutet dies die Exzision bis in die Subkutis unter Mitnahme der Hautanhangsgebilde. Sollte bei Läsionen, die makroskopisch im Gesunden exzidiert wurden, mikroskopisch eine randbildende Exzision beschrieben werden, sollte bei HGAIN eine erneute, komplettierende Exzision des betreffenden Areals erfolgen. Um eine wahllose Nachexzision zu vermeiden, ist eine genaue und eindeutige Markierung der Ränder des Exzidats notwendig. Bei ausgedehnten Befunden bzw. in Abhängigkeit sonstiger Konstellationen (Nebenerkrankungen, Wunsch der Patienten, Anzahl der vorangegangenen Operationen u. a.) kann die engmaschige Kontrolle eine Alternative sein. Metachron treten AIN häufig bei Patienten mit o. g. Risikoprofil auf, sodass bei diesen eher ablative Verfahren Anwendung finden, die mit einer besseren Lebensqualität einhergehen. Diese Patienten bedürfen einer sehr engmaschigen Nachsorge, u. U. auch unter Einsatz der Zytologie und HRA.

Verdächtige Hautareale intraoperativ mit Essigsäure zu betupfen, kann es erleichtern, makroskopisch weitgehend unauffällige AIN-Areale zu detektieren. Bei flächigen, schlecht abgrenzbaren Läsionen ist ein „mapping" zu empfehlen, indem bei 3, 6, 9 und 12 Uhr auf Höhe der Linea dentata aus dem distalen Analkanal (Linea anocutanea) und aus dem Analrand Biopsien gewonnen werden. Ein „mapping" sollte auch bei Risikopatienten durchgeführt werden, bei denen makroskopisch unauffällige Befunde (Marisken/Fibromata) oder „normale" Condylomata exzidiert wurden, aber histologisch HGAIN diagnostiziert wurde.

Tab. 9.5: Operative Therapieoptionen bei AIN.

Operative Therapie	Hitze-wirkung	Intraanal	Präparat	Personal-schutz*	Anspre-chen	Rezidive
Kürettage/Exzision	–	ja	+		gut	+
Elektrokauterisation/-koagulation	ja	ja	–	ja	gut	+
Laser	ja	ja	–	ja	gut	+
Argon-Plasmakoagulation	ja	ja	–	ja	gut	+
Infrarotkoagulation	ja	ja	–	–	gut	+
Kryotherapie	–	ja	–	–	gut	+

* während der Behandlung sollten virendichte Schutzmasken (FFP3-Klasse) und Augenschutz getragen werden und eine Absaugung des Evaporats erfolgen.

Analog zur chirurgischen Behandlung bei Condylomata, kann die Exzision bei zirkulären Befunden in Stenosen des Analkanals resultieren (s. o.). Die Narbenbildung perianal ist aufgrund der tieferen Wunden ausgeprägter als bei der chirurgischen Behandlung von Condylomata. Im Analkanal ist eine tiefe Exzision jedoch nicht notwendig, da hier keine Hautanhangsgebilde vorkommen. Es ist daher – falls möglich – umso wichtiger, ausreichende Epithelareale zu belassen. Nach Therapie einer HGAIN sollte eine konsequente und engmaschige Nachsorge erfolgen.

Vollständigkeitshalber wird erwähnt, dass in Einzelfällen auch andere Therapieoptionen (von der photodynamischen Therapie bis zur Strahlentherapie!) bei der Behandlung von AIN beschrieben worden sind. Die Strahlentherapie ist keine Methode der Wahl für eine AIN.

9.12 Komplikationen

9.12.1 Condylomata acuminata

Aufgrund zu tiefer Exzision kann es zu einer Narbenbildung kommen, bei zirkulären Befunden kann es somit zu zirkulären Stenosen kommen. Bei den Verfahren, bei denen Hitze entsteht, ist darauf zu achten, dass gekühlt wird („wet excision"). Die Wunden nach Kauterisation bzw. Laser sind zunächst klein, durch die thermische Nachwirkung kann es bei ausgedehnten Befunden zu einem Konfluieren der Wunden kommen, was ebenfalls zu Narbenbildung und Stenosen führen kann. Insbesondere im Analkanal sollte vermieden werden, dass zirkuläre Wundflächen entstehen.

Bei Risikogruppen (Tab. 9.1) kann es im weiteren Verlauf nicht nur zu Rezidiven, sondern auch zu AIN bzw. Analkarzinomen kommen.

9.12.2 Anale intraepitheliale Neoplasie

Sofern eine AIN exzidiert wird, gilt auch bei der AIN, dass zirkuläre Wundflächen vermieden werden sollten, da sonst Stenosen entstehen können.

Gerade bei den Risikogruppen kommt es häufiger zu AIN, sodass bei solchen Patienten ein ablatives Verfahren gewählt werden kann. Dieses geht zwar mit einer besseren Lebensqualität im Vergleich zu den chirurgischen Verfahren einher, diese Patienten bedürfen aber einer engmaschigen Nachsorge (u. a. mit Zytologie und HRA).

In 10–20 % der Fälle kann bei HGAIN im weiteren Verlauf ein invasives Analkarzinom diagnostiziert werden, weswegen nicht nur bei den Risikogruppen eine Nachsorge durchgeführt werden sollte.

9.13 Besonderheiten

Im Analkanal begegnen sich Zylinderepithel des Rektums (proximal) und Plattenepithel des Analkanals (das Anoderm, distal der Linea dentata). Dazwischen gibt es eine mehr oder weniger breite Übergangszone mit Übergangsepithel. Dies bedeutet, dass Condylomata acuminata bzw. AIN-Läsionen sich nicht nur im Anoderm (distal der Linea dentata), sondern auch proximal davon in der Transitionalzone (anatomisch distales Rektum) entwickeln können. Das Anoderm hat eine hohe Konzentration an Schmerzrezeptoren, ist somit sehr empfindlich. Postoperativ sollte eine entsprechende Schmerzmedikation rezeptiert werden. Schmerzlindernd wirken auch Sitz- oder Duschbäder mit lauwarmem Wasser. Auch könnte eine Relaxationstherapie des Analkanals begonnen werden, um eine Analkanalstenose (schmerzbedingt) vorzubeugen. Chemische Relaxation: Salben mit Glyceroltrinitrat, Diltiazem oder Nifedipin, eventuell kombiniert mit Lidocain. Mechanische Relaxation: Stuhlregulierung und vom Patienten selbst durchgeführte Dehnungstherapie mit Analdilatatoren.

9.14 Prävention

Für die folgenden Absätze sei auch auf die S3-Leitlinie zur Impfprävention HPV-assoziierter Läsionen verwiesen (gültig bis 2025).

9.14.1 Primär

Nach Einführung der HPV-Impfung in Australien und Dänemark (zunächst nur bei Mädchen/Frauen) mit Impfraten von ca. 80 % sank die Inzidenz der HPV-assoziierten Läsionen und Tumoren und damit auch der anogenitalen Warzen signifikant. In Deutschland erreicht die für Mädchen zwischen dem 9. und 14. Lebensjahr empfohlene

Impfung nur eine Impfquote von ca. 40 %, ohne dass ein signifikanter Effekt auf die Inzidenz der HPV-assoziierten Läsionen und Tumoren erreicht werden konnte (fehlende „Herdenimmunität"). Die einzelne Frau profitierte, aber nicht die Gesamtbevölkerung. Um eine „Herdenimmunität" zu erreichen, können jetzt auch Jungen/Männer gegen HPV geimpft werden, d. h. seit 2019 wird die HPV-Impfung auch für Jungen in Deutschland empfohlen.

Bis zum 14. Lebensjahr reichen zwei Impfungen (im Abstand von mindestens fünf Monaten). Wird die erste Impfung erst ab dem 15. Lebensjahr durchgeführt, sind insgesamt drei Impfungen notwendig. Es sollte der neunvalente Impfstoff benutzt werden.

Der HPV-Impfstatus sollte insbesondere bei Patienten überprüft werden, bei denen eine mögliche, immunsuppressive Therapie zukünftig in Erwägung gezogen wird (Transplantationskandidaten, Patienten mit CED, rheumatoider Arthritis, usw.).

9.14.2 Sekundär

Obwohl einzelne Publikationen über einen möglich positiven Effekt der (nachträglichen, d. h. postoperativen) Impfung berichten, gibt es auch Publikationen, die diesen Effekt nicht nachweisen konnten. In Einzelfällen kann die (nachträgliche) HPV-Impfung erwogen werden.

9.14.3 Tertiär

Es gibt keine Daten, die einen Effekt der alleinigen Impfung zur Therapie belegen.

Weiterführende Literatur

AG HPV der Ständigen Impfkommission (STIKO). Wissenschaftliche Begründung für die Empfehlung der HPV-Impfung für Jungen im Alter von 9 bis 14 Jahren. Epid Bull. 2018;26:233–50. doi: 10.17886/EpiBull-2018–032

Bruni L, et al. Global and regional estimates of genital human papillomavirus prevalence among men: a systematic review and meta-analysis. Lancet Glob Health. 2023. PMID: 37591583.

Chittleborough T, Tapper R, Eglinton T, et al. Anal squamous intraepithelial lesions: an update and proposed management algorithm. Tech Coloproctol. 2020;24(2):95–103. doi: 10.1007/s10151-019-02133-4.

Darragh TM, Colgan TJ, Cox JT, et al. The Lower Anogenital Squamous Terminology Standardization Project for HPV-associated lesions: background and consensus recommendations from the College of American Pathologists and the American Society for Colposcopy and Cervical Pathology. J Low Genit Tract Dis. 2012;16(3):205–42.

Deutsche Aids Gesellschaft e. V. (DAIG). S2k-Leitlinie. Anale Dysplasien und Analkarzinome bei HIV-Infizierten: Prävention, Diagnostik, Therapie. https://www.awmf.org/leitlinien/detail/ll/055-007.html

Gilson R, Nugent D, Werner RN et al. 2019 IUSTI-Europe guideline for the management of anogenital warts. J Eur Acad Dermatol Venereol. 2020 Aug;34(8):1644–1653. doi: 10.1111/jdv.16522.

Gross GE, Werner RN, Becker JC, et al. S2k-Leitlinie: HPV-assoziierte Läsionen der äußeren Genitalregion und des Anus – Genitalwarzen und Krebsvorstufen der Vulva, des Penis und der peri- und intraanalen Haut (Kurzfassung). JDDG 2018;242–256. DOI: 10.1111/ddg.13441

Gross GE, Wieland U, Werner RN, et al. Impfprävention HPV-assoziierter Neoplasien. https://register.awmf. org/de/leitlinien/detail/082-002.

Jay N, Berry JM, Hogeboom CJ, et al. Colposcopic appearance of anal squamous intraepithelial lesions: relationship to histopathology. Dis Colon Rectum. 1997;40(8):919–28.

Palefsky JM, Lee JY, Jay N, et al. Treatment of Anal High-Grade Squamous Intraepithelial Lesions to prevent anal cancer. N_Engl_J_Med. 2022;386:2273–82.

Paul-Ehrlich-Gesellschaft für Chemotherapie e. V. (PEG). S2k-Leitlinie. HPV-assoziierte Läsionen der äußeren Genitoanalregion und des Anus – Genitalwarzen und Krebsvorstufen der Vulva, des Penis und der peri- und intraanalen Haut. https://www.awmf.org/leitlinien/detail/ll/082-008.html

Skinner PP, Ogunbiyi OA, Scholefield JH, et al. Skin appendage involvement in anal intraepithelial neoplasia. Br J Surg. 1997;84:675–8.

Stewart DB, Gaertner WB, Glasgow SC, et al. The American Society of Colon and Rectal Surgeons Clinical Practice Guidelines for Anal Squamous Cell Cancers (revised 2018). Dis Colon Rectum. 2018;61(7):755–74.

10 Acne inversa

Alex Furtwängler

10.1 Kapitelzusammenfassung

Die Akne inversa (AI) ist eine chronisch-entzündliche Erkrankung intertriginöser Hautregionen, die eine hohe Konzentration apokriner Schweißdrüsen aufweisen. Neuere wissenschaftliche Daten, insbesondere zur humoralen Immunreaktion, eröffnen modifizierte nicht-invasive Therapieoptionen.

10.2 Definition

Bei der AI handelt es sich um eine entzündliche Hauterkrankung mit chronisch intermittierendem Verlauf. Als Prädilektionsstellen gelten die regiones axillares, inguinales und sowie anogenitalis, also intertriginöse Hautpartien (der Beugeseiten), die vermehrte apokrine Drüsen aufweisen.

Klinisch zeigen sich initial umschriebene, schmerzhafte, noduläre, kutan und subkutan lokalisierte Entzündungszeichen. Der individuelle klinische Verlauf der AI kann interläsional variieren, weist jedoch meist eine Progressionstendenz der Läsionen auf. Sekundär resultieren Schmerzen, häufig ein Odor infolge einer putriden Sekretion der abszedierenden Foci mit Sinus- und Narbenbildung als Endergebnis. Die Chronizität der AI führt zu erheblichen physischen und psychischen Belastungen der Betroffenen.

Entsprechend der modifizierten Dessau Definition sollten für die Diagnose der AI folgende drei Kriterien nachweisbar sein:
a) typische Läsionen an
b) charakteristischen Prädilektionsstellen und die
c) Chronizität der Erkrankung.

10.2.1 Ätiologie

Die exakte Ätiologie und gleichermaßen die Chronizität der AI ist bis heute nicht geklärt. Vielmehr wird eine multifaktorielle Störung angenommen. Als Ursache gilt heute eine Störung des Terminalhaarfollikels. Die bis heute in der Literatur gebräuchlichen Synonyme der AI (z. B. Hidradenitis suppurativa, Pyoderma fistulans sinifica und M. Verneuil) reflektieren mittlerweile widerlegte Vorstellungen zur Genese der AI.

Potenzielle, die AI beeinflussende Faktoren können subsummiert werden in genetische, individuelle, endokrine und mikrobiologische Faktoren (s. Tab. 10.1)

Tab. 10.1: Mögliche individuelle Co-Faktoren bei der Krankheitsentstehung der Akne.

Ätiopathogenetische Faktoren	Ursache	Betroffene	Auswirkung
genetisch	autosomal-dominantes Vererbungsmuster unklares Vererbungsmuster	bei ca. 35 %: familiäre Häufung/Prävalenz Alteration der adaptiven Immunabwehr und modifizierte T-Lymphozyten-Differenzierung und -Aktivierung	Mutation von γ-Sekretase-assoziierten Genen (NCSTN, PSENEN, PSEN1) IL (Interleukin) –12, IL-23 IL-1
individuell	Nikotinabusus Adipositas reduzierte Zink und Vit. D-Konzentrationen	bei 80 % der Betroffenen höher als die durchschnittliche Rate des Nikotinabusus erhöhter BMI (> 30)	Obstruktion des Terminalhaarfollikels mit konsekutiver Hyperkeratose metabolisches Syndrom Progress der Läsionen
endokrin	Pubertät: Sexualhormone	häufiger Beginn der AI	negativ hinsichtlich Schweregrad und Verlauf der AI
mikrobiell/bakteriell	verändertes Mikrobiom: relative Vermehrung anaerober opportunistischer Bakterien und Biofilmentstehung mit sekundär abnormaler Immunreaktion		eher sekundäre Besiedelung als auslösender Faktor
spezifische epidemiologische Faktoren	nach Geschlecht und Ethnie	Prädilektion: Männer: gluteal Frauen: axillär, inguinal	weiblich:männlich Kaukasier: 3:1 Asien: 1:2

10.3 Pathogenese

Histopathologische Untersuchungen belegen die Okklusion des Haarfollikels als Primärläsion, ausgelöst durch eine infundibuläre Hyperkeratose in Verbindung mit einer Hyperplasie des follikulären Epithels. Konsekutiv sammelt sich Detritus im Terminalhaarfollikel mit begleitender Vermehrung der polymikrobiellen Besiedelung. Bei Progression der AI lässt sich eine Dilatation der Talgdrüsen-Haarfollikel-Einheit (folliculo-pilo-sebaceous unit; FPSU) verbunden mit einer Zystenbildung nachweisen, häufig gefolgt von einer Follikelruptur. Letztere resultiert in einer klassischen Entzündungsreaktion der Dermis, die zu einer perpetuierenden, lokalen Entzündung mit erhöhten Konzentrationen pro-inflammatorischer Zytokine (z. B. TNFα, Interleukin [IL]-17), aber auch anti-inflammatorischer Mediatoren (IL-10) führt. Diese humorale Immunantwort der AI-Läsionen sowie deren unmittelbaren Nachregionen führt möglicherweise zu einer reduzierten Expression antibakterieller Proteine und begünstigt über die Persistenz von Keimen in den betroffenen Hautarealen die chronische Entzündungsreaktion. Die erhöhte Konzentration an bakteriellen Produkten entfaltet chemotaktische Wirkung und verstärkt wiederum die Einwanderung von Immunzellen und deren Ausschüttung von Entzündungsmediatoren: Es resultiert ein *Circulus vitiosus*, der zur Chronifizierung des Geschehens und zur Destruktion der normalen Hautarchitektur beitragen kann.

Diese für die AI typischen Veränderungen sind auch für andere entzündlichen Dermatosen beschrieben und werden als bestätigender Hinweis für diesen Pathomechanismus interpretiert. Zu der sog. Akne tetrade (engl.: follicular occlusion tetrade) zählen neben der AI der infizierte Pilonidalsinus, die Acne keloidalis nuchae sowie die Acne conglobata.

Durch die Erkrankung ausgelöste psychische Belastungen der Betroffenen könnte als Co-Faktor die Immunreaktion modulieren und das Entstehen und den Progress der AI begünstigen. Wiederum können psychologische Faktoren (Stress, drohende soziale Isolation und Existenzängste) Verhalten wie Essstörungen und Nikotinkonsum begünstigen, die zur Exazerbation der AI beitragen.

10.4 Inzidenz

Die Prävalenz der AI in Europa liegt bei ca. 1 %, wird jedoch vermutlich unterschätzt, da sich die Erkrankung phänotypisch unterschiedlich präsentiert und häufig nicht als Entität erkannt wird. Eine familiäre Häufung der Erkrankung ist belegt, eine genetische Mutation in einer Subgruppe der Betroffenen nachgewiesen.

10.5 Epidemiologie

In der Regel zeigen sich typischen AI-Symptome im jungen Erwachsenenalter (zweite und dritte Dekade), eine Manifestation vor der Pubertät und nach der Menopause ist selten. Epidemiologische Daten belegen, dass die AI beim weiblichen Geschlecht sowie bei Betroffenen mit „skin of color: SOC" (afrikanischer oder südamerikanischer Abstammung im Vergleich zur kaukasischen Ethnie) häufiger auftritt. Ferner liegen Daten zu evtl. aggravierenden Einflüssen weiterer Co-Faktoren (u. a. Metabolisches Syndrom, Störungen des Androgenstoffwechsels sowie Nikotinabusus) vor (s. Tab. 10.1).

Epidemiologisch ist bei AI-Patienten ein erhöhtes Risiko für kardiovaskuläre Ereignisse, Suizide sowie eine erhöhte Gesamtsterblichkeitsrate dokumentiert [Diaz].

10.6 Klassifikation

Zur Ermittlung des Schweregrads der AI wurden unterschiedliche Scores entwickelt. Korrespondierend zum klinischen Verlauf und zur Beurteilung der Therapieindikation wird die AI nach Hurley in drei Stadien unterteilt (Tab. 10.1). Da die Progredienz der Erkrankung unberücksichtigt bleibt, eignet sich der Hurley-Score nicht zur Verlaufsbeurteilung.

Tab. 10.2: Stadien der AI nach Hurley.

Hurley	Klinik	Prävalenz
Stadium 1	solitäre oder multiple Abszesse ohne Sinus- oder Narbenbildung	ca. 64 %
Stadium 2	rekurrierende Abszesse mit Strang- und Narbenbildungen	ca. 31 %
Stadium 3	diffuser Befall mit Narbensträngen und Kontrakturen	ca. 4 %

Die European Hidradenitis Suppurativa Foundation (EHSF) etablierte und validierte 2017 das „International Hidradenitis Severity Score System" (IHS4) für eine Einteilung der AI in leichte, moderate und schwere Verlaufsformen. Der Sartorius-Score gestattet am besten die Beurteilung des klinischen Verlaufs, insbesondere von Therapieerfolgen. Zusätzlich finden sich weitere etablierte Scores (Numeric Rating Scale [NRS] und Physician´s Global Assessment [PGA]) zur Klassifizierung der AI.

10.7 Symptomatik

Die Diagnose der AI ist durch eine ausgeprägte Variabilität der typischen Symptome erschwert. Initial werden punktuell schmerzhafte, subkutan lokalisierte Indurationen als Leitsymptom wahrgenommen. Diese Knotenbildung kann persistieren, sich zurückbilden, rezidivieren oder sich über eine granulomatöse Entzündung zu einer Abszedierung mit Sinusbildung weiterentwickeln. Gelegentlich konfluieren primär solitäre und separierte Herde zu flächigen Affektionen. Im akuten Entzündungsstadium sind die Patienten durch starke Schmerzen, häufig begleitet durch ein eitrig-blutige Sekretion mit Odor belastet. Im Abheilungsstadium entwickelt sich eine Fibrose mit Sinusbildungen (in der Literatur häufig als Fistel bezeichnet) und hypertrophen Narbensträngen, die über Kontrakturen zu Bewegungseinschränkungen führen können. Bei progredientem Verlauf der AI entwickelt sich ein gemischtes Bild aus frischen Veränderungen (schmerzhafte Knotenbildung) und länger bestehenden Manifestationen (Sinus, Narben und Pigmentstörungen). Wird keine adäquate Therapie zur Kontrolle der AI eingeleitet, können schwerwiegende Komplikationen drohen – lokal: Kontrakturen, Plattenepithelkarzinome, sowie systemisch: Bakteriämien, Depressionen (ausgelöst z. B. durch Existenzängste, soziale Isolation), Anämie, Malaise.

10.8 Diagnostik

Für die Diagnose der AI ist die klinische Untersuchung mit dem Nachweis der spezifischen Veränderungen an den definierten Prädilektionsstellen in Verbindung mit anamnestischen Angaben zu dem typischerweise chronisch rezidivierenden Krankheitsverlauf, evtl. in Verbindung mit den klassischen Co-Faktoren, entscheidend.

Die Erkrankung verläuft auch bei großflächigen und konfluierenden Abszedierungen meist ohne systemische Begleitreaktionen, serologisch können erhöhte Entzündungsparameter bei exazerbierten Verlaufsformen nachgewiesen werden. Weder die Entnahme einer Hautbiopsie noch die mikrobiologische Differenzierung des Erregerspektrums ist für die Diagnosestellung oder Therapieplanung relevant. Gleiches gilt für die hochauflösende Sonographie oder MR-Diagnostik, die lediglich über die Tiefenausdehnung der Abszedierungen Informationen liefern kann. Die Diagnose der AI wird – auch im Vergleich zu anderen Dermatosen – häufig sehr spät gestellt, berichtet wird über eine Verzögerung von (7,2 ± 8,7 Jahre).

10.9 Besonderheiten

Aktuelle Studien belegen, dass es sich bei der AI um eine Systemerkrankung handelt. Zuletzt wurden Risikofaktoren definiert, deren Kausalität für und deren Einfluss auf die Genese der AI aktuell wissenschaftlich noch nicht gesichert ist, die jedoch den klinischen Verlauf der Erkrankung beeinflussen. Vorrangig ist der Nikotinabusus zu erwähnen. Als weitere Determinanten für die AI ist das Metabolische Syndrom (führend die Adipositas) und chronisch entzündliche Erkrankungen (M. Crohn, Colitis ulcerosa, Spondylarthropathie) bekannt.

10.10 Differenzialdiagnosen

In anogenitaler Lokalisation müssen primär fistulierende oder abszedierende Erkrankungen mit kryptoglandulärem Ursprung und perianale bzw. anogenitale Manifestationen einer chronisch entzündlichen Darmerkrankung oder eine Bartholinitis von der AI abgegrenzt werden. Rezidivierende Follikulitiden können sich insbesondere in frühen Stadien ähnlich wie die AI präsentieren. Der infizierte Pilonidalsinus findet sich überwiegend präsakral, erstreckt sich selten aber auch bis perianal und weist – da auch für den Pilonidalsinus eine Störung des Terminalhaarfollikels als Ursache diskutiert wird – ähnliche kutane und subkutane Veränderungen auf.

10.11 Therapie

Die Therapieplanung der AI basiert auf einigen Grundsätzen, die zu berücksichtigen und den Betroffenen zu vermitteln sind:

1. Eine kausale Therapie und somit eine Heilung der AI ist derzeit nicht möglich.
2. Die Therapie erfolgt stadiengerecht und ist individuell anzupassen, eine psychosomatische Begleitung sollte diskutiert werden.
3. Ergänzend zur konservativen oder kurativ chirurgischen Therapie müssen die Betroffenen über flankierende Maßnahmen (u. a. Nikotinkarenz, Gewichtsreduktion, Vermeidung lokaler Hautirritationen durch enganliegende Kleidung) informiert werden, um Symptome zu lindern und den Krankheitsverlauf positiv beeinflussen zu können.
4. Ein früher Therapiebeginn ist anzustreben, um irreversible Folgezustände der AI zu vermeiden.
5. Die Behandlung evtl. assoziierter Begleiterkrankungen der Systemerkrankung AI ist erforderlich.

Informationen zu dem Krankheitsbild der AI sind für die Betroffenen unerlässlich. Diese sollten zu einem frühen Zeitpunkt in einem ausführlichen Gespräch vermittelt werden und Grundlage für eine evtl. mögliche Änderung der persönlichen Lebensführung darstellen (flankierende Maßnahmen: Kleidung, ggf. Ernährungsumstellung, evtl. Supplementation von Vitaminen etc.).

Die aktuellen medikamentöse Therapiemodalitäten beinhalten topische und systemische Antibiotika, anti-inflammatorische Agenzien, Biologika sowie hormonell aktive Substanzen. Die Anwendung von Vitamin-A-Säure-Derivaten wird konträr diskutiert.

Bei zunehmender Evidenz zur Wirksamkeit von Licht- und Lasertherapien gewinnen diese Therapieansätze rasch an Bedeutung. Als experimenteller Ansatz wie auch als ultima ratio ist eine Studie zur Symptomkontrolle und Wirksamkeit einer lokalen fraktionierten Radiatio mit Photonen zu verstehen.

Operative Verfahren umfassen ausschließlich lokale Maßnahmen: De-Roofing samt Curettage bis zur Exzision des erkrankten Gewebes im Gesunden.

Wichtig zu erwähnen ist, dass nicht jeder Betroffene für ein chirurgisches Vorgehen – als einzig kurative Therapieform – in Frage kommt, da alle Operationen die Lebensqualität zumindest temporär beeinträchtigen. Andererseits ist die Wirksamkeit einer systemischen Therapie in einer signifikanten Gruppe der Betroffenen eingeschränkt und zeigt häufig unerwünschte Nebenwirkungen. Zusammenfassend sind weitere wissenschaftliche Analysen von immenser Bedeutung zum besseren Verständnis der evtl. zugrundeliegenden Pathomechanismen und als Grundlage für individuelle Therapieentscheidungen.

Die dargestellten Therapieoptionen werden im Folgenden entsprechend den aktuellen Datenlage lediglich skizziert. Eine umfassende Darstellung bei der vermuteten multifaktoriellen Genese der AI würde an dieser Stelle zu weit führen und ist den Leitlinien und wissenschaftlichen Publikationen detailliert zu entnehmen.

10.12 Medikamentöse Therapie

Die systemische Therapie der AI orientiert sich an neuen immunologischen Erkenntnissen zur Pathogenese, an der Verfügbarkeit weiterer wirksamer Biologika und am Schweregrad der AI und wird sich voraussichtlich zukünftig weiter verändern.

Durch konservative Behandlungsmethoden ist keine Restitutio ad integrum möglich. Ziele der medikamentösen Therapie sind es, die klinischen Symptome zu minimieren, die Progression der AI zu begrenzen und eine temporäre Remission einzuleiten. Die Datenlage zu Therapieverfahren ist in den vorliegenden Studien begrenzt und stützt sich im Wesentlichen auf retrospektive Untersuchungen.

Bezüglich der nachfolgenden Therapieoptionen der AI ist nachdrücklich darauf hinzuweisen, dass die Verabreichung diverser antimikrobieller Substanzen und einiger Biologika, wie diese evidenzbasiert im Folgenden vorgeschlagen wird, eine „Off-label"-Verwendung (exkl. Adalimumab/Humira®) darstellt.

Für Erkrankte mit Hurley Stadien I und II mit einzelnen Herden und ohne Abszedierung der Läsionen wird die topische Anwendung von 1 %iger Clindamycin-Lösung empfohlen (2-mal täglich über 12 Wochen). Verglichen mit einer Plazebotherapie wird eine signifikant bessere Wirkung beschrieben und zeigt den gleichen therapeutischen Nutzen wie die orale Therapie mit Tetrazyklin (2-mal 500 mg/die über 12 Wochen).

Zur Vermeidung lokaler bakterieller Superinfektionen sowie der progressiven Entzündung bzw. von lokalen Mazerationssymptome vorzubeugen, werden in der Literatur andere topisch anzuwendende Substanzen beschrieben, u. a. Resorcin sowie andere Antiseptika wie Chlorhexidin, Jod oder Octenidin, die ähnlich wie die intraläsionale Kortikoidinjektion (Triamcinolon 10 mg/ml) die Symptome kontrollieren und die Schmerzen reduzieren können.

Bilden sich simultan mehrere Herde oder kommt es häufig zu Exazerbationen der AI wird eine systemische Antibiotikagabe empfohlen. Eine Triple-Therapie, bestehend aus Clindamycin (10 mg/kg, 1-mal täglich über 12 Wochen), Moxifloxazin (400 mg, 1-mal täglich über 12 Wochen) plus Metronidazol (400 mg, 3-mal täglich während der ersten 6 Wochen), wird in der Europäischen Leitlinie vorgeschlagen.

Die systemische Therapie mit Clindamycin plus Rifampicin (jeweils 300 mg 2-mal täglich mit einer Therapiedauer bis zu 12 Wochen) ist dabei die am besten untersuchte Antibiotikakombination und wird für Patienten mit Hurley Stadien II und III empfohlen, ergänzt kann Zinkgluconat (3 × 30 mg/Tag) verordnet werden. Alternativ kann Doxycyclin statt Rifampicin verabreicht werden. Mit dieser Kombination konnte der AI-Verlauf in bis zu 86 % der Fälle verbessert werden, jedoch verbunden mit einer Nebenwirkungsrate (Nausea, Diarrhö, Hepatopathie und selten pseudomembranöse Enterocolitis) bis maximal 38 %.

Bei der Therapie mit Biologika zeigt die Gabe von Infliximab (anti-TNFα-Antikörper: 5 mg/kg i. v. in Woche 0, 2 und 6, anschließend alle 8 Wochen) eine positive Wirkung auf den Verlauf. Gleiches gilt für die Verabreichung von Adalimumab (IgG1-κ-Antikörper der TNFα bindet in einer Dosierung von initial 160 mg s. c., 1 Woche später 80 mg und anschl. 40 mg wöchentlich), der durch die Blockade von TNFα eine vergleichbare biologische Wirkung wie Infliximab entfaltet. Durch die Behandlung mit Ustekinumab (IgG1-κ-Antikörper gegen p40, ein Epitop von IL-12 und IL-23) konnte der Verlauf der AI günstig beeinflusst werden, gleiche Erfahrung werden für die Therapie mit Anakinra (IL1-Rezeptorantagonist) sowie mit Secukinumab (Anti-IL17-Antikörper) beschrieben. Die Therapie mit Apremilast, ein Phosphodiesterase-4-Hemmer, blockiert die TNFα-Freisetzung, hemmt konsekutiv die Produktion von pro-inflammatorischen Zytokinen und kann den Verlauf der AI ebenso günstig beeinflussen.

Der Stellenwert eines hormonellen Einflusses auf die Entstehung und den Verlauf der AI wird diskutiert. Entsprechend sind einige Studien zur Therapie mit Antiandrogenen, Finasterid (5-α-Reduktasehemmer) und Cyproteron (Progesteron-Derivat als kompetitiver Antagonist zu Testosteron am Androgenrezeptor) in Kombination mit Östrogenen publiziert, die eine therapeutische Wirkung vermuten lassen.

Weiterhin wurde über Behandlungserfolge durch die Verabreichung von Cyclosporin A (Calcineurininhibitor) berichtet.

10.13 Laser- und Licht-Therapie

Die lokale Verabreichung von Energie zur Destruktion des Haarfollikels gewinnt zunehmende Bedeutung bei der Therapie der AI.

Laserbehandlung – selektive Photothermolyse

Die Therapie mit einem Laser (Nd-YAG-, Rubin- und Alexandrite-, Diode- oder CO_2-Laser) wirkt auf das Zielgewebe selektiv-destruktiv oder ablativ. Methodisch basieren die Laser- und Lichttherapien auf der selektiven Photothermolyse (SPTL). In strenger Abhängigkeit von der Wellenlänge des Lichtes, der Energiedichte und der Applikationsdauer der Energie (Impulsdauer) entsteht lokal im Zielgewebe Hitze, ohne dass benachbarte, weniger pigmentierte Strukturen (Reflexion des Lichtes) signifikanten Nebenwirkungen ausgesetzt sind. Melanin als Pigment u. a. der Haare spielt als Chromophor die entscheidende Rolle. Über die pigmentierte Zielstruktur (Haar) wird sekundär die Stammzelle des Haarfollikels, die das Haarwachstum reguliert, geschädigt. Das Haarwachstum erfolgt in verschiedenen Phasen, weshalb diese SPTL in den relevanten Wachstumsphasen des Terminalhaarfollikels für ein bestmögliches Ergebnis wiederholt angewendet werden muss. Histologisch zeigt sich initial ein neutrophiles Infiltrat, gefolgt von einer granulomatösen Entzündung (ca. 4 Wochen nach der Therapie), später ein entzündliches Infiltrat um den Zelldetritus nach Destruktion der Terminalhaarfollikels.

Intense pulsed light plus Radiofrequenz

Seit 2017 ist die lokale, kombinierte Applikation aus zwei Formen elektromagnetischer Wellen (intense pulsed light [IPL] und Radiofrequenz [RF]) als sog. LAIght®-Therapie in Deutschland zugelassen. Deren Wirkung beruht auf entzündungs- und zellwachstumhemmenden Effekten und kann als Monotherapie oder adjuvant zu medikamentösen und/oder operativen Therapieformen für alle Schweregrade der AI eingesetzt werden. Die besten Ergebnisse wurden bei Hurley-Stadien I und II erzielt. Zudem ist wissenschaftlich belegt, dass durch die LAIght®-Therapie die Remissionsphase verlängert werden kann.

10.14 Operative Therapie

Bei irreversiblen Hautveränderungen verfehlt die medikamentöse Therapie ihren anti-inflammatorischen Ansatz, es besteht die Indikation zur operativen Sanierung. Dabei bestimmen neben dem Verlauf der AI (Schweregrad, Lokalisation, Ausdehnung) auch die Patientencharakteristika (Komorbiditäten, Compliance) sowie die Erfahrung des Operateurs, ob die Indikation für eine Exzision der Herde besteht oder weniger invasive, auf die Läsion begrenzte und gewebeerhaltende Resektionstechniken angewandt werden. Die Betroffenen müssen über die Rezidivneigung der AI informiert werden.

Die radikale großflächige Exzision alterierter Hautareale ist die einzige Therapie mit lokal kurativer Zielsetzung. Eine zwingende Indikation besteht bei Malignitätsverdacht oder bei Betroffenen im Hurley-Stadium II und III mit strukturellen Hautveränderungen infolge einer progredient verlaufenden AI mit ausgedehnten Abszessen, fistulierenden Hautarealen oder „plattenartigen", indurierten und kontrakten Narben. In der Literatur wird die Entfernung des destruierten Gewebes bis in endzündungsfreies Fettgewebe diskutiert, ebenso die Exzision bis auf die angrenzende Faszie. Aktuell gilt die Erfahrung des Operateurs in der visuellen und palpatorischen Beurteilung der Resektionsränder insbesondere bei Hurley-Stadium I und II als Kriterium für die Festlegung der vertikalen Ausdehnung der Operation (Abb. 10.1), andere Autoren empfehlen einen perifokalen Sicherheitsabstand von 1–2 cm oder die Entfernung der gesamten behaarten Haut der betroffenen Region (bei Hurley-Stadium III).

Neben diesem radikalen Vorgehen stehen bei AI-Manifestationen mit hohem Leidensdruck und bei limitiertem Befall verschiedene etablierte und innovative Resektionstechniken zur Verfügung. Beim „De-Roofing" als minimalinvasives Verfahren wird lediglich das Dach des Sinus oder des Abszesses entfernt und ggf. der epithelialisierte Wundgrund kürettiert, mit dem Ziel gesunde Haut zu erhalten. Die Inzision und Drainage von akut entzündlichen Veränderungen lindert die Schmerzen im Sinne einer symptomatischen Akuttherapie, sollte aber wegen des hohen Risikos für ein lokales Rezidiv mit einer anti-inflammatorischen Therapie kombiniert werden.

In der Koloproktologie erfolgt die Wundheilung nach Exzision oder Resektion der betroffenen Areale meist *per secundam*. Die Wundheilungsphasen dehnen sich über

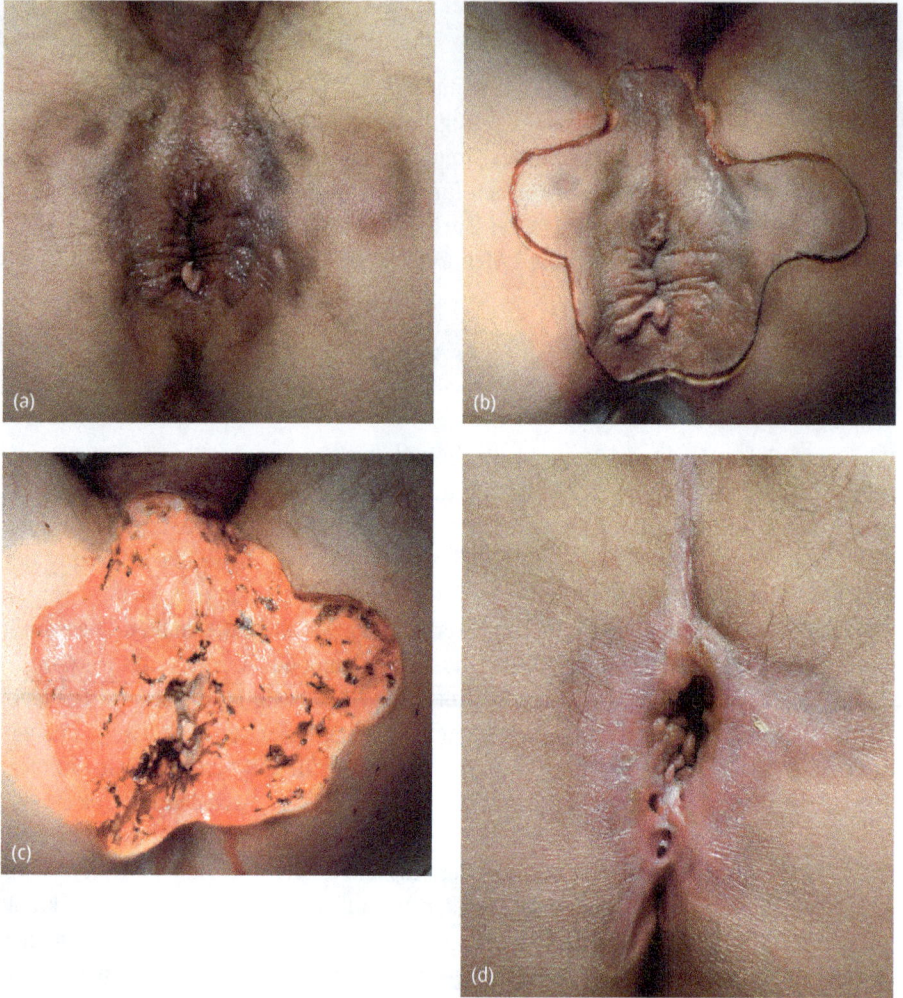

Abb. 10.1: (a) Präoperativer anogenitaler Situs mit Acne inversa, Hurley-Stadium II. (b) Markierung der Schnittränder. (c) Intraoperativer Befund nach Exzision unter Schonung des Anoderm. (d) Sekundärheilung nach 15 Wochen.

Wochen und Monate aus. Dennoch spielen Rekonstruktionsverfahren wie Dehnungs- und Lappenplastiken oder einer Spalthautdeckung bei anogenitalen AI-Manifestationen eine untergeordnete Rolle. Nach ausgedehnten Operationen sind engmaschige und regelmäßige Wundkontrollen erforderlich, evtl. auch unterstützend die physiotherapeutische Begleitung der Patienten zur Vermeidung von Kontrakturen und die Mitbehandlung durch Wundexperten.

Die Radikalität der operativen Therapie ist neben der Lokalisation und der Progredienz der AI ein Indikator für die Rezidivrate: Nach großflächiger Exzision werden Rezidive in 13–25 % der beobachteten Fälle beschrieben, nach lokaler Exzision („Deroofing") in 17–27 % verglichen mit 83–100 % nach Inzision und Drainage. Dabei ist das Rezidiv, d. h. eine erneute AI-Manifestation in einem Randbereich von 0,5 cm um oder in der Narbe, von einer Progression der AI außerhalb dieses Areals abzugrenzen.

Im Fokus aktueller wissenschaftlicher Studien stehen neue kombinierte Therapiestrategien bestehend aus der prä- oder perioperativen Gabe von antimikrobiellen Agenzien oder Biologika, gefolgt von einer chirurgischen Intervention. Einerseits soll ein präoperatives Down-Staging der Läsionen erzielt werden, um möglichst hautsparend operieren zu können, andererseits um die Progressions- und Rezidivrate nach chirurgischer Therapie zu minimieren.

10.15 Komplikationen

Bedingt durch die chronische Entzündung sind systemische Folgeerscheinungen, wie Anämie, Neutrophilie und Lymphozytopenie belegt. Ferner ist im Vergleich zu anderen Dermatosen eine deutlich höhere Beeinträchtigung der Lebensqualität dokumentiert, die Anlass zu psychischen Beeinträchtigungen gibt. Bei reduzierter Compliance seitens der Patienten oder ineffektiver Therapie können die AI-Läsionen selten über eine maligne Transformation zu einem Plattenepithelkarzinom mit hoher Mortalitätsrate übergehen.

10.16 Prävention

Der Verlauf der AI kann durch eine veränderte Lebensführung prädisponierter Patienten beeinflusst werden. Dazu zählen eine Gewichtsreduktion, Nikotinkarenz, die Reduktion mechanischer Faktoren (Vermeidung enganliegender Kleidung, Verzicht auf Nassrasur) sowie eine Stressvermeidung. Zudem kann die tägliche Reinigung der betroffenen intertriginösen Areale mit desinfizierenden Waschlösungen positiven Einfluss entfalten, so z. B. mit 3 % Triclosan in lipophiler Grundlage.

Weiterführende Literatur

Bechara FG, Hartschuh W. Acne inversa. Hautarzt. 2010;61(1):39–46.

Danby FW, Hazen PG, Boer J. New and traditional surgical approaches to hidradenitis suppurativa. J Am Acad Dermatol. 2015;73,62–5.

Diaz MJ, et al. Hidradenitis Suppurativa: Molecular Etiology, Pathophysiology, and Management—A Systematic Review. Curr. Issues Mol. Biol. 2023;45:4400–4415. https://doi.org/ 10.3390/cimb45050280.

Hunger RB, et al. Swiss Practice Recommendations for the Management of Hidradenitis Suppurativa/Acne Inversa. Dermatology. 2017;233:113–119 DOI: 10.1159/000477459

Ingram JR, et al. Interventions for hidradenitis suppurativa. Cochrane Database Syst Rev. 2015 Oct 7;2015 (10):CD010081. doi: 10.1002/14651858.CD010081.pub2.

Lee DE, et al. Hidradenitis Suppurativa: Disease Burden and Etiology in Skin of Color. Dermatology. 2018;233 (6):456–461. doi.org/10.1159/000486741

Revuz JE, Canoui-Poitrine F, Wolkenstein P, et al. Prevalence and factors associated with hidradenitis suppurativa: results from two case-control studies. J Am Acad Dermatol. 2008;59(4):596–601.

Sabat R, Chanwangpong A, Schneider-Burrus S, et al. Increased prevalence of metabolic syndrome in patients with acne inversa. PLoS One. 2012;7(2):e31810.

Sabat R, Tsaousi A, Rossbacher J, et al. Acne inversa/Hidradenitis suppurative: Ein Update. Hautarzt. 2017;68 (12):999–1006.

Scala E, et al. Hidradenitis Suppurativa: Where We Are and WhereWe Are Going. Cells. 2021;10:2094. https://doi.org/ 10.3390/cells10082094.

Schneider-Burrus S, Arpa E, Kors C, et al. Medikamentöse Therapie der Acne inversa. Hautarzt. 2018;69:58–63.

Scholl L, Hessam S, Reitenbach S, et al. Operative Behandlungsoptionen bei Hidradenitis suppurativa/ Acne inversa. Hautarzt. 2018;69:149–161.

Schultheis M, Staubach P, Grabbe S, et al. LAight® Therapy Is an Effective Treatment Option to Maintain Long-Term Remission of Hurley I and II Hidradenitis Suppurativa: Results from Period B of RELIEVE, a Multicenter Randomized, Controlled Trial. Dermatology. 2022:1–12.

Vazquez BG, Alikhan A, Weaver AL, et al. Incidence of hidradenitis suppurativa and associated factors: a population-based study of Olmsted County, Minnesota. J Invest Dermatol. 2013;133(1):97–103.

Zouboulis CC, Bechara FG, Dickinson-Blok JL, et al. Hidradenitis suppurativa/acne inversa: a practical framework for treatment optimization – systematic review and recommendations from the HS ALLIANCE working group. J Eur Acad Dermatol Venereol. 2019;33(1):19–31. doi: 10.1111/jdv.15233

Zouboulis CC, Tzellos T, Kyrigidis A, et al. Development and validation of the International HS Severity Score System (IHS4), a novel dynamic scoring system to assess HS severity. Br J Dermatol. 2017;177(5):1401–09.

Zouboulis CC, et al. Target molecules for future hidradenitis suppurativa treatment. Exp Dermatol. 2021;30 (1):8–17. doi: 10.1111/exd.14338.

11 Sinus pilonidalis

Andreas Ommer, Igors Iesalnieks, Dietrich Doll

11.1 Kapitelzusammenfassung

Der Sinus pilonidalis ist eine erworbene Erkrankung, wobei scharfe Haarfragmente bei der Pathogenese eine wichtige Rolle spielen.

Es können drei Erscheinungsformen des Sinus pilonidalis differenziert werden: die asymptomatische Form, der akut abszedierende und der chronische Sinus pilonidalis. Die häufigste Erscheinungsform des Pilonidalsinus ist das chronische Stadium mit intermittierenden Sekretabsonderungen.

Während ein asymptomatischer Sinus pilonidalis keiner Therapie bedarf, ist bei der akut abszedierenden Form zunächst eine Abszessspaltung und ggf. eine sekundäre Versorgung durch eine der weiter unten beschriebenen Behandlungsmethoden indiziert. Beim chronischen Sinus pilonidalis kann nur durch einen operativen Eingriff eine definitive Heilung erzielt werden.

In der Literatur finden sich sowohl große resezierende als auch minimal-invasive Behandlungsverfahren, deren Indikation nach der individuellen Symptomatik des Betroffenen zu wählen ist. Die Exzision mit offener Wundbehandlung stellt derzeit die am häufigsten angewendete Methode dar. Es handelt sich um ein einfaches und sicheres Verfahren, geht aber in Abhängigkeit von der Wundgröße z. T. mit einer langen Wundheilungsdauer einher. Minimal-invasive Techniken, wie das Pit-Picking oder ähnliche Verfahren, stellen ebenfalls eine Behandlungsoption dar, wobei mit einer höheren Rezidivrate im Vergleich zu den Exzisionstechniken gerechnet werden muss.

Bei größeren Befunden kommen deshalb bevorzugt Verfahren mit Exzision und direkter plastischer Deckung zur Anwendung. Der Mittellinienverschluss zur primären Wunddeckung ist in keiner Hinsicht zufriedenstellend und sollte aufgrund der hohen Wundkomplikations- und Rezidivrate vermieden werden. Ansonsten erzeugen alle plastischen Techniken vergleichbar vorteilhafte Ergebnisse, die Limberg- und Karydakis-Lappen sind dabei die derzeit am häufigsten angewendeten Verfahren.

Zurzeit existiert jedoch keine Therapieoption, die alle Anforderungen an eine einfache, schmerzfreie Behandlung mit schneller Wundheilung und geringer Rezidivrate erfüllt. Eine Berücksichtigung von lokalem Befund und Wunsch des Patienten ist für die Operationsplanung essenziell.

11.2 Definition

Der Pilonidalsinus oder Sinus pilonidalis (pilus = Haar, nidus = Nest) ist eine akut oder chronisch verlaufende Entzündung im subkutanen Fettgewebe, überwiegend im cranialen Bereich der Steißbeinregion. Synonyme sind Haarnestgrübchen und Haarnestfistel; unzutreffend sind die Bezeichnungen Steißbeindermoid, Sakraldermoid, Dermoidzyste, Steißbeinfistel, Jeep's disease, Raphefistel, Pilonidalzyste und Sakrokokzygealzyste.

11.3 Ätiologie

Bis Mitte des 20. Jahrhunderts wurde davon ausgegangen, dass der Pilonidalsinus angeboren sei, da er ausschließlich in der Mittellinie zu finden ist. Das Haarnest, so wurde postuliert, sei während eines fehlerhaften Ektodermschlusses über dem Neuralrohr durch Versprengung von Haarfollikeln in das Subkutangewebe entstanden.

Heute wird der Pilonidalsinus überwiegend als eine vornehmlich in der Pubertät erworbene Erkrankung bei möglicherweise genetischer Prädisposition angesehen. Bei letzterer scheinen der Beginn der Erkrankung früher und die Rezidivrate höher zu liegen. Starke Behaarung mit harten Haaren begünstigt die Entstehung des Pilonidalsinus, während der Einfluss von Adipositas und übermäßiger Schweißsekretion bisher nie bewiesen wurden. Die Rolle einer unzureichenden Körperhygiene als Co-Faktor wird kontrovers gesehen. Die Rolle lokaler Traumata wird ebenfalls kontrovers diskutiert.

11.4 Pathogenese

Die Entstehung eines Sinus pilonidalis scheint ein multifaktorielles Geschehen ausgelöst durch folgenden Mechanismus zugrunde zu liegen: Die Reibebewegungen der Nates drehen abgeschnittene Haare mit ihren wurzelnahen Enden in die Haut hinein. Dadurch entstehen Öffnungen in der Haut der Rima ani – die sog. Pori (engl.: Pits). Da die Hornschuppen der Haare als Widerhaken fungieren, dringt das Haar immer tiefer bis in das subkutane Fettgewebe ein. Dort entwickelt sich ein Fremdkörpergranulom, das nicht spontan heilt (asymptomatische Form), sich aber infizieren kann (abszedierende und chronische Form). Dementsprechend finden sich im Sinus Granulationsgewebe, Haare und Zelldetritus.

Die mittlere Zeit zwischen ersten Symptomen und einer Behandlung wird mit zwei Jahren angegeben. Eine lange Krankheitsdauer führt nicht per se zur Ausbildung von weiteren Fistelgängen und Pori.

Der Pilonidalsinus tritt vornehmlich in der Rima ani auf, wird aber auch im Nabelbereich, am Penis, interdigital z. B. bei Friseuren, an der Fingerspitze, inter- und submammär und auch hinter den Ohren gesehen.

11.5 Inzidenz und Epidemiologie

Die Häufigkeit des Sinus pilonidalis wurde 1993 in Norwegen mit 26/100.000 Einwohner angegeben; ist aber aus noch unbekannten Gründen zunehmend. Sie ist bei Erhebung von Zahlen in der Bundeswehr von 30/100.000 im Jahre 1985 auf 240/100.000 Soldaten im Jahre 2007 angestiegen. In der Bundesrepublik Deutschland betrug sie im Jahre 2012 48/100.000 Einwohner (2000: 30/100.000 Einwohner). Das Krankheitsbild tritt meist im 2. bis 3. Lebensjahrzehnt auf, vorwiegend bei Männern unterhalb des 40. Lebensjahres. In der Übersichtsarbeit von Stauffer et al. mit n = 157.614 Personen waren Männer 5,2-mal so oft betroffen wie Frauen.

11.6 Klassifikation

Es werden drei Erscheinungsbilder des Pilonidalsinus unterschieden: die asymptomatische (inzidentell entdeckte), die akut abszedierende und die chronische Form. Bisher in der Literatur vorgeschlagene Scoring-Systeme konnten keinen Nutzen für die tägliche Praxis erbringen.

11.7 Symptomatik

Die Beschwerden sind vom Erscheinungsbild abhängig: Die asymptomatische Form ist durch eine oder mehrere reizlose Pori (engl.: Pits) in der Rima ani gekennzeichnet und wird nur zufällig diagnostiziert. Sie wird definiert durch den Nachweis von Pori ohne aktuelle oder vorhergehende relevante Beschwerden (Schmerzen, Sekretion, Blutung). Es gibt keine Spontanheilung. Anderseits ist eine längere Zeit zwischen ersten Beschwerden und Behandlungsbeginn nicht ungewöhnlich. Ein lineares Fortschreiten der Erkrankung tritt nicht auf.

Die akut abszedierende Form imponiert mit Schwellung und Schmerzen meist paramedian der Rima ani. Nach Spontanperforation oder chirurgischer Spaltung entleert sich Eiter. Ein Übergang in ein chronisches Stadium ist möglich.

Im chronischen Stadium leiden die Patienten unter permanenten oder intermittierenden serös-eitrigen Absonderungen aus dem Porus selbst (Pit, Primäröffnung) bzw. aus den Fistelöffnungen lateral der Rima ani (Sekundäröffnungen). Ein Übergang in ein akutes Stadium ist ebenfalls möglich.

11.8 Diagnostik

Die Diagnostik erfolgt mittels Inspektion, Palpation und ggf. Sondierung. Bei Druck auf den chronischen Pilonidalsinus tritt oft eine blutig-seröse Flüssigkeit aus den in der Rima ani gelegenen Primäröffnungen aus. Die Injektion von Farbstoffen oder Röntgenkontrastmittel in das Fistelsystem ist präoperativ für die Diagnostik nicht hilfreich. Eine intraoperative Anfärbung mit einer Farbstofflösung scheint die Rezidivrate jedoch senken zu können. Bildgebende Verfahren, wie Sonographie, Computertomographie (CT) und Magnetresonanztomographie (MRT), und die Rektoskopie sind nahezu immer entbehrlich außer bei unklarer Differenzialdiagnose zu z. B. Neoplasien oder retrorektalen zystischen Tumoren.

11.9 Differenzialdiagnosen

Differenzialdiagnostisch müssen Anal- und Crohn-Fisteln, die Psoriasis inversa, die Coccygodynie, Acne inversa und retrorektale zystische Formationen ausgeschlossen werden, wobei andererseits eine aktuelle Arbeit Parallelen zur Akne inversa nachweist. Seltene Differenzialdiagnosen sind Chordome, Myxome, eine idiopathische Calcinosis cutis, eine Tuberkulose und eine Aktinomykose.

11.10 Therapie

11.10.1 Indikation zur Behandlung

Asymptomatische Form

Ein asymptomatischer Pilonidalsinus persistiert lebenslang und kann (eher selten) in eine akute (abszedierende) Form oder in das chronische Stadium übergehen. Eine prophylaktische Behandlung bei kompletter Beschwerdefreiheit ist jedoch nicht erforderlich.

Akute Abszedierung

Methode der Wahl ist die notfallmäßige Operation, entweder als (sparsame) Abszessdrainage. In jedem Fall sollte in der Akutsituation auf eine radikale Exzision verzichtet werden, um dem Patienten die lange Wundheilungszeit zu ersparen. Nach Abklingen der akuten Symptomatik sollte eine definitive Versorgung geplant werden, sofern die Pori (Pits) in der Rima ani erkennbar sind. Bei kleineren Befunden kann auch ein einzeitiges Vorgehen mit Abszessdrainage und sparsamer Exzision der Pits erfolgen. Beim kleinen Abszess kann die alleinige ausreichende Exzision zur definitiven Heilung führen.

Chronischer Sinus pilonidalis

Eine spontane Abheilung des chronischen Pilonidalsinus ist sehr unwahrscheinlich. Die Therapie erfolgt als elektiver Eingriff, wobei verschiedene Techniken zur Anwendung kommen.

Operationsverfahren/Floow-up-Zeit (Monate)	Patientenzahl	12	24	60	120	240
Insgesamt	89,583	2.0	4.4	10.8	16.9	60.4
primär offenes Vorgehen	10,166	1.5	4.2	13.1	19.9	NA
Exzision mit Mittellinienverschluss	21,583	3.4	7.0	16.8	32.0	67.9
primär asymmetrischer Verschluss	3,121	1.0	1.6	3.2	6.7	NA
Verfahren nach Karydakis bzw. Bascom	16,349	0.2	0.6	1.9	2.7	NA
Verfahren nach Limberg bzw. Dufourmentel	12,384	0.4	1.6	5.2	11.4	NA
andere Flap-Techniken	4,257	1.1	1.9	7.9	NA	NA
Marsupialisation	3,207	1.8	5.6	9.4	16.3	NA
Exzision mit eingeschränkter Radikalität	6,366	5.0	6.8	16.2	34.0	NA
Pit Picking	6,272	2.7	6.5	15.6	NA	NA
partieller Verschluss	530	2.8	5.1	19.0	NA	NA
Inzision und Drainage	360	10.4	25.9	40.2	NA	NA
Phenol-Injektion	1,947	1.9	14.1	40.4	NA	NA
Laserbehandlung	125	1.9	5.1	36.6	NA	NA

* Daten mit homogenen Rezidivraten ($I^2 < 5$ %, p > 0,2) sind fett gedruckt, heterogene Daten sind kursiv gedruckt;
** einschließlich Cleft-lift-Verfahren nach Bascom, *** einschließlich Pit Picking nach Bascom

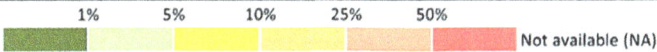

1%   5%   10%   25%   50%   Not available (NA)

Abb. 11.1: Rezidivraten verschiedener Behandlungsmethoden in Abhängigkeit von der Nachbeobachtungszeit (Courtesy Nature Science Reports, Springer, zit. nach Stauffer 2018).

11.10.2 Operative Therapieverfahren

Eine definitive Heilung eines symptomatischen Sinus pilonidalis kann nur durch operative Intervention erzielt werden. Der Krankheitsrückfall (das Rezidiv) stellt die wichtigste Variable in der Bewertung verschiedener Behandlungsmethoden des Sinus pilonidalis dar. Allerdings existiert keine einheitliche bzw. allgemein akzeptierte Definition des Begriffs „Rezidiv". Für den Betroffenen stellt jedoch jede erneute operative Therapie – ob wegen einer chronischen Wunde oder einer neuen Fistel – eine ähnliche Belastung dar. Eine systematische Herangehensweise an die Rezidivkriterien kann bei Doll et al. nachgelesen werden. Eine wissenschaftliche Aufarbeitung der Erfolgsraten der verschiedenen Verfahren ist in Abb. 11.1 dargestellt.

Semioperative Verfahren (minimal-invasive Verfahren)

Unter minimal-invasiven Verfahren wurden in dieser Arbeit Behandlungsmethoden zusammengefasst, die unter ambulanten Bedingungen durchgeführt werden können und ohne eine großflächige Exzision/Präparation einhergehen. Leider gibt es zu den minimalinvasiven Verfahren bisher keine Vergleichsstudien.

Phenol-Instillation: Die Instillation von Phenollösung (meist 80 %ig) in die Fistelgänge des Sinus pilonidalis in Lokalanästhesie wurde bereits 1964 von Maurice beschrieben. Sie soll eine entzündliche Reaktion mit nachfolgender Vernarbung in den Fisteln und somit deren Abheilung auslösen (Heilungsraten 30–92 %). Sie wird in vielen Ländern praktiziert. In Deutschland ist die Injektion von Phenollösung wegen der vermuteten Teratogenität des Phenols nicht zugelassen.

Pit Picking und ähnliche Verfahren: Lord und Millar beschrieben 1965 eine minima-linvasive Behandlungsmethode des Sinus pilonidalis. Das Behandlungsprinzip basiert auf der Annahme, dass die in der Rima ani liegenden Primärfisteln (die sog. Pits) über eine Strecke von wenigen Millimetern von einer Epithelschicht ausgekleidet sind, die den spontanen Verschluss verhindert und eine stetige Eintrittspforte für die Bakterien darstellt. Bei der „Pit picking"-Operation, die eine geringe Modifikation des Lord'schen Verfahrens darstellt, werden die Primärfisteln in der Rima ani deepithelialisiert („herausgepickt"), um deren Ausheilen zu ermöglichen (Abb. 11.2). Die Methode eignet sich insbesondere für nicht voroperierte Patienten mit relativ begrenztem Befund (Abb. 11.2). Der Übergang zu den lokal begrenzten resezierenden Verfahren bei kleinen Befunden ist fließend. Realistisch sind Rezidivraten von 16 % nach 5 Jahren, die somit höher als bei den nicht minimal-invasiven Verfahren sind. Der große Vorteil der Methode liegt jedoch darin, dass sie in lokaler Betäubung ambulant durchgeführt werden kann und eine Arbeitsunfähigkeit von lediglich 1–2 Tagen nach sich zieht.

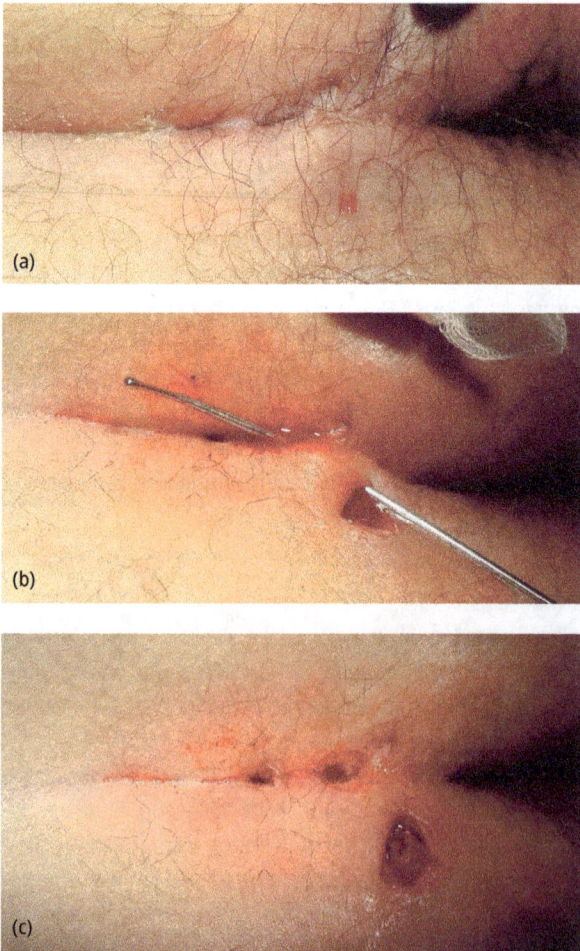

Abb. 11.2: Darstellung der „Pit Picking"-Operation: (a) präoperativer Situs, (b) nach Exzision mit lateraler Entlastung, (c) postoperativer Situs.

Mediane Exzisionsverfahren

Unter medianem Exzisionsverfahren versteht man Techniken, bei denen die postoperative Wunde in der Mittellinie zu liegen kommt. Diese Operationsmethoden können auch als die „traditionellen" bezeichnet werden, da sie seit mindestens 70 Jahren in fast unveränderter Technik durchgeführt werden und noch heute die am häufigsten angewendeten Operationsmethoden darstellen. Diese Tatsache ist insbesondere auf die Einfachheit der Operationstechnik zurückzuführen.

Exzision und offene Wundbehandlung: Die Exzision des gesamten Fistelsystems, ggf. nach Anfärbung mit Farblösung und anschließende offene Wundbehandlung stellt die weltweit und in Deutschland am häufigsten angewendete Operationsmethode bei Patienten mit Sinus pilonidalis dar (Abb. 11.3).

Die Rezidivraten werden mit bis zu 35 % angegeben. Vor allem die voroperierten Patienten scheinen besonders hohe Re-Rezidivraten zu haben. Die wohl höchste Belastung für die Patienten stellt allerdings die langwierige offene Wundbehandlung dar (Heilungszeit 1,5–3 Monate) und führt zu einer Arbeitsunfähigkeit von durchschnittlich einem Monat.

Exzision, Marsupialisation der Wundränder und offene Wundbehandlung: Um die Ausdehnung der Wunde nach Exzision des Sinus pilonidalis zu verringern, wurde die sog. Marsupialisation der Wundränder eingeführt. Nach Exzision der markierten Fistelgänge werden die Hautränder mobilisiert und an der Sakralfaszie fixiert. Dabei resultiert eine schmalere (1–2 cm), sekundär heilende Wunde in der Rima ani. So können die Wundheilungszeit und die Dauer der Arbeitsunfähigkeit im Vergleich zu der Exzision und offenen Wundbehandlung reduziert werden. Die berichteten Rezidivraten sind sehr niedrig. Die Unannehmlichkeiten der offenen Wundbehandlung bleiben jedoch erhalten. Dieses Verfahren wird in Deutschland traditionell selten angewendet.

Exzision und primäre Mittelliniennaht: Durch einen sofortigen Wundverschluss kann die Dauer der Wundheilung nach Exzision des Sinus pilonidalis verkürzt werden. Das Problem stellt eine nicht unerhebliche Anzahl von Wunddehiszenzen und Wundinfekten dar. Für verschiedene Maßnahmen, diese Infektionsrate zu senken, wie die Platzierung einer Drainage sowie die subkutane Platzierung antiseptischer oder antibiotischer Träger, werden in der Literatur differente Ergebnisse beschrieben, sodass eine spezielle Empfehlung nicht möglich ist.

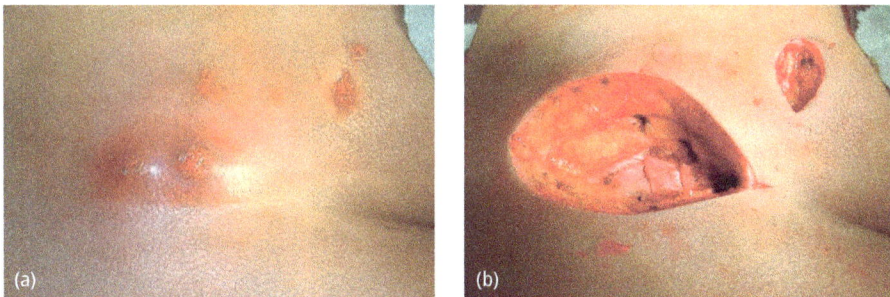

Abb. 11.3: Offene Wundbehandlung, (a) präoperativer Situs, (b) postoperativer Situs.

In ihrer traditionellen Durchführung (d. h. ohne Abflachung der Rima ani) ist die Mittelliniennaht mit einer signifikanten Rezidivrate und hohen Inzidenz einer Wunddehiszenz assoziiert. Aktuelle Metaanalysen der prospektiv randomisierten Studien ergeben einen klaren Nachteil gegenüber den plastischen Verfahren. Nach aktuellem wissenschaftlichem Standard sollte deshalb ein direkter Verschluss in der Mittellinie nicht mehr durchgeführt werden.

Plastische (asymmetrische, „off-midline"-) Verfahren

Als „plastisch" werden Verfahren bezeichnet, bei denen Lappen unterschiedlicher Art für die Deckung des nach der Exzision des Sinus pilonidalis entstandenen Defekts gebildet werden. Die Lappen schließen meist die Haut und das subkutane Fettgewebe ein. Wegen einer Schnittführung rechts oder links der Mittellinie werden diese Verfahren auch als „asymmetrisch" bezeichnet. Da die postoperative Wunde (fast) vollständig lateral der Mittellinie liegt, werden die Verfahren in der englischen Literatur auch als *„off-midline procedures"* bezeichnet.

In der Regel wird als erster Schritt der Operation eine komplette Exzision des markierten Fistelsystems durchgeführt. Die am häufigsten durchgeführten Operationstechniken sind die Verfahren nach Karydakis und nach Limberg. Eher historische Bedeutung haben die Z-Plastik, die V-Y-Plastik und der plastische Verschluss mit Dufourmentel-Lappen.

Plastischer Verschluss nach Karydakis: Der griechische Heeresarzt G. Karydakis stellte 1973 eine neue Methode zur Behandlung des Sinus pilonidalis vor, die bis heute unter seinem Namen Anwendung findet. Die Operation sollte zur Abflachung der Rima ani und Schaffung einer Narbe (im Gegensatz zur Z-Plastik) vollständig lateral der Rima führen. Dies wurde durch eine asymmetrische, elliptische Exzision der Haut unter Mitnahme der Fisteln (der Pits) in der Mittellinie erreicht. Es folgte die Mobilisation eines subkutanen Lappens auf der Gegenseite. Der dreischichtige Wundverschluss führte dann zu dem gewünschten Ergebnis (Abb. 11.4).

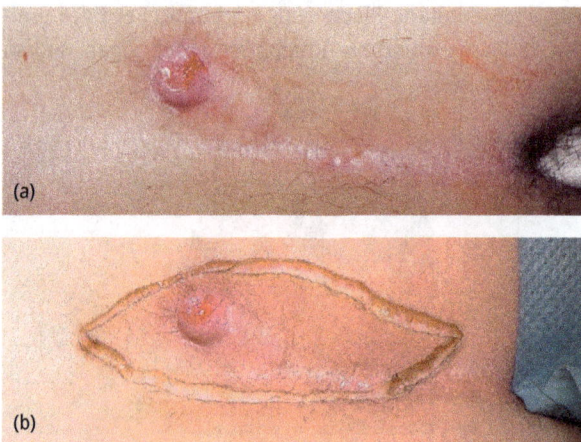

(a)

(b)

Abb. 11.4: Operation nach Karydakis, (a) präoperativer Situs, (b) Ausmaß der Exzision. (c) nach Exzision des Sinus und Präparation des lateralen Fettlappens, (d) nach Anlage der tiefen Subkutannaht, (e) nach Anlage der oberflächlichen Subkutannaht, (f) postoperativer Situs.

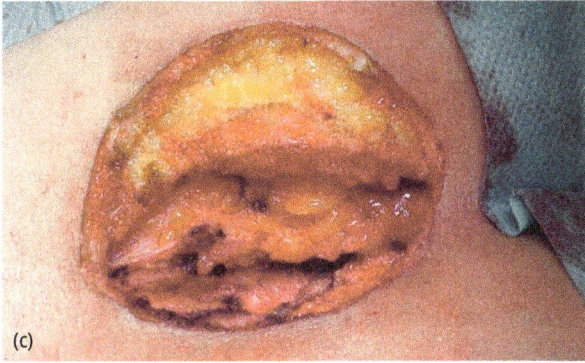

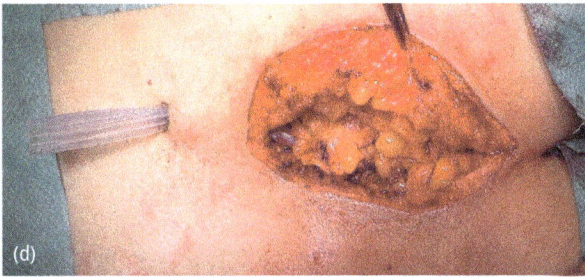

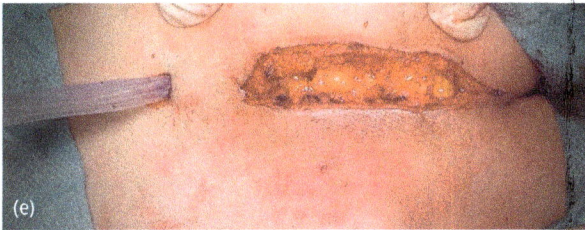

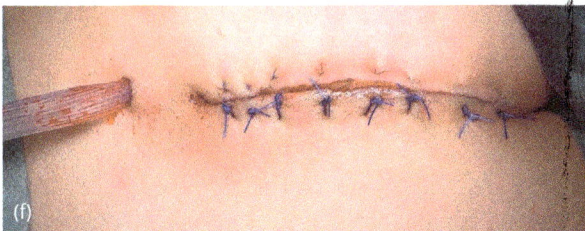

Abb. 11.4: (Fortsetzung)
(c) nach Exzision des Sinus und
Präparation des lateralen Fettlappens, (d) nach Anlage der tiefen Subkutannaht, (e) nach Anlage der oberflächlichen Subkutannaht, (f) postoperativer Situs.

In den Studien der letzten 15–20 Jahre wird bei einer mittleren Nachunter-
suchungszeit von 10 Jahren von einer Rezidivrate zwischen 0 und 10 % und einer
Wundinfektionsrate von 8–23 % berichtet. Der stationäre Aufenthalt beträgt meist 0–
3 Tage, die Arbeitsunfähigkeit 2–3 Wochen.

In prospektiv randomisierten Studien zwischen Karydakis-Plastik und Limberg'schen Plastik konnte kein eindeutiger Vorteil für eines der Verfahren herausgearbeitet werden.

Eine von Bascom in den 80iger Jahren beschriebene Variante der Karydakis-Operation stellt das „cleft lift"-Verfahren" dar. Das Exzidat und der mobilisierte Lappen sind dünner: statt ca. 1 cm (bei Karydakis) jetzt nur noch 2–3 mm. Als Nachteile sind die schlechte Nachvollziehbarkeit der Schnittführung und eine tendenziell höhere Wunddehiszenzrate zu nennen. Die Ergebnisse entsprechen denen der Karydakis-Operation.

Plastischer Verschluss nach Limberg: Die Limberg'sche Plastik ist die am häufigsten beschriebene, am besten analysierte und am häufigsten in Deutschland angewendete plastische Operationsmethode des Sinus pilonidalis (Abb. 11.5).

Einer rautenförmigen Exzision des Sinusgewebes (wobei von den meisten Autoren nach wie vor eine komplette Exzision nach Markierung des Fistelsystems bevorzugt wird) folgt die Mobilisation eines ebenfalls rautenförmigen subkutanen Lappens, mit dem der Defekt gedeckt wird. Durch die Limberg'sche Plastik wird die Rima ani abgeflacht und die Wunde lateralisiert. Allerdings kommt es zu einer Kreuzung des unteren Wundpols mit der Rima ani, falls das Verfahren wie ursprünglich beschrieben durchgeführt wird. Diese programmierte Schwachstelle führte in Einzelfällen zu Heilungsstörungen/Rezidiven. Von zahlreichen Autoren wurde die Methode deshalb modifiziert und fortan als modifizierte Limberg'sche Plastik bezeichnet: Der Unterpol der zu exzi-

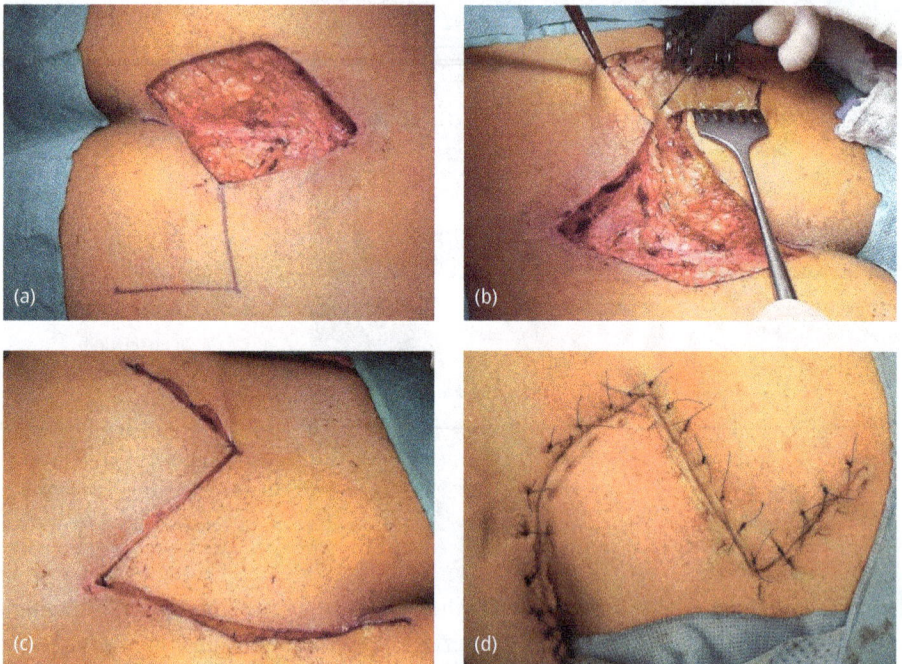

Abb. 11.5: Operation nach Limberg (modifizierte Version): (a) Situs nach Resektion des Sinus pilonidalis und Markierung der weiteren Schnittführung, (b) Präparation des Verschiebelappens, (c) Situs nach Subkutannaht vor Hautverschluss, (d) postoperativer Situs (Bilder mit freundlicher Genehmigung von Prof. S. Petersen, Hamburg).

dierenden Raute lag nun genau wie die resultierende Narbe komplett lateral und mindestens 2 cm entfernt der Rima. Letzteres Vorgehen sollte heute Standard sein.

In den über 50 veröffentlichten Arbeiten zu der Limberg'schen Plastik werden durchweg niedrige Rezidivraten von 0–6 % nach fünf Jahren demonstriert. Die Wunddehiszenzrate nach der Limberg'schen Plastik liegt bei 0–45 %, wobei häufiger über eine Inzidenz der Wundheilungsstörung zwischen 5 und 15 % berichtet wird. Die Dauer der Arbeitsunfähigkeit betrug in den meisten Studien 1–3 Wochen.

Diverse Verfahren

In den letzten Jahren wurden, überwiegend als Fallvorstellungen, weitere Verfahren, wie die Instillation von Fibrin-Kleber und adulten Stammzellen sowie die Laser-Anwendung und sogar endoskopische Verfahren, vorgestellt. Zu allen diesen Techniken liegen derzeit noch keine Langzeitergebnisse vor, sodass eine entsprechende Aussage zur Wertigkeit in Bezug auf die definitive Heilung derzeit nicht möglich ist. Bei der Laserbehandlung muss noch zwischen der Operation mittels Laser und der Laserepilation unterschieden werden. Letztere wird im Absatz Prävention abgehandelt.

11.11 Komplikationen

Wie bei allen operativen Verfahren stellen neben der Heilungsrate die Art und Häufigkeit von intra- und postoperativen Komplikationen den wichtigsten Bewertungsmaßstab für ein Verfahren dar.

Während intraoperative Komplikationen (z. B. Blutung, Verletzung von Nachbarstrukturen) bei der Operation des Sinus pilonidalis eine absolut untergeordnete Rolle spielen, stellt der postoperative Wundinfekt bei den geschlossenen Verfahren ein relevantes Problem dar und ist oft Ursache einer gestörten Heilung. Wichtige Ursachen für eine gestörte Heilung sind die Ausbildung eines Wundhämatoms/Wundseroms und der postoperative Wundinfekt.

Zur Verhinderung einer Nachblutung ist neben der subtilen Blutstillung die Anwendung von Drainagen diskutiert worden. Insgesamt ist die Studienlage zur Notwendigkeit der Drainageeinlage jedoch sehr uneinheitlich, sodass eine allgemeine Empfehlung nicht abgegeben werden kann und die Indikation durch den jeweiligen Operateur unter Berücksichtigung individueller Patientenfaktoren gestellt werden sollte.

Die Anwendung von Antibiotika kann das Risiko eines postoperativen Wundinfekts senken. Antibiotika werden dabei sowohl als sog. „single shot"-Antibiose bei Narkoseeinleitung, als therapeutische Gabe über mehrere Tage als auch als Einlage eines antibiotikagetränkten Vlieses in die Wunde beschrieben. Die Literatur zu diesem Thema ist kontrovers. Allgemein wird eine einzelne Antibiotikagabe („single shot") empfohlen. Für die Anwendung von lokalen Antibiotika (v. a. Gentamicin) konnte in der Literatur kein klarer Vorteil herausgearbeitet werden.

Ein weiterer wichtiger Faktor ist die postoperative Wundversorgung bei der offenen Wundbehandlung. Wichtig erscheinen eine individuelle pflegerische Versorgung und ausreichende Schmerztherapie. Grundsätzlich ist die Dauer der Wundheilung von der Größe der Wunde abhängig. Die sekundär heilende Wunde sollte regelmäßig mit Leitungswasser (Trinkwasserqualität!) ausgeduscht werden. Das Ausduschen der Wunde mit einem kräftigen Strahl reinigt die offene Wunde und unterstützt die Granulation. Eine aktuelle Cochrane-Analyse konnte für keine der zur Verfügung stehenden Spezialverbände (Hydrocolloid, Alginate) oder andere lokal anzuwendende Substanzen/ Medikamente einen Vorteil gegenüber den herkömmlichen Methoden herausarbeiten. Auch müssen die deutlich höheren Kosten in Betracht gezogen werden. Eine wenig bekannte Maßnahme bei verzögerter Wundheilung stellt die lokale Anwendung 10 % Metronidazol Salbe dar.

11.12 Prävention

Eine der wichtigsten und für die Betroffenen belastendste Spätfolge stellt das Rezidiv dar. Es sollte zwischen Persistenz, das heißt der anhaltenden Sekretion durch inkomplette Wundheilung und dem wirklichen Rezidiv, definiert als Auftreten von erneuten Pori und Symptomen nach kurativer Behandlung und kompletter Abheilung unterschieden werden. Fast 30 % der Rezidive traten mehr als vier Jahre nach der Erstbehandlung auf.

Der Stellenwert der Haarentfernung durch Rasur wird in der Literatur kontrovers diskutiert, wobei Petersen et al. zeigen konnten, dass sie eher mit einer Verdopplung der Rezidivrate verknüpft ist. Ein eindeutiger Vorteil für die postoperative Epilation mit anderen Verfahren konnte bisher nicht nachgewiesen werden. Sie scheint einen positiven Effekt für die Wundheilung nach einer Operation zu haben. Eine Wundrand-Klingenrasur bei persistierenden Wunden muss jedoch in der schlecht zugängigen Region regelmäßig wiederholt werden, bis die Wundheilung abgeschlossen ist. Der Nachteil von Epilationscremes besteht in einer Veränderung des pH-Wertes, was die gesunde Barrierefunktion der Haut verändert.

Vorteile wurden somit eher durch die definitive Haarentfernung z. B. mittels Laser gesehen, da hierdurch kein Bruch- oder Schnitthaar erzeugt wird. Der Vorteil einer postoperativen Laser-Epilation wird in mehreren Publikationen beschrieben. Bei persistierenden Wunden wird jedoch seitens der Hautärzte, die dieses Verfahren anbieten, meist keine Epilation durchgeführt. Zu berücksichtigen sind hier jedoch die Kosten von 300–500 €, die in Deutschland derzeit noch keine Kassenleistung darstellen.

Als Spätfolge eines persistierenden Sinus pilonidalis mit anhaltender Entzündung wird in der Literatur in sehr seltenen Fällen eine maligne Entartung beschrieben.

Weiterführende Literatur

Bosche F, Luedi MM, van der Zypen D, et al. The hair in the sinus: sharp-ended rootless head hair fragments can be found in large amounts in pilonidal sinus nests. World J Surg. 2018;42:567–73.

Doleman B, Hardy EJ, et al. "Dressings and topical agents for the management of open wounds after surgical treatment for sacrococcygeal pilonidal sinus." Cochrane Database Syst Rev 5; 2022: CD013439.

Doll D, Bosche FD, Stauffer VK, et al. Strength of occipital hair as an explanation for pilonidal sinus disease caused by intruding hair. Dis Colon Rectum. 2017;60(9):979–86.

Doll D, Friederichs J, Dettmann H, et al. Time and rate of sinus formation in pilonidal sinus disease. Int J Colorectal Dis. 2008;23:359–64.

Doll D, Luedi MM, Wieferich K, et al. Stop insulting the patient: neither incidence nor recurrence in pilonidal sinus disease is linked to personal hygiene. Pilonidal Sinus Journal. 2015;1(1):11–18. Accessed 10/2016 on http://www.pilonidal.com.au/ojs/index.php/PSJ/article/view/15.

Doll D, Luedi MM, Evers T, Kauf P, Matevossian E. Recurrence-free survival, but not surgical therapy per se, determines 583 patients' long-term satisfaction following primary pilonidal sinus surgery. Int J Colorectal Dis. 2015;30(5):605–11., DOI:10.1007/s00384-015-2130-0.

Evers T, Doll D, Matevossian E, et al. [Trends in incidence and long-term recurrence rate of pilonidal sinus disease and analysis of associated influencing factors]. Chin J Surg. 2011;49(9):799–803. PMID:22177433.

Iesalnieks I, Deimel S, Schlitt H. „Pit-picking"-Operation bei Patienten mit Sinus pilonidalis. Mittelfristige Ergebnisse und Risikofaktoren. Chirurg. 2015;86(5):482–5.

Iesalnieks I, Fürst A, Rentsch M, Jauch KW. Erhöhtes Rezidivrisiko nach primärem medianem Wundverschluss bei Patienten mit Pilonidalsinus. Chirurg. 2003;74:461–8.

Iesalnieks I, Ommer A, Petersen S, Doll D, Herold A. German national guideline on the management of pilonidal disease. Langenbecks Arch Surg. 2016;401:599–609.

Kitchen PR. Pilonidal sinus: experience with the Karydakis flap. Br J Surg. 1996;83(10):1452–5.

Ommer A, Berg E, Breitkopf C, et al. S3-Leitlinie: sinus pilonidalis. coloproctology. 2014;36:272–322.

Ommer A, Iesalnieks I, Doll D. "S3-Leitlinie – Sinus pilonidalis (2.revidierte Fassung 2020)." coloproctology https://doi.org/10.1007/s00053-020-00488-z.

Ommer A, Iesalnieks I, Doll D. "S3-Leitlinie – Sinus pilonidalis (2.revidierte Fassung 2020) – Editorial." Coloproctology. 2020;42:390–91.

Petersen S, Wietelmann K, Evers T, et al. Long-term effects of postoperative razor epilation in pilonidal sinus disease. Dis Colon Rectum. 2009;52:131–4.

Petersen S, Ommer A, Iesalnieks I, Doll D. [Wound Healing Disorders after Excision and Open Treatment for Pilonidal Sinus]. Zentralbl Chir. 2021;146:417–426.

Safadi MF, Dettmer M, Berger M, et al. "Demographic overview of pilonidal sinus carcinoma: updated insights into the incidence." Int J Colorectal Dis. 2023;38:56.

Stauffer VK, Luedi MM, Kauf P, et al. Common surgical procedures in pilonidal sinus disease: a meta-analysis, merged data analysis, and comprehensive study on recurrence. Sci Rep. 2018;8(1):3058.

12 Stuhlinkontinenz

Klaus E. Matzel, Birgit Bittorf

12.1 Kapitelzusammenfassung

Unter Stuhlinkontinenz versteht man die Unfähigkeit, den Abgang von festem oder flüssigem Darminhalt willkürlich zu kontrollieren. Das Krankheitsbild ist hinsichtlich seiner Häufigkeit schwer einzuschätzen. Das Symptom der Inkontinenz kann durch unterschiedlichste Störungen der verschiedenen Komponenten des Kontinenzorgansystems bedingt, aber auch Sekundärfolge anderer zugrundeliegender Erkrankungen sein. Die Diagnostik zielt darauf, pathophysiologische und pathomorphologische Ursachen, Ausmaß und Schweregrad der Erkrankung und deren Auswirkungen auf die Lebensqualität zu erfassen und zu quantifizieren. Die Therapie ist stufenweise gestaltet: konservative Therapie vor operativer Therapie. Das Spektrum der konservativen Maßnahmen ist breit. Häufig führt eine Kombination verschiedener Behandlungen zur Symptomlinderung. Das Spektrum operativer Möglichkeiten ist heutzutage relativ limitiert. Die heute gängigsten Operationsverfahren sind die Sphinkteroplastik und die sakrale Neuromodulation.

12.2 Einleitung und Definition

Unter Stuhlinkontinenz versteht man die Unfähigkeit, den Abgang von festem oder flüssigem Darminhalt willkürlich zu kontrollieren. Die aktuelle Definition der International Consultation on Incontinence (ICI) grenzt die Stuhlinkontinenz von Flatusinkontinenz – dem unkontrollierten Abgang von Gas – und von Schleiminkontinenz – dem unkontrollierten Abgang von ausschließlich Schleim (ohne Stuhlanteilen) ab. Stuhlinkontinenz, Flatusinkontinenz und Schleiminkontinenz sind unter dem Überbegriff anale Inkontinenz zusammengefasst. Das Ausmaß der Inkontinenz kann von gelegentlichem unkontrollierten Gasabgang bis zum vollständigen Verlust der Darmkontrolle reichen. Stuhlinkontinenz ist ein Symptom, dessen mögliche Ursachen vielfältig sind: Die Stuhlinkontinenz kann direkt als Folge einer Funktionsstörung oder Schädigung des anorektalen Kontinenzorgans auftreten, sie kann aber auch als Sekundärphänomen bei unterschiedlichsten, nicht das Kontinenzorgansystem betreffenden Pathologien auftreten. Stuhlinkontinenz ist physisch, psychisch und sozial stark einschränkend. Der Großteil der Betroffenen zögert, Hilfe zu suchen. In der Folge bleibt die Stuhlinkontinenz unterdiagnostiziert.

12.3 Ätiologie und Pathogenese

Die Wahrung der Kontinenz ist das Resultat eines funktionellen Zusammenwirkens verschiedener Organsysteme und deren peripherer und zentraler Nervenversorgung. Kontinenz wird gewährleistet durch ein koordiniertes, synergistisches Zusammenwirken des Reservoirsystems des Enddarms (zum Teil des Dickdarms), des Auslasswiderstands des analen Sphinkterkomplexes und der sensorischen Auskleidung des Analkanals. Die Interaktion der verschiedenen Organkomponenten ist durch die Konvergenz somatomotorischer, somatosensorischer und autonomer Innervation gewährleistet. Inkontinenz kann bedingt sein durch Funktionsstörungen jeder einzelnen Komponente des unmittelbaren Kontinenzorgansystems oder durch andere organische und funktionelle Faktoren, die zur Wahrung adäquater Darmkontrolle beitragen, wie Stuhlkonsistenz, Darmmotilität und Innervation (Tab. 12.1). Häufig können funktionelle Einschränkungen einzelner Komponenten durch die anderen kompensiert werden. Da Stuhlinkontinenz oft durch mehrere Faktoren bedingt ist, ist die Beurteilung der relativen funktionellen Relevanz einzelner morphologischer und funktioneller Komponenten in der Regel schwer zu definieren. Dies trägt zur Komplexität der Behandlung der Stuhlinkontinenz bei.

Wenn Stuhlinkontinenz sekundär in Folge andersartiger zugrundeliegender Erkrankungen oder Störungen auftritt, sollte sich die Behandlung auf die primär zugrundeliegende Ursache konzentrieren. Im Folgenden wird die Stuhlinkontinenz aufgrund primärer Störungen des anorektalen Kontinenzorgans behandelt.

12.4 Epidemiologie und Prävalenz

Die tatsächliche Prävalenz der Stuhlinkontinenz ist unbekannt. Untersuchungen zeigen eine Prävalenz von 3,5–7,7 %, wobei eine gewisse Dunkelziffer noch nicht berücksichtigt worden sein dürfte. Bei anonymen Umfragen in der Allgemeinbevölkerung gaben 11,2–12,4 % der befragten Personen das Vorliegen einer Stuhlinkontinenz an. Das Problem nimmt mit dem Alter zu: Bis zu 11 % der Männer und 26 % der Frauen im Alter über 50 Jahren berichten über Stuhlinkontinenz – in Altenheimen wird von einer Prävalenz der Stuhlinkontinenz von über 50 % berichtet, häufig vergesellschaftet mit Urininkontinenz.

Mit verbesserten diagnostischen Methoden hat das Verständnis der Physiologie und Pathophysiologie der einzelnen funktionellen Komponenten des anorektalen Kontinenzorgansystems in den letzten Jahren zugenommen. Heutzutage wird nicht nur der anale Sphinkterkomplex als mögliche Ursache der Stuhlinkontinenz in Betracht gezogen, auch die Reservoirfunktion des Rektums kann durch unterschiedliche Faktoren, wie operative Eingriffe, chronisch-entzündliche Darmerkrankungen, Bestrahlung, Reizdarmsyndrom, Stuhlevakuationsprobleme bei funktionellen und/oder morphologischen Veränderungen des dorsalen Beckenorgankompartiments, wie z. B. internem Rektumprolaps, pathologisch verändert und für Inkontinenz verantwortlich sein.

12.5 Klassifikation

Kontinenz ist definiert als die Fähigkeit, den Darminhalt zu kontrollieren, Stuhl von Gas zu unterscheiden und die Stuhlentleerung willentlich zu initiieren, durchzuführen und abzuschließen. Inkontinenz ist der Verlust dieser Fähigkeit.

Die einfachste, oft verwendete, eher pragmatische Klassifikation der Stuhlinkontinenz unterscheidet drei Graduierungen:
– Inkontinenz Grad 1: Unfähigkeit, Gas zu kontrollieren
– Inkontinenz Grad 2: Unfähigkeit, flüssigen Stuhl zu kontrollieren
– Inkontinenz Grad 3: Unfähigkeit, festen Stuhl zu kontrollieren

Diese numerisch abgestufte Graduierung lässt den Eindruck entstehen, dass die vom Patienten empfundene Schwere der Stuhlinkontinenz von der Stuhlkonsistenz abhängig ist. Dies ist nicht der Fall: Patienten empfinden Stuhlinkontinenz für flüssigen Stuhl oft als belastender als Stuhlinkontinenz für festen Stuhl.

Eine andere Klassifikation unterscheidet zwischen der Unfähigkeit, einsetzenden Stuhldrang zu verzögern (Dranginkontinenz, „urge") und dem nicht spürbaren Abgang von Stuhl (passive Inkontinenz). Diese Unterscheidung erlaubt es, in gewissem Grade bereits unterschiedliche zugrundeliegende Pathologien in Betracht zu ziehen, z. B. Dranginkontinenz als Folge von Schwäche des externen analen Sphinkters, Proktitis oder entzündlichen Veränderungen des Enddarms und passive Inkontinenz als Folge einer Störung des internen analen Sphinkters, Verlust der sensorischen Funktion oder einer sog. Schlüssellochdeformitäten nach analer Chirurgie. Beide Formen der Inkontinenz können vergesellschaftet auftreten.

Häufig fußt die Klassifikation auf der Pathogenese:

12.5.1 Überlaufinkontinenz

Stuhlimpaktierung im Rektum mit in der Folge auftretender Überlaufinkontinenz für flüssigen Stuhl ist die häufigste Ursache der Stuhlinkontinenz der fortgeschrittenen Altersgruppe. Die Diagnose ist mittels digitaler Untersuchung einfach zu stellen. Die Therapie zielt darauf, den Darm zu entleeren und ein Wiederauftreten zu vermeiden.

12.5.2 Traumatische Inkontinenz: anale Sphinkterläsionen

Die häufigste Ursache bei Frauen ist ein geburtshilfliches Trauma. Nach vaginaler Entbindung finden sich bei bis zu 10 % der Erstgebärenden klinisch erkennbare Sphinkterläsionen; die Inzidenz okkulter Verletzungen des analen Sphinkters, die nicht unmittelbar post partum Inkontinenz verursachen, aber klinisch und sonographisch diagnostizierbar sind, liegt bei bis zu 35 %. Die Inzidenz der Sphinktertraumen ist höher bei Multipara und nach instrumentell assistierter Entbindung. Die Inzidenzen von analer Inkontinenz und von Stuhlinkontinenz unterscheiden sich nicht bei vaginaler Entbindung und bei Kaiserschnitt. Drei Monaten postpartal bestehende Stuhlinkontinenz findet sich oft ein Jahr nach der Entbindung nicht mehr. Anorektale chirurgische Eingriffe, wie Hämorrhoidektomie oder Fistulotomie, können direkte Traumen des analen Sphinkterkomplexes verursachen. Die in der Folge auftretende Stuhlinkontinenz kann bedingt sein durch einen Verlust der natürlichen Auskleidung des Analkanals mit Verlust der sensorischen Kompetenz oder sie kann auch Folge eines direkten Traumas der Muskulatur oder Nervenversorgung sein. Risikofaktoren für Stuhlinkontinenz infolge von Analfisteloperation sind hohe und komplexe Fisteln. Eine Inkontinenzrate von 12 % nach manueller Analdilatation bei Analfissur lässt dieses Verfahren obsolet werden. Sphinkterläsionen können auch nach größeren resezierenden Eingriffen, wie z. B. der tiefen anterioren Rektumresektion mit koloanaler Anastomose, auftreten. Unter

Tab. 12.1: Häufige Ursachen einer Stuhlinkontinenz.

anale Sphinkterdysfunktion	– angeborene anale Malformationen – Radiatio – Sphinkterverletzungen (z. B. im Rahmen von geburtshilflichen Traumata) – Z. n. analen chirurgischen Eingriffen – Analfisteln – sexueller Missbrauch
Störungen des Rektums	– chronisch-entzündliche Darmerkrankungen – morphologische Veränderungen des Rektums (Rektumprolaps, Rektozele, rektale Intussuszeption) – Stuhlimpaktierung – Z. n. operativen Eingriffen am Rektum, LARS-Syndrom – Z. n. Radio/Radiochemotherapie pelviner Organe
neurologische Störungen	– Spinalkanalläsionen – Multiple Sklerose – Schlaganfall – sakrale Malformationen (Spina bifida, sakrale Agenesie) – diabetische Neuropathie – Nervenschäden (z. B. im Rahmen von geburtshilflichen Traumata)
Myopathien	– systemische Sklerodermie
beschleunigte Kolontransitzeit	– chronische Diarrhö – Reizdarmsyndrom
psychologisch	– Enkopresis – kognitive Einschränkungen, z. B. Demenz
Idiopathisch	
Adipositas	

diesen Umständen ist Stuhlinkontinenz häufig auch vergesellschaftet mit Evakuations-problemen, Drang- und Schmerzempfinden und repräsentiert das sog. „Low Anterior Resection Syndrome" (LARS). Die Reduktion der Reservoirkapazität und die Unterbre-chung der intramuralen Nervenversorgung tragen zur Funktionsstörung bei; die An-wendung von Chemotherapie und Radiotherapie in der Behandlung anorektaler Mali-gnome ist stark mit dem Auftreten von Stuhlinkontinenz vergesellschaftet. Weitere mögliche Ursachen der Stuhlinkontinenz sind direkte Traumen des Perineums oder Be-ckens, wie z. B. Beckenfrakturen im Rahmen von Akzelerationstraumen, Pfählungsver-letzungen oder sexuellem Missbrauch.

12.5.3 Neurogene Stuhlinkontinenz

Systemische oder lokalisierte neurologische Erkrankungen, wie multiple Sklerose, mus-kuläre Dystrophie oder kongenitale Meningomyelozelen (Spina bifida), können Inkon-tinenz verursachen, sind aber häufiger mit Obstipation und Entleerungsbeschwerden assoziiert.

12.5.4 Idiopathische Stuhlinkontinenz

Der Terminus „idiopathische Inkontinenz" beschreibt in der Regel Stuhlinkontinenz unklarer Ätiologie. Dieser Zustand stellt sich klinisch oft mit Zeichen der Pudendal-Neuropathie, reduzierten analen Ruhe- und Willkürdrücken, verminderter Analkanal-sensorik und Beckenbodensenkung dar.

12.6 Diagnostik, Differenzialdiagnostik

Die Diagnose der Stuhlinkontinenz umfasst obligat eine proktologische Standardunter-suchung und eine fokussierte Anamnese, die Stuhlfrequenz, Drangsymptome, Inkon-tinenz für Gas und flüssigen oder festen Stuhl, spürbaren oder nicht wahrnehmbaren unkontrollierbaren Stuhlverlust, Obstipationsbeschwerden sowie Stuhlentleerungsstö-rungen mit der Notwendigkeit von digitaler Unterstützung und die Tageszeitabhängig-keit der Symptome erfragt. Die Verwendung von Stuhltagebüchern, standardisierten Fragebögen, Inkontinenz- und auch Obstipations-Scores sowie generalisiertem und krankheitsspezifischem Lebensqualitäts-Score hilft, die Symptome im Detail zu doku-mentieren und das Ausmaß der Beschwerden und ihren Einfluss auf die Lebensquali-tät zu quantifizieren. Das Ausmaß der Beeinträchtigung der Lebensqualität ist für die Entscheidungsfindung des therapeutischen Vorgehens wesentlich. Dieselben Score-Messinstrumente werden verwendet, um die klinische Wirksamkeit therapeutischer Interventionen zu erfassen.

12.6.1 Anamnese

Die klinische Erhebung beginnt mit einer detaillierten, strukturierten Anamnese. Bei Frauen ist die Erhebung der geburtshilflichen Anamnese obligat. Diese umfasst auch die Anzahl der Schwangerschaften, die Anzahl und Art der Entbindungen, das Geburtsgewicht der Kinder und die Befragung nach urologischen Symptomen sowie dem hormonellen Status. Bei Männern ist insbesondere die Anamnese hinsichtlich stattgehabter anorektaler Eingriffe wichtig. Bis zu 25 % der Stuhlinkontinenz bei Männern ist durch iatrogene Sphinkterverletzungen bedingt.

Die einfache Unterscheidung zwischen Drang- und passiver Inkontinenz mag hinsichtlich eventuell zugrundeliegender funktioneller Defizite richtungsweisend sein. Im Allgemeinen ist aber die einfache Korrelation einzelner Präsentationsformen der Stuhlinkontinenz mit einzelnen physiologischen Funktionen eine Simplifizierung, denn Kontinenz ist durch eine komplexe Interaktion verschiedener Organe und deren Funktion gewährleistet. Oft überlappen Symptome. Auch ist die Stuhlinkontinenz häufig nicht das einzige klinische Symptom: Sie kann in Kombination mit Stuhlentleerungsstörungen auftreten und repräsentiert hier oft das klinische Bild eines posterioren Kompartment-Prolaps-Syndroms.

Standardisierte Scoring-Systeme sind hilfreich, um die Frequenz und den Schweregrad der Inkontinenz zu quantifizieren und können eine semiobjektive Erhebung vor und während der Behandlung ermöglichen. Die am weitesten verbreiteten Scoring-Systeme sind der Cleveland Clinic Incontinence Score und der St. Mark's Incontinence Score. Die Bristol Stool Charts erlauben es, die Stuhlkonsistenz anhand einer 7-Punkte-Skala von hart bis weich zu klassifizieren.

Die subjektive Wahrnehmung der Stuhlinkontinenz variiert erheblich: die Korrelation von Symptomschwere und Einschränkung der Lebensqualität ist nicht linear. Aus diesem Grund ist die Erhebung der Lebensqualität essenziell. Sie wird meist durch krankheitsspezifische und/oder unspezifische (z. B. SF36) Scoring-Systeme durchgeführt. Das krankheitsspezifische Fecal Incontinence Quality of Life (FIQoL)-Instrument versucht Einschränkungen in vier verschiedenen Kategorien (Lifestyle, Coping, Behavior, Depression and Awareness) im Zusammenhang mit Stuhlinkontinenz zu quantifizieren.

12.6.2 Inspektion und Palpation

Inspektion und Palpation des analen Sphinkters sowie des Beckenbodens sollten nicht nur statisch, sondern dynamisch erfolgen: in Ruhe, unter willkürlicher Kontraktion und unter Durchführung eines Valsalva-Manövers (Pressen). Bei der Inspektion lassen sich Veränderungen der Haut und der Morphologie, wie Deformitäten, muskuläre Defekte, Narben oder Hauterosionen (die möglicherweise schon auf Stuhlinkontinenz hinweisen können) identifizieren. Die Inspektion des Beckenbodens während des Kneifens und Pressens kann Zeichen der Beckenbodensenkung, Zelenbildung, weniger offensichtliche Muskeldefekte und möglicherweise koexistente urologische und gynäkologische Veränderungen aufzeigen. Die digitale Untersuchung ermöglicht einen ersten Eindruck von Ruhe- und Willkürdruck, vom Vorliegen potenzieller Sphinkterdefekte, der Länge des Analkanals, vom Vorhandensein einer Rektozele, Intussuszeption oder auch von Arealen verminderter Willküraktivität infolge von Narben zu gewinnen. Der sog. PinPrick-Test (Berühren und Kratzen der perianalen Haut und des Anus stumpf und scharf) und die Beobachtung der ausgelösten reflektorischen Kontraktionen des analen Sphinkters (Anokutanreflex) dienen als basisneurologische Untersuchung, um die kutane Sensibilität, die Reflexfunktion der quergestreiften Muskulatur des Sphinkters und des Beckenbodens und somit die Funktion der afferenten und efferenten Innervation zu überprüfen.

Bei einigen Patienten stellen bereits die Anamnese, Inspektion und Palpation eine ausreichende Diagnostik dar, um eine dezidierte Therapie in die Wege zu leiten.

12.6.3 Proktoskopie und starre Rektoskopie

Die visuelle Untersuchung der inneren Aspekte des Analkanals und des Rektums durch Proktoskopie und starre Rektoskopie sind obligat und dienen der Identifikation von Ursachen primärer Inkontinenz und dem Ausschluss potenzieller Ursachen sekundärer Inkontinenz.

12.6.4 Endoanaler Ultraschall/MRI

Endoanaler Ultraschall (EAUS) ist das bildgebende Verfahren der Wahl bei Patienten mit Stuhlinkontinenz. Es ist einfach durchzuführen und hat bei entsprechender Erfahrung eine hohe Sensitivität und Spezifität in der Identifikation von Defekten des internen und externen analen Sphinkters. Morphologische Befunde korrelieren allerdings nicht zwingend mit der klinischen Präsentation: In einer Studie wurden mittels EAUS bei 65 % von 335 stuhlinkontinenten Patienten Sphinkterdefekte entdeckt, aber auch bei 43 % von 115 kontinenten Patienten sowie bei 22 % von 18 asymptomatischen weiblichen Gesunden.

EAUS erlaubt die Beurteilung der Dicke, Länge und der strukturellen Integrität des externen und internen analen Sphinkters, der rektalen Mukosa, der Rektumwand, des Puborektalismuskels und der angrenzenden anatomischen Strukturen, wie der Prostata, Vagina und Blase. Mittels aktueller Technik lassen sich interner, externer analer Sphinkter und die Puborektalisschlinge in longitudinaler und horizontaler Ebene darstellen. Zudem erlaubt der Ultraschall potenzielle Ursachen sekundärer Inkontinenz, die nicht offensichtlich sind, wie z. B. Fistelgänge, zu entdecken. Die Korrelation der EAUS-Befunde mit intraoperativen Befunden ist hoch.

Anatomie und potenzielle Defekte des Sphinkterkomplexes und Beckenbodens können auch mittels MRT dargestellt werden. Während EAUS breit akzeptiert und zugänglich sowie relativ leicht durchzuführen ist und als essenzieller Bestandteil der initialen Diagnostik bei der Stuhlinkontinenz betrachtet werden kann, ist der Zugang zu MRT oft limitiert und die Untersuchung aufwendiger, sodass das Verfahren noch als Teil der fortgeschrittenen Diagnostik betrachtet wird. Beide bildgebenden Techniken erlauben die Abgrenzung muskulär struktureller Läsionen von anderen möglichen Ursachen der Inkontinenz.

12.6.5 Anorektale Physiologie

Anorektale physiologische Untersuchungen können hilfreich sein, Dysfunktionen einzelner Komponenten der kontinenzwahrenden Funktion klarer zu definieren. Auch wenn einige dieser Befunde das therapeutische Management beeinflussen können, so werden diese Untersuchungen doch kontrovers diskutiert, da die Durchführung untersucherabhängig ist, die Befunde nicht mit der Symptomschwere korrelieren und ihr Wert somit im Entscheidungsprozess limitiert ist.

Anorektale Manometrie

Die anorektale Manometrie kann die Funktion des glattmuskulären, internen analen Sphinkters (Ruhedruck, Länge, Hochdruckzone) und der quergestreiften Muskulatur des externen analen Sphinkters (Kneifdruck), die Perzeption der rektalen Füllung und Dehnung (erste Sensation, Stuhldrangempfinden, maximal tolerables Volumen), die Compliance des rektalen Reservoirs und die Reflexinteraktion zwischen Rektum und dem analen Sphinkter (rektoanaler Inhibitionsreflex) erfassen und quantifizieren. Da die Techniken variieren (wasserperfundierter versus „solid-state"-Katheter, stationärer versus mechanischer „pull-through") sind Vergleiche von Untersuchungsbefunden mit Vorsicht zu bewerten. Die Normalwerte der einzelnen physiologischen Untersuchungstechniken sollten bei der Beurteilung in Betracht gezogen werden.

Neurologische Untersuchung

Die *Elektromyographie (EMG)* erlaubt es, die Funktion der quergestreiften Muskulatur des externen analen Sphinkters und des Beckenbodens in Ruhe, bei Aktivierung und Relaxation zu erfassen, neurogene von muskulären Defiziten zu unterscheiden sowie das Ausmaß der Denervation und Reinnervation abzuschätzen. Das EMG wird heute nur noch selten zum sogenannten „Mapping" des Sphinkters benutzt, denn die intraanale Ultraschalluntersuchung bietet eine schmerzlose und einfach durchzuführende Bildgebung der Sphinktermorphologie.

„Pudendal nerve terminal motor latency" (PNTML) misst die Leitgeschwindigkeit der peripheren Anteile der Pudendalnerven, indem in Höhe des Alcock'schen Kanals

mittels einer Fingerelektrode stimuliert und in Höhe des analen Sphinkters die Muskelantwort aufgezeichnet wird. Dies ermöglicht es, periphere Läsionen der Pudendalnerven zu detektieren. Ebenso lassen sich unilaterale von bilateralen Läsionen unterscheiden. Obgleich die Normwerte der Leitgeschwindigkeit definiert sind, ist die Korrelation mit klinischen Befunden schwach, die Technik ist untersucherabhängig und der Patiendyskomfort relativ hoch. Die Relevanz der Untersuchung ist hinsichtlich der Entscheidungsfindung des therapeutischen Vorgehens gering und die Anwendung der Technik heutzutage nur noch sehr selten.

Sensibilitätstest

Die anorektale Sensibilität ist bei neurogener Stuhlinkontinenz häufig gestört. Die Untersuchung im Rahmen des PinPrick-Tests mit einer Nadel ist Teil der proktologischen Basisuntersuchung. Die Bestimmung der Elektrosensivität und der Temperatursensivität sind komplementäre Untersuchungen der analen Sensibilität. Die Messung der rektalen Sensibilität mittels Ballondistension ist Teil der anorektalen Manometrie.

Defäkographie

Bei der Defäkographie wird der Defäkationsakt bildgebend dargestellt. Zwei Techniken stehen zur Verfügung: die dynamische Standard-Defäkographie mit Kontrastmittelfüllung und Röntgenuntersuchung und die Magnetresonanz-Defäkographie (MRT). Die Defäkographie ist nicht Teil der Routinediagnostik der Stuhlinkontinenz, dennoch gewinnt sie mit dem vermehrten Verständnis, dass sich auch morphologische Veränderungen des mittleren und des hinteren Beckenorgankompartiments, wie z. B. eine vorausgegangene Hysterektomie oder ein interner Rektumprolaps mit dem Leitsymptom der Stuhlkontinenz darstellen können, an Bedeutung. Die bildgebende Darstellung der Stuhlentleerung ist indiziert, wenn die Stuhlinkontinenz klinisch vergesellschaftet ist mit Stuhlentleerungsstörungen oder bei dem klinischen Verdacht einer Intussuszeption, Enterozele oder Rektozele.

12.7 Therapie

Eine Behandlung der Stuhlinkontinenz sollte erst initiiert werden, wenn alle sekundären Formen der Stuhlinkontinenz ausgeschlossen sind. Die Therapie ist an die individuellen Bedürfnisse, der Therapiebereitschaft und -adhärenz des Patienten und dessen Erwartungen anzupassen und abhängig von den pathomorphologischen und pathophysiologischen Gegebenheiten. Folgende Grundprinzipien sollten beachtet werden:
- von nicht invasiver zu invasiver Behandlung
- chirurgische Behandlung ist indiziert, falls konservative Maßnahmen nicht zu ausreichender Symptomlinderung führen

Die konservative Behandlung basiert oft pragmatisch auf einem Individualversuch (Versuch-und-Irrtum-Prinzip) und wird maßgeblich bestimmt durch die Patientenakzeptanz (Compliance und Fähigkeit, die Behandlung durchzuführen).

12.7.1 Konservative Therapie

Die konservative Therapie ist die Erstlinienbehandlung der Stuhlinkontinenz – außer, wenn aufgrund des Ausmaßes der Erkrankung ein konservativer Behandlungsversuch a priori nicht erfolgsversprechend ist. Die konservativen Maßnahmen zielen darauf, die Stuhlkonsistenz, die Kolon-Transitzeit, die Stuhlentleerung, die Sphinkterfunktion und deren Wahrnehmung und die rektale Füllung zu beeinflussen. Unterschiedliche Behandlungsoptionen sind verfügbar. Viele haben sich empirisch entwickelt; es liegen insgesamt wenige Daten vor, ihre Effizienz zu beweisen. Die Kombination von mehreren konservativen Therapieverfahren kann wirkungsvoller und klinisch effizienter sein als der Einsatz eines einzelnen Verfahrens.

Lokale Maßnahmen

- Hautschutz (Vorlagen kombiniert mit konsequenter Analhygiene, Hautschutzlotion oder Salben, weiche Pflegematerialien).
- Analtampons werden allgemein schlecht akzeptiert: nur 10–20 % der Patienten benutzen diese Tampons regelmäßig. Flexible Silikon-Plugs scheinen besser akzeptiert zu werden und Inkontinenz besser zu mindern.

Regulation/Rhythmisierung der Stuhlentleerung

Eine regelhafte retrograde Reinigung des Enddarms mittels Abführzäpfchen oder Spülung mit Klysmen oder mit Wasser mittels Birnenspritzen oder Irrigationssystemen zielt auf drei Effekte: eine mechanische Reinigung des distalen Dickdarms und Rektums, eine Verbesserung der rektalen Reservoirfunktion durch Distension und eine Verbesserung der Perzeption der Rektumfüllung durch einen definierten Reiz. Die erzielte effiziente Entleerung des Enddarms erlaubt ausscheidungsfreie und damit inkontinenzfreie Zeitintervalle.

Regulation der Stuhlkonsistenz

Faserreiche Diät, nicht blähende Nahrungsbestandteile und eine die Darmmotilität bremsende Medikation modulieren die Stuhlkonsistenz. Da paradoxe Reaktionen auftreten können, ist ein Individualversuch ratsam. Im Allgemeinen ist die Zielsetzung, eine regelmäßige Stuhlentleerung und ein regelhaftes Entleerungsmuster zu initiieren.

Beckenbodentraining

Es erscheint indiziert bei Patienten mit reduzierter Willkürfunktion. Die Übungen sind als Frühintervention in Betracht zu ziehen; sie sind günstig und komorbiditätsfrei; allerdings ist die Evidenz ihrer klinischen Wirkung limitiert. Sie sollten unter der Anleitung eines Physiotherapeuten erlernt werden.

Biofeedback

Das Verfahren basiert auf dem Konzept des operanten Konditionierens und unterscheidet sich vom purem Beckenbodentraining durch die Verwendung visueller und akustischer Reize, um dem Patienten bestimmte physiologische Funktionen zu verdeutlichen und somit einen Trainingseffekt zu erreichen, indem residuale Funktion verschiedener Kontinenzorgankomponenten aktiviert werden kann. Sowohl motorische als auch sensorische Funktionen können trainiert werden. Der therapeutische Effekt basiert auf einer Steigerung der Kontraktionskraft und der Kontraktionsdauer, einer Verbesserung der Koordination des analen Sphinkters und des Beckenbodens und der sensorischen Perzeption. Das Training sollte einem konsequenten Protokoll folgen: In der Regel muss der Patient über mehrere Monate selbstständig trainieren. Die Erfolgsraten variieren erheblich; die vorliegenden Daten sind inkonsistent. In einer randomisiert-kontrollierten Untersuchung konnte die Überlegenheit des Biofeedbacks gegenüber allgemein konservativen Maßnahmen nicht nachgewiesen werden. Insofern ist der aktuelle Konsensus, dass Biofeedback möglicherweise effektiv ist, aber die Effizienz letztlich nicht nachgewiesen werden kann. Nach Verhaltenstrainingsmaßnahmen und medikamentösem Management könnte es – üblicherweise in Kombination mit Beckenbodentraining – in Betracht gezogen werden, nicht zuletzt aufgrund der risikoarmen Anwendung.

Anale Elektrostimulation

Die periodische Anwendung von analer Elektrostimulation, um den Analsphinkter zu stärken, bleibt kontrovers. Wenige, meistens anekdotische Berichte, schildern unterschiedliche Ergebnisse in heterogenen Patientengruppen. Aktuelle Ergebnisse oder randomisierte Untersuchungsergebnisse liegen nicht vor.

12.7.2 Operative Therapie

Die Wahl des chirurgischen Behandlungsverfahrens wird im Wesentlichen bestimmt durch die Symptomschwere der Stuhlinkontinenz, die Ätiologie sowie die strukturelle Integrität oder Strukturdefekte des analen Sphinkterkomplexes.

Anale Sphinkteroplastik

Die direkte Sphinkterrekonstruktion zielt darauf, einen morphologischen Defekt des Sphinkters durch Adaptation der dehiszenten Muskulatur zu schließen. Der Terminus analer „Sphinkterrepair" beschreibt die Rekonstruktion des analen Sphinkters unmittelbar nach einem Trauma. Anale „Sphinkteroplastik" beschreibt die sekundäre oder zeitlich versetzte Rekonstruktion der analen Sphinktermuskulatur, wenn deren Läsion entweder initial nicht erkannt oder funktionell irrelevant war oder wenn das Ergebnis des primären Sphinkterrepairs klinisch nicht zufriedenstellend ist.

Im Folgenden wird nur die anale Sphinkteroplastik vorgestellt:

Die anale Sphinkteroplastik ist das am weitesten verbreitete chirurgische Verfahren bei Unterbrechung der Kontinuität des analen Sphinkterkomplexes z. B. post partum, postoperativ oder posttraumatisch. Die anale Sphinkteroplastik nach geburtshilflichen Verletzungen ist der häufigste Eingriff in dieser Kategorie: Über eine in der Regel quere Inzision im Bereich des Perineums (bei ventralen Läsionen) werden die Muskelenden identifiziert und mobilisiert. Ausreichende Mobilisation ohne Devaskularisation des Muskels ist wesentlich für eine spannungsfreie Annäherung und Adaptation der Muskelanteile. Die Naht kann entweder durch direkte Adaptation oder überlappende Naht der dehiszenten Muskelanteile durchgeführt werden (Abb. 12.1). Die getrennte Identifikation und Rekonstruktion des internen analen Sphinkters ist technisch anspruchsvoll und von nicht nachgewiesener therapeutischer Effizienz. Eine Levatorplastik kann zusätzlich durchgeführt werden. Um eine Dyspareunie zu vermeiden, sollte die Vagina dabei nicht eingeengt werden.

Die Kurz- und Langzeiterfolgsraten des Verfahrens sind sehr variabel, von 41 %–86 % bzw. 6 %–80 %, im Mittel 62 % bzw. 38 %. Mit längerem Follow-up nimmt die postoperative Kontinenzfunktion immer weiter ab. Die Patientenzufriedenheit nach 5–10 Jahren liegt bei 40–45 %.

Begleitende neurogene Schäden werden als Prädiktoren eines schlechten funktionellen Ergebnisses kontrovers diskutiert. Sie stellen keine Kontraindikation für den Eingriff dar. Präoperative manometrische Befunde sind hinsichtlich des funktionellen Ergebnisses nicht aussagekräftig. Postoperative Biofeedback-Therapie kann den längeren Bestand des funktionellen Ergebnisses unterstützen und die Lebensqualität verbessern.

Die Sphinkteroplastik kann wiederholt werden, wenn die initiale Rekonstruktion funktionell nicht wirksam ist. Die Ergebnisse einer Re-Sphinkteroplastik wurden geraume Zeit als denen einer primären Sphinkteroplastik ebenbürtig betrachtet, allerdings lassen aktuelle Ergebnisse Zweifel dahingehend aufkommen. Die Re-Sphinkteroplastik sollte als Therapieverfahren nur in Betracht gezogen werden, nachdem andere Modalitäten exploriert wurden.

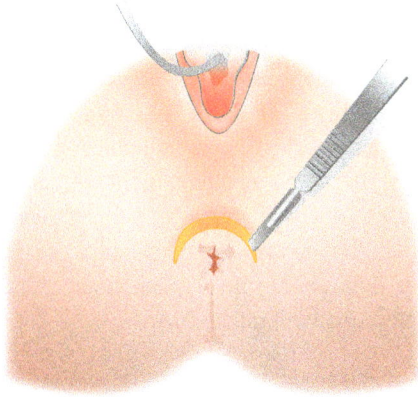

(a)

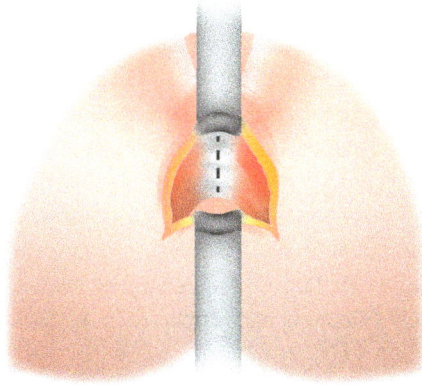

(b)

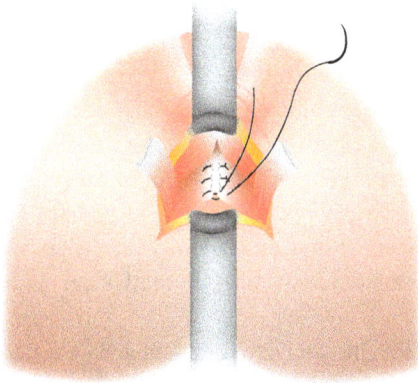

(c)

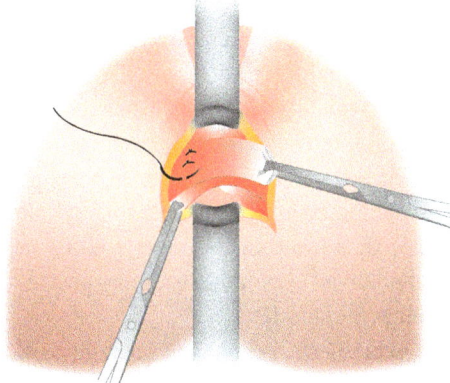

(d)

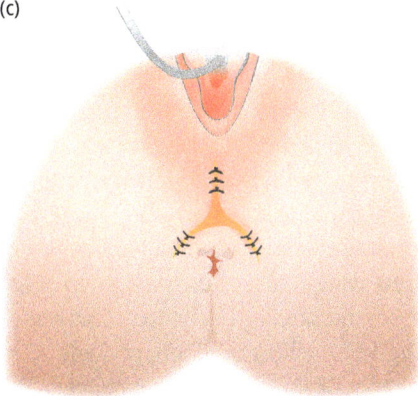

(e)

Abb. 12.1: Schemazeichnung: Sphinkteroplastik.

Beckenboden-Repair/„pelvic floor repair"

Die Ziele des sog. Postanal-Repair sind es, die Länge des Analkanals und seine Hoch-druckzone sowie den anorektalen Winkel zu rekonstruieren und so den sog. „flap val-ve"-Mechanismus wiederherzustellen, der zur Wahrung der Kontinenz beiträgt. Dieses Verfahren wurde in den siebziger und achtziger Jahren bei Patienten mit einer genera-lisierten Schwäche des Beckenbodens und des externen analen Sphinkters ohne Sphinkterunterbrechung häufig eingesetzt. Die postoperativ initial zu beobachtende symptomatische Verbesserung war nicht nachhaltig. Da heutzutage effizientere chirur-gische Verfahren zur Verfügung stehen, ist der Postanal-Repair (und auch der „total pelvic floor repair") nur noch in Ausnahmefällen individuell indiziert.

Sphinkterersatzverfahren

Autologe oder heterologe Sphinkterersatzverfahren wurden bei Patienten nach ge-scheiterter Sphinkteroplastik, bei ausgedehnten Weichteildefekten, bei kongenitalen Anomalien (z. B. Analatresie) oder bei neurogenen Schäden der Beckenbodenmuskula-tur angewendet. Nicht-stimulierte (z. B. ein- oder beidseitige Gluteoplastik oder Grazi-lisplastik) und stimulierte Muskeltranspositionen (stimulierte dynamische Graziloplas-tik) wurden verwendet, um einen Neo-Sphinkter zu schaffen und es wurden künstliche Neo-Sphinkter implantiert. Nur die dynamische Graziloplastik und der artifizielle Bo-wel-Sphinkter erlangten breitere klinische Akzeptanz und Anwendung. Sie stellten im Behandlungsalgorithmus bei ausgeprägter Stuhlinkontinenz eine Alternative zur Anla-ge eines Stomas dar.

Beide Verfahren stehen heutzutage aktuell nicht mehr zur Verfügung, da die not-wendigen technischen Komponenten nicht mehr vertrieben werden.

Dynamische Graziloplastik (DGP)

Das Verfahren besteht in einer schlingenförmigen, den Analkanal umrundenden Transposition des distal an der Tuberositas tibiae abgesetzten Grazilismuskels. Der Muskel an sich ist physiologisch nicht für dauerhafte, ermüdungsfreie Kontraktionen geeignet. Die ergänzende Implantation eines Stimulationssystems – bestehend aus zwei Elektroden, die nah am Nerv positioniert werden und einem Impulsgeber, der in einer subkutanen Tasche im Unterbauch platziert wird – führt durch applizierte Nie-derfrequenzstimulation zu einer Veränderung des muskulären Phänotyps mit Anrei-cherung von „slow twitch fatigue resistant"-Typ-1-Muskelfasern, die dauerhafte Kon-traktion ermüdungsfrei ermöglichen. Zum anderen wird durch die Stimulation die Kontraktion des transponierten Grazilismuskels aktiviert und so der Analkanal ver-schlossen. Die Deaktivierung des Impulsgebers durch einen externen Programmierer führt zu einer Relaxation des transponierten Grazilismuskels und so zur Öffnung des Analkanals.

Artificial Bowel Sphincter

Künstliche Sphinkteren dienen dazu, den analen Sphinkter zu verstärken oder zu ersetzen: „prosthetic bowel sphincter" (PBS), Analband (AMI) und „Acticon Neosphincter" („artificial bowel sphincter", ABS). Nur für den ABS liegen relevante Ergebnisdaten vor. Das Konzept des Verfahrens besteht darin, eine mit Flüssigkeit gefüllte Manschette um den Analkanal zu positionieren und somit den Analkanalverschlussdruck zu erhöhen. Die Manschette ist mit einem implantierten Ballonsystem verbunden. Über eine subkutan positionierte Drucktaste kann eine zeitlich begrenzte Entleerung des Cuffs und somit eine Öffnung des Analkanals initiiert werden.

Die beiden Sphinkterersatzverfahren – DGP und ABS – waren mit nicht unerheblicher operativer Komorbidität verbunden. Die funktionellen Erfolgsraten liegen bei 50–70 %.

Sakrale Neuromodulation/Sakralnervstimulation

Die sakrale Neuromodulation (SNM)/Sakralnervstimulation (SNS) zielt darauf, residuelle Funktionen des anorektalen Kontinenzorgans zu aktivieren. Voraussetzung sind residuelle Sphinkterfunktion und das Bestehen einer neuromuskulären Verbindung zum Analsphinkter/Beckenboden, die durch die Fähigkeit zu willkürlicher Kontraktion oder Reflexaktivität nachgewiesen werden kann.

Das implantierte Stimulationssystem besteht aus einem Impulsgeber und einer Elektrode. Die Elektrode wird unter Bildwandlerkontrolle und intermittierender Stimulation mit Kontrolle der motorischen und/oder sensorischen Antwort nahe an dem sakralen Spinalnerv S3 oder S4 positioniert und mit dem Impulsgeber, der in einer subkutanen Tasche in der Regel gluteal platziert wird, verbunden (Abb. 12.2).

Das System wird mittels Telemetrie programmiert und aktiviert. Der Wirkungsmechanismus der sakralen Neuromodulation ist komplex und betrifft mehrere periphere und zentralnervöse Funktionen. Es erfolgt eine Beeinflussung der somatomotorischen, somatosensorischen und autonomen Nerven. Die Wirkung ist nicht auf das anorektale Kontinenzorgan und den Dickdarm beschränkt, sondern betrifft auch die die Darm- und Sphinkteraktivität kontrollierenden Anteile des zentralen Nervensystems.

Die Patientenselektion für die permanente Implantation eines Stimulationssystems erfolgt anhand des klinischen Ergebnisses einer zeitlich limitierten Teststimulationsphase. In dieser Testphase wird entweder eine temporäre Elektrode oder eine im Falle einer positiven Teststimulation auch als dauerhafte Elektrode verwendbare sogenannte „tined lead"-Elektrode an einen externen Impulsgeber angeschlossen. Während der i. d. R. dreiwöchigen Testphase dokumentiert der Patient seine Stuhlgewohnheiten mit standardisierten Stuhltagebüchern. Die Ergebnisse werden mit prätherapeutischen Stuhltagebüchern verglichen.

Im Allgemeinen wird eine mindestens 50 %ige Verbesserung der Symptome (der Inkontinenzepisoden oder Tage mit Inkontinenzepisoden) während der Testphase als Erfolg und Indikation für eine permanente Implantation betrachtet. Wurde die Testung mit einer temporären Elektrode durchgeführt, erfolgt zur dauerhaften Stimulation die Implantation einer „tined lead"-Elektrode und eines Impulsgebers; wurde die Testung bereits mit einer „tined lead"-Elektrode durchgeführt, erfolgt nach der Testung die ergänzende Implantation eines Impulsgebers.

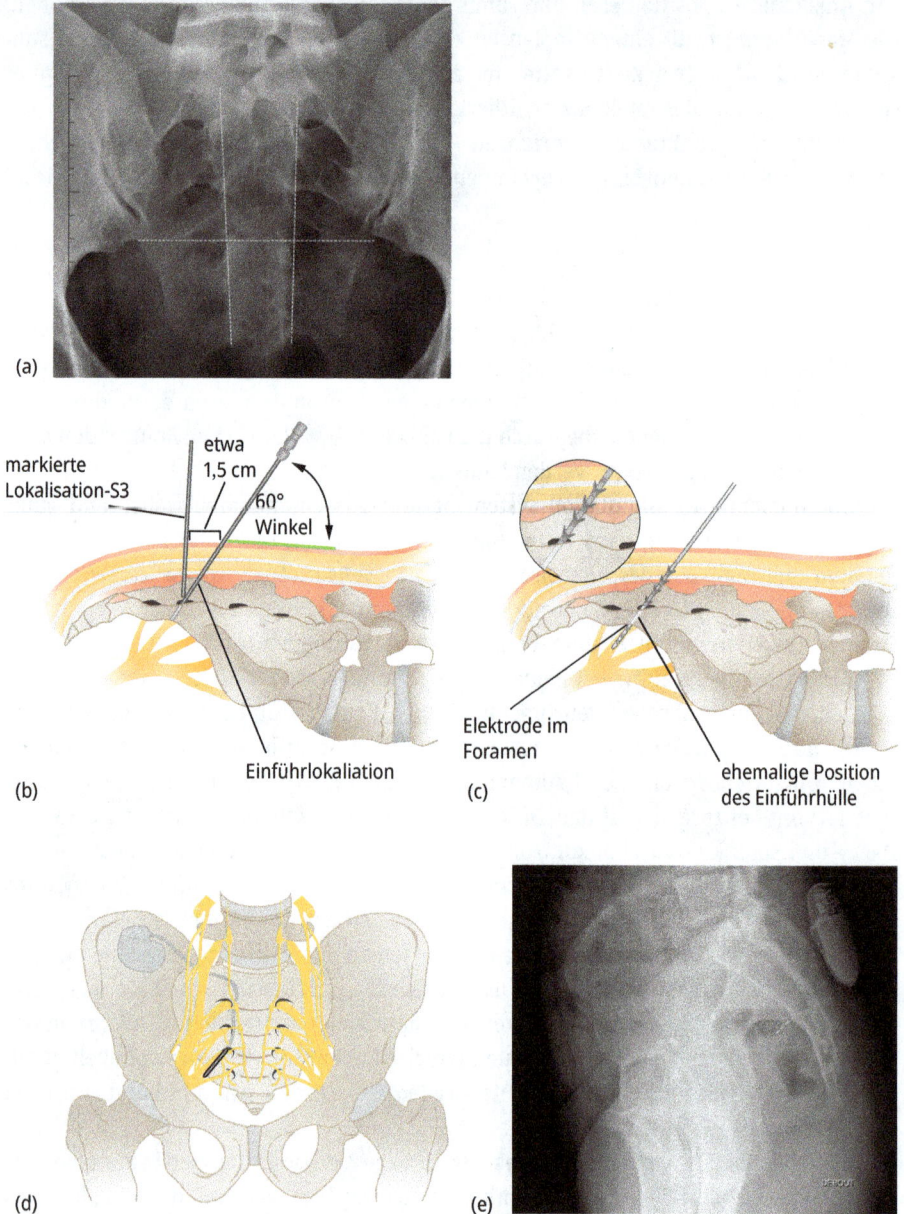

Abb. 12.2: Schemazeichnung Sakralnervstimulation.

Postoperativ wird der Impulsgeber aktiviert und in Kooperation mit dem Patienten mittels Telemetrie programmiert. Die Einstellungsparameter orientieren sich an der Wahrnehmung der Stimulation im Bereich des analen Sphinkters/Beckenbodens.

Die empirisch gewählten Stimulationsparameter sind 15 Hz, 210 μsec, kontinuierliche oder zyklische Stimulation und die Anpassung der Impulsstärke an die Wahrnehmung des Patienten. Der Impulsgeber kann vom Patienten in vorgegebenem Rahmen mittels Telemetrie verändert oder deaktiviert werden.

Die sakrale Neuromodulation wird heutzutage klinisch effektiv bei einem breiten Spektrum pathophysiologischer und pathomorphologischer Veränderungen eingesetzt, inkl. Sphinkterdefekten. Nach einer positiven Testphase liegt die Erfolgsrate der SNS bei um die 80 %. Die Langzeitergebnisse sind stabil: 36 % (median, 4–52 %) der Patienten zeigen 100 %ige Symptomverbesserung, 78 % (median, 71–86 %) 50 %ige Verbesserung bei einem medianen Follow-up von 85 Monaten. Das Verfahren ist sicher, die Komorbidität ist gering, die Entfernung des implantierten Systems ist in ca. 3 % erforderlich. Die Lebensdauer der Batterie des Impulsgebers ist zeitlich limitiert (etwa 5–6 Jahre), sodass ein Impulsgeberwechsel zu erwarten ist. Bei einigen Patienten können wiederholte Anpassungen der Stimulationsparameter zur Optimierung der Effizienz erforderlich werden.

Die Tatsachen, dass die Ergebnisse reproduzierbar und nachhaltig sind, dass das Verfahren wenig invasiv, reversibel und mit geringer Komorbidität behaftet ist und anhand einer positiven Testphase der Erfolg einer chronischen Stimulation gut vorausgesagt werden kann, haben zu einer breiten Akzeptanz geführt. Die Indikation zur Teststimulation orientiert sich nicht an spezifischen pathophysiologischen/-morphologischen Grundvoraussetzungen, sondern basiert auf einer pragmatischen Versuch- und Irrtum-Vorgehensweise. Die Kontraindikationen für die sakrale Neuromodulation sind limitiert: pathologische Veränderungen des Sakrums und der Innervation, die eine adäquate Elektrodenpositionierung nicht erlauben, septische Hautveränderungen im Bereich der Implantationsstelle, neurologische Pathologien (Querschnitt), Schwangerschaft, Blutungsrisiko, Unvermögen, das Verfahren zu verstehen, implantierte Herzschrittmacher oder Defibrillatoren, die mit dem Sakralnervstimulationssystem nicht kompatibel sind. Die ehemalige Kontraindikation „Notwendigkeit von MRT-Untersuchungen" hat sich erübrigt, da mittlerweile MRT-kompatible Stimulationssysteme zur Verfügung stehen.

Nervus-tibialis-posterior-Stimulation („posterior tibialis nerve stimulation", PTNS)

Die Tibialnervstimulation entweder perkutan mittels Nadelelektroden oder transkutan (TENS) mit Klebeelektroden ist ein Verfahren, das wie die Sakralnervstimulation darauf zielt, Restfunktion zu aktivieren. Der exakte Wirkungsmechanismus der Tibialnervstimulation ist aktuell nicht vollständig erfasst. PTNS hat Interesse geweckt als ein minimalinvasives, ambulant durchzuführendes Verfahren, das nicht sehr kostenintensiv ist. Die Einschlusskriterien sind aktuell nicht klar umrissen, sie reichen von idiopathischer Inkontinenz und Inkontinenz bei entzündlichen Darmerkrankungen oder partiellen spinalen Läsionen bis hin zur Inkontinenz bei Sphinkterläsionen. PTNS wurde bei passiver, Drang- und gemischter Inkontinenz eingesetzt. Sie scheint bei Drang-Stuhlinkontinenz effektiver zu sein. Bis dato gibt es kein einheitliches Vorgehen hinsichtlich des gewählten Stimulationsprotokolls und der Stimulationsparameter. Das Verfahren wird ambulant mit ein oder zwei dreißigminütigen Sitzungen pro Woche und in der Folge mit abnehmender Häufigkeit über mehrere Wochen durchgeführt. Die adäquate Elektrodenpositionierung wird durch eine mittels Stimulation induzierte Plantarflexion der Großzehe erreicht. Die Oberflächenneutralelektrode wird in der Nähe fixiert. PTNS und TENS werden durch portable, externe Impulsgeber gespeist. Die Stimulationsparameter basieren auf Erfahrungswerten; die Stimulationsintensität liegt unterhalb der Schwelle für eine motorische Antwort, Frequenz von 10–20 Hz.

In Kohortenstudien wurden die Kurzzeiterfolge mit 59–71 % beschrieben, allerdings wurden diese Ergebnisse durch eine randomisierte Multicenterstudie in Frage gestellt. Eine Ex-post-Subanalyse der Daten dieser multizentrischen Untersuchung deutet darauf hin, dass das Verfahren möglicherweise bei Drangstuhlinkontinenz effizienter sein kann. Eine effizienzbasierte Empfehlung zur Anwendung der Therapie kann aktuell nicht gegeben werden.

Magnetischer Analsphinkter

Der magnetische Analsphinkter wird um den Analkanal positioniert, ähnlich einem dynamischen Thiersch-Ring, und zielt darauf, die Sphinkterfunktion zu unterstützen. Der Ring besteht aus mehreren magnetischen Elementen (14–20). Die Anzahl der magnetischen Elemente wird an den Sphinkterumfang angepasst. Sie weichen bei der Passage von Darminhalt auseinander und erlauben eine Öffnung des Analkanals. Die Vorteile des Verfahrens liegen in seiner Einfachheit und dem unmittelbaren Einsetzen seiner Wirkung ohne die Notwendigkeit weiterer Maßnahmen. Die berichteten Kurzzeitergebnisse sind vergleichbar mit denen des ABS-Neosphinkters oder der Sakralnervstimulation.

Auch dies Verfahren ist aktuell nicht mehr verfügbar, da der magnetische Ring für die Indikation der Stuhlinkontinenz nicht mehr zur Verfügung steht.

Puborektalis Schlingen

Die Effizienz von Schlingenverfahren, die mittels Netzschlingen darauf zielen, die Puborektalisfunktion zu unterstützen oder zu imitieren, ist nicht nachgewiesen. Das Verfahren kann nicht evidenzbasiert empfohlen werden. In Einzelfallanwendungen ist das Erfolgsrisiko gegen das potentielle Risiko von netzbedingten Komplikationen abzuwägen.

Sphinktermodulierende Therapie

Sphinktermuskel-Remodeling durch transanale Applikation von Radiofrequenzenergie (Secca) ist ein minimalinvasives Verfahren und die Studien lassen eine Veränderung der glatten Muskulatur, des Bindegewebes und der Kollagenverteilung sowie eine Veränderung der interstitiellen Cajal-Zellen vermuten. Die Erfahrungen mit dem Verfahren sind limitiert, der beobachtete Therapieeffekt ist zeitlich begrenzt. Aktuell ist es nicht eindeutig, für welches Patientenkollektiv das Verfahren geeignet ist und wird somit nicht empfohlen.

„Bulking agents"/Injektionstherapie

Die Technik der Injektion von sog. „bulking agents" oder „injectables" in den analen Sphinkterkomplex beruht auf dem Konzept, durch Injektion von Fremdmaterialien eine Fibrose/Kollagenbildung zu indizieren. Ob der Wirkmechanismus in der Vergrößerung der Hämorrhoidalkissen oder im Auffüllen einer Sphinkterlücke besteht, bleibt kontrovers.

Der Art der Applikation sowie die Platzierung des „bulking agent" ist abhängig von der verwendeten Substanz: Die Depots werden submukosal oder intersphinktär über einen transanalen oder transsphinktären Zugang platziert. Bei Platzierung von silikonbasierten „injectables" zeigte die ultraschallgesteuerte Applikation bessere klinische Ergebnisse als die nur fingergeführte Applikation. Verschiedene Substanzen, wie autologes Fett, Silikon, Kollagen, Dextranomer in Hyaluronsäure (NASHA/Dx) wurden verwendet, aber nur wenige haben klinische Akzeptanz gefunden. Das Indikationsspektrum ist nicht klar konturiert; Lücken oder Degeneration des internen analen Sphinkters sind die am häufigsten beschriebenen Indikationen. Das Risiko der Applikation ist bei den meisten Substanzen niedrig. Die Applikation kann wiederholt werden, wenn die klinische Effizienz nachlässt.

Die berichteten Erfolgsraten – in der Regel limitiert auf einen Kurzzeitverlauf – bewegen sich zwischen 52 und 70 %. Die NASHA/Dx-Injektionstherapie zeigte sich in einer randomisierten Doppelblinduntersuchung effektiver als eine Scheinbehandlung und mit einer klinischen Verbesserung, die auch nach 3 Jahren Follow-up bestand.

Die Einfachheit der Anwendung, besonders bei der transanalen submukösen Applikation, und das relativ niedrige Risiko haben ein zunehmendes Interesse an den Injektionstechniken geweckt. Aktuell ist die Evidenz der Effizienz noch eingeschränkt. Vorliegende Daten zeigen, dass die klinische Wirkung von „bulking agents" limitiert und wenig nachhaltig ist, eine Re-Applikation ist möglich und kann zu weiterer klinischer Verbesserung führen.

Die Therapie der Stuhlinkontinenz mittels Stammzellinjektion muss zum aktuellen Zeitpunkt noch als experimentell angesehen werden.

Insgesamt ist die Indikation der Bulking Agents/Injektionstherapieverfahren nicht etabliert und kann nicht evidenzbasiert empfohlen werden. Konzeptionell wird die Anwendung eher bei milden Formen der passiven Stuhlinkontinenz infolge von Internus-dysfunktionen und bei Stuhlschmieren in Betracht gezogen.

Gatekeeper/SphinKeeper

In jüngster Zeit hat die Injektionsapplikation selbstexpandierender Implantate aus Po-lyacrylonitril (Gatekeeper) in den Intersphinktärraum, die ihre Durchmesser von 1,2 mm siebenfach vergrößern, wenn sie mit menschlichem Gewebe in Berührung kommen, Beachtung gefunden. Anhaltende Verbesserung der Stuhlinkontinenz- und der Lebensqualitäts-Scores über einen medianen Verlauf von 33 Monaten konnten in einer Kohortenstudie nachgewiesen werden. Eine Weiterentwicklung dieser Technik ist der sogenannte SphinKeeper, bei dem nicht nur 6 Implantate wie beim Gatekeeper, sondern 10 Implantate auf dieselbe Art und Weise appliziert werden. Erste Ergebnisse in kleinen Patientenkohorten deuten auf einen moderaten Therapieeffekt mit einer 50 % Symptomreduktion bei 52 % der behandelten Patienten hin. Bestätigende Unter-suchungen stehen noch aus.

Anterograde Irrigation

Die anterograde Irrigation zielt darauf, Stuhlinkontinenz zu vermeiden, indem der Dickdarm über eine künstliche Öffnung in Appendix-/Zökalposition regelmäßig gespült und entleert und somit die Wahrscheinlichkeit von Stuhlaustritt aus einem leeren Darm reduziert wird. Verschiedene Verfahren stehen zur Verfügung: die Appendikos-tomie („Malone procedure"), ein kontinentes Ministoma, das durch Tunnelierung der Spitze der Appendix in das Zökum eine Art Einwegklappe schafft, transkutane zökale Katheter („chait trap"), die entweder endoskopisch oder chirurgisch platziert werden und das konventionelle Ileostoma.

Mit diesen Verfahren können gute Ergebnisse erzielt werden; so wendeten nach median 39 Monaten rund 84 % der Patienten mit Stuhlinkontinenz die anterograde Irrigation erfolgreich an (z. B. verwenden nach 4 Jahren Follow-up noch 91 % der Pa-tienten die antegrade Irrigation mit signifikanter Verbesserung des Inkontinenz-Scores). Die Nebenwirkungen des Verfahrens sind Wundinfektionen, Leckagen über das Mini-Stoma und die psychische Belastung.

Stoma

Falls konservative und chirurgische Maßnahmen nicht zur adäquaten Symptomlin-derung geführt haben, nicht anwendbar oder akzeptabel sind oder das Stoma Präfe-renz des Patienten ist, bleibt die Anlage eines Stomas, obgleich mit eigener Komorbidi-tät behaftet, eine valide Option zur Behandlung der Stuhlinkontinenz. Sie dient weni-ger der Herstellung der Kontinenzfunktion als der Vermeidung des Symptoms der In-kontinenz.

12.8 Behandlungsalgorithmen und Konklusion

Im Laufe der vergangenen Jahre sind mehrere nationale und internationale Empfehlungen zur Behandlung der Stuhlinkontinenz publiziert worden. Generell gilt, dass die konservative Therapie die Erstlinientherapie sein sollte. Chirurgische Interventionen sind nur indiziert, wenn eine konservative Therapie nicht zur adäquaten Symptomlinderung führt oder in seltenen Fällen a priori aussichtslos erscheint. Die konservativen Maßnahmen sind insgesamt wenig evidenzbasiert. Die Wahl der Behandlung ist vorwiegend pragmatisch, oft auch bestehend aus einer Kombination verschiedener Behandlungsoptionen und orientiert sich an Akzeptanz und Handhabbarkeit.

Die chirurgischen Interventionen sollten auf den Ergebnissen der klinischen Basisdiagnostik und der erweiterten Diagnostik der Stuhlinkontinenz basieren. Die chirurgische Technik zielt entweder darauf, die Anatomie zu rekonstruieren und damit die

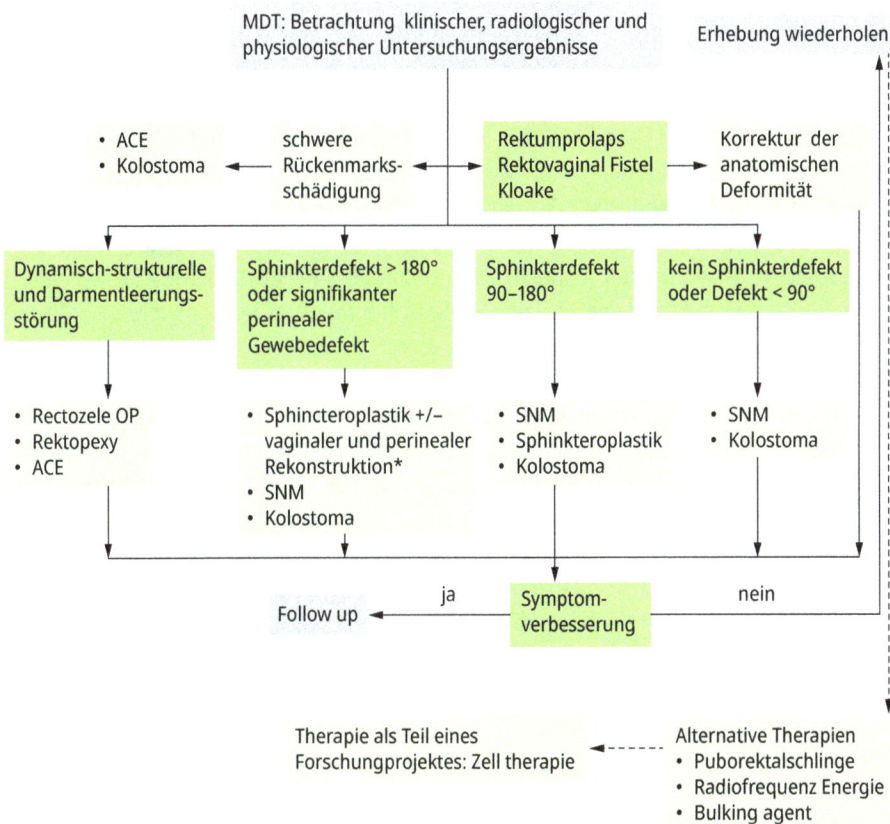

MDT: Betrachtung klinischer, radiologischer und physiologischer Untersuchungsergebnisse

Erhebung wiederholen

- ACE
- Kolostoma

schwere Rückenmarksschädigung

Rektumprolaps Rektovaginal Fistel Kloake

Korrektur der anatomischen Deformität

Dynamisch-strukturelle und Darmentleerungsstörung

Sphinkterdefekt > 180° oder signifikanter perinealer Gewebedefekt

Sphinkterdefekt 90–180°

kein Sphinkterdefekt oder Defekt < 90°

- Rectozele OP
- Rektopexy
- ACE

- Sphincteroplastik +/– vaginaler und perinealer Rekonstruktion*
- SNM
- Kolostoma

- SNM
- Sphinkteroplastik
- Kolostoma

- SNM
- Kolostoma

ja

Symptomverbesserung

nein

Follow up

Therapie als Teil eines Forschungprojektes: Zell therapie

Alternative Therapien
- Puborektalschlinge
- Radiofrequenz Energie
- Bulking agent

MDT: Multidisziplinäre Befundbesprechung; SNM: Sakrale Neuromodulation; ACE: antegrade Kolonspülung
* dynamische Graciloplastik sofern Expertise und technische Ausrüstung verfügbar

Abb. 12.3: Algorithmus: Chirurgische Therapie der Stuhlinkontinenz (International Consultation of Incontinence – ICI).

Funktion wiederherzustellen, oder darauf, residuale Funktionen des Kontinenzorgan-systems zu rekrutieren. Das zunehmende Verständnis, dass zugrundeliegende patho-morphologische Veränderungen des mittleren und hinteren Beckenkompartiments wie Enterozele, Sigmoideozele, Intussuszeption, Rektozele oder eine Kombination dieser Veränderungen auch zu dem Leitsymptom der Inkontinenz führen können, hat zu ei-nem Paradigmenwechsel in der Diagnostik und Therapie geführt (Abb. 12.3). Bei der klinischen Präsentation der Kombination von Stuhlinkontinenz und Entleerungsstö-rung ist der diagnostische Ausschluss pathomorphologischer Veränderungen indiziert, denn der Behandlungsweg unterscheidet sich von der chirurgischen Behandlung der Stuhlinkontinenz, bei der diese morphologischen Veränderungen nicht vorliegen und orientiert sich dann aktuell eher an der Beseitigung dieser Pathomorphologie.

Der Vergleich verschiedener Techniken der chirurgischen Behandlung der Stuhlin-kontinenz ist erschwert, da die Messmethoden der Ergebnisse variieren, die Dauer der Follow-up sehr unterschiedlich ist und Untersuchungen, die Behandlungsmethoden di-rekt vergleichen, rar sind. Die aktuell verwendeten Messmethoden haben inhärente Li-mitierungen. Zielsetzung ist im Allgemeinen, nicht nur die Symptomverbesserung zu messen, sondern auch den Einfluss der Behandlung auf die Lebensqualität.

Die Evidenz einiger Aspekte der Diagnostik und der Behandlungsmethoden ist niedrig, aber die Anzahl der Leitlinien und strukturierten Empfehlungen mehrt sich. Aktuell – nicht nur durch die fehlende Verfügbarkeit bewährter Behandlungsmetho-den wie der dynamischen Graziloplastik, dem „artificial bowel sphincter", oder dem magnetischen Analsphinkter – muss sich die Empfehlung für chirurgische Verfahren auf die Sphinkteroplastik und die sakrale Neuromodulation konzentrieren. Während die Sphinkteroplastik bei der Rekonstruktion von Sphinkterlücken indiziert ist, geht das Anwendungsspektrum der sakralen Neuromodulation darüber hinaus und ist deut-lich umfangreicher. Das Krankheitsbild des Low anterior resection syndrome (LARS) erfährt in letzter Zeit zunehmend klinische, diagnostische und therapeutische Würdi-gung. Der Behandlungsweg ist in etlichen Aspekten der Therapie der Stuhlinkontinenz ähnlich.

Die Wahl jedes Verfahrens zur Behandlung der Stuhlinkontinenz sollte individuell an die Ursache und den Schweregrad der Stuhlinkontinenz sowie die Erwartungen und Bedürfnisse des Patienten angepasst sein. Das Verständnis, dass bei einzelnen Pa-tienten nicht nur ein einzelnes Behandlungsverfahren ausreicht, sondern eine Thera-piekombination – konservativ und operativ oder verschiedene konservative und/oder verschiedene operative Techniken – notwendig werden kann, entwickelt sich zuneh-mend.

Weiterführende Literatur

Abrams P, Cardozo L, Wagg A, Wein A, editors. Incontinence. 7th ed. International Continence Society: Bristol; 2023.

Alavi K, Chan S, Wise P, et al. Fecal Incontinence: etiology, diagnosis, and management. J Gastro- intest Surg. 2015;19(10):1910–21.

Altomare DF, Giuratrabocchetta S, Knowles CH, et al. European SNS Outcome Study Group. Long- term outcomes of sacral nerve stimulation for faecal incontinence. Br J Surg. 2015;102(4):407–15.

Assmann SL, Keszthelyi D, Kleijnen J, et al .Guideline for the diagnosis and treatment of Faecal Incontinence- A UEG/ESCP/ESNM/ESPCG collaboration. United European Gastroenterol J. 2022;10(3):251–286.

Bittorf B, Matzel K. Sacral Neuromodulation for Fecal Incontinence and Constipation: Evidence, Programming and Long-term Management]Zentralbl Chir. 2023;148(3):228–236

Bordeianou L, Rockwood T, Baxter N, et al. Does incontinence severity correlate with quality of life? Prospective analysis of 502 consecutive patients. Colorectal Dis. 2008;10:273–9.

Bordeianou L. Thorsen A, S. Keller D, et al. The American Society of Colon and Rectal Surgeons Clinical Practice Guidelines for the Management of Fecal Incontinence Dis Colon Rectum. 2023;66:647–661.

Brunner M, Bittorf B, Matzel K. [Modern Strategies for the Treatment of Fecal Incontinence].Zentralbl Chir. 2019;144(2):190–201.

Duelund-Jakobsen J, Worsoe J, Lundby L, Christensen P, Krogh K. Management of patients with faecal incontinence. Therap Adv Gastroenterol. 2016;9:86–97.

Forte ML, Andrade KE, Lowry AC, et al. Systematic review of surgical treatments for fecal inconti- nence. Dis Colon Rectum. 2016;59:443–69.

Frieling T. Stuhlinkontinenz: Ursache, Diagnostik und Therapie. Dtsch Med Wochenschr. 2016;141(17):1251–60.

Glasgow, SC, Lowry AC. Long-term outcomes of anal sphincter repair for fecal incontinence: a systematic review. Dis Colon Rectum. 2012;55(4):482–90.

Goldman HB, Lloyd JC, Noblett KL, et al. International continence society best practice statement for use of sacral neuromodulation. Neurourol Urodyn. 2018;37(5):1823–48.

Graf W, Mellgren A, Matzel KE, et al. NASHA Dx Study Group. Efficacy of dextranomer in stabilised hyaluronic acid for treatment of faecal incontinence: a randomised, sham-controlled trial. Lancet. 2011;377 (9770):997–1003.

Keane C, Fearnhead NS, Bordeianou LG, et al. LARS International Collaborative Group. International consensus definition of low anterior resection syndrome. Colorectal Dis. 2020;22(3):331–341.

Knowles CH, Horrocks EJ, Bremner SA, et al. CONFIDeNT study group. Percutaneous tibial nerve stimulation versus sham electrical stimulation for the treatment of faecal incontinence in adults (CONFIDeNT): a double-blind, multicentre, pragmatic, parallel-group, randomised controlled trial. Lancet. 2015;386 (10004):1640–48.

Madoff RD, Parker SC, Varma MG, Lowry AC. Faecal incontinence in adults. Lancet. 2004;364:621–32.

Matzel KE, Lux P, Heuer S, Besendörfer M, Zhang W. Sacral nerve stimulation for faecal incontinence:long-term outcome. Colorectal Dis. 2009;11:636–41.

Matzel KE, Chartier-Kastler E, Knowles CH, et al. Sacral Neuromodulation: Standardized Electrode Placement Technique. Neuromodulation. 2017;20(8):816–824.

Mellgren A. Fecal incontinence. Surg Clin North Am. 2010;90:185–94.

Sjödahl J, Walter SA, Johansson E, et al. Combination therapy with biofeedback, loperamide, and stool-bulking agents is effective for the treatment of fecal incontinence in women – a rando- mized controlled trial. Scand J Gastroenterol. 2015;50(8):965–74.

13 Stuhlentleerungsstörung

Oliver Schwandner

13.1 Definition

Die Stuhlentleerungsstörung ist klinisch dadurch gekennzeichnet, dass eine gestörte Entleerung des Rektums bei i. d. R. normaler Defäkationsfrequenz vorliegt. Synonym werden die Begriffe „Obstruktives Defäkationssyndrom (ODS)", „Outlet-Obstipation" oder „Defäkationsobstruktion" verwendet. Eine ODS-Symptomatik ist häufig Bestandteil funktioneller Erkrankungen des Darmes bzw. des Beckenbodens und bedeutet für die meist weiblichen Patienten eine wesentliche Einbuße in der Lebensqualität, wobei Übergänge oder Koinzidenzen mit der chronischen Obstipation („slow transit constipation"), dem Reizdarmsyndrom, den intestinalen Motilitätsstörungen und der Stuhlinkontinenz teilweise fließend sind und nicht immer eindeutig differenziert werden können.

13.2 Ätiologie

Prinzipiell können sowohl morphologische als auch funktionelle Ursachen einer Stuhlentleerungsstörung zugrunde liegen, wobei kombinierte Störungen (morphologisch und funktionell) häufig sind. Zudem sind infolge der multifaktoriellen Ätiologie Überschneidungen mit der Stuhlinkontinenz und dem Reizdarmsyndrom nicht selten zu beobachten.

13.2.1 Morphologische Ursachen einer Stuhlentleerungsstörung

Mögliche morphologisch-organische Ursachen einer Stuhlentleerungsstörung können sowohl im Kolon als auch Rektum auftreten, darüber hinaus sind kombinierte Pathologien, die den Beckenboden betreffen, möglich. Typische Beispiele morphologisch-organischer Befunde, die mit einer Entleerungsstörung vergesellschaftet sind bzw. diese verursachen können, sind u. a. die ventrale Rektozele (Abb. 13.1), die rektale Intussuszeption (Abb. 13.2), Sigmoido- oder Enterozelen („cul-de-sac") oder das „solitary rectal ulcer syndrome"; zudem sind insbesondere bei der Beckenbodensenkung (Descensus perinei) Symptome einer Stuhlentleerungsstörung häufig.

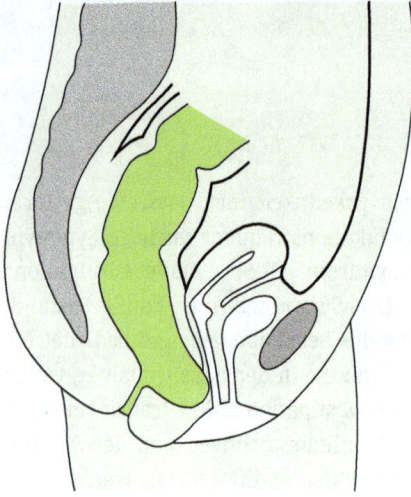

Abb. 13.1: Ventrale Rektozele.

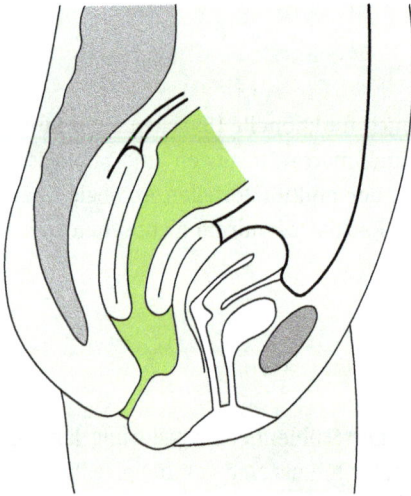

Abb. 13.2: Rektale Intussuszeption.

13.2.2 Funktionelle Ursachen einer Entleerungsstörung (Koordinationsstörungen)

Von morphologischen Befunden müssen funktionelle Störungen des Beckenbodens und des Rektums abgegrenzt werden. Während normalerweise der M. puborectalis, der M. sphincter ani internus und der M. sphincter ani externus relaxieren und zusammen mit der propulsiven Kraft des Rektums eine regelgerechte Defäkation ermöglichen, zeigen Patienten mit funktionell bedingter Stuhlentleerungsstörung eine paradoxe Reaktion der Beckenbodenmuskulatur und des M. sphincter ani externus oder eine fehlende Relaxation des unwillkürlichen M. sphincter ani internus. Prinzipiell werden drei verschiedene funktionelle Störungen des Beckenbodens differenziert: die Koordinationsstörung (Dyskoordination bzw. rektoanale Dyssynergie), der Anismus und die Spastik.

13.2.3 Bedeutung der Beckenbodeninsuffizienz

Häufig ist bei weiblichen Patientinnen die Stuhlentleerungsstörung mit einer Beckenbodeninsuffizienz assoziiert. Die Ätiologie der Beckenbodeninsuffizienz (Descenus perinei) ist ebenfalls multifaktoriell, wobei physiologische Alterungsprozesse, Schwangerschaft (insbesondere Multiparität) und Entbindung, Disposition, übermäßiges Pressen bei der Stuhlentleerung und chronische Obstipation, Übergewicht, prä- und postmenopausaler Östrogenmangel sowie operative Eingriffe im kleinen Becken zu den häufigsten Ursachen zählen. Infolge der Anatomie des weiblichen Beckenbodens und o. g. geschlechtsspezifischer Faktoren (Schwangerschaft und Entbindung) sind Frauen deutlich häufiger betroffen als Männer. Die klinischen Ausprägungsformen sind vielschichtig und reichen von der Inkontinenz (Stuhl- und Harninkontinenz) bis zur Entleerungsstörung, vom Deszensus bzw. Prolaps (Vaginalprolaps, Rektumprolaps) bis hin zu Sexualstörungen und pelvinen Schmerzsyndromen.

13.2.4 Stuhlentleerungsstörung und enterische Neuropathie

Analog zur „slow transit constipation" und zu strukturell bedingten intestinalen Passage- oder Motilitätsstörungen („funktionelle Obstipation") weisen neuere Untersuchungen darauf hin, dass in seltenen Fällen eine Stuhlentleerungsstörung durch Veränderungen der Nervenplexus in der Rektumwand verursacht werden kann. Neben dem M. Hirschsprung (Aganglionose) konnten eine Hypoganglionose bzw. eine intestinale neuronale Dysplasie als potenzielle Ursachen einer Stuhlentleerungsstörung identifiziert werden.

13.3 Pathogenese

Bei der Entleerungsstörung stellt die Rektozele einen der häufigsten morphologisch nachweisbaren Befunde dar. Die meist weiblichen Patienten klagen häufig über ein Gefühl der unvollständigen oder fragmentierten Stuhlentleerung. Dies führt nach der Defäkation zu erneutem Stuhldrang mit nachfolgendem Entleerungsversuch. Manche Patientinnen berichten, dass eine vollständige Entleerung nur durch manuellen Druck auf die Scheidenhinterwand bzw. digitale Ausräumung transanal erreicht wird. Oft findet sich ein Laxanziengebrauch, nicht selten wird die Entleerung nur durch Einläufe möglich. Besteht Stuhlschmieren, wird dies oft als Stuhlinkontinenz empfunden. In seltenen Fällen bemerken die Patienten die Vorwölbung der Vaginalhinterwand bzw. ei-

nen vaginalen Prolaps („Vorfall aus der Scheide") oder berichten über dumpfe, ziehen-
de Schmerzen oder Schleimabgang peranal. Besteht eine langjährige Entleerungsstörung mit übermäßigem Pressen zur Defäkation, kann sich sekundär auch eine Stuhlinkontinenz als Symptomkomplex ausbilden.

Inwieweit die postulierten Risikofaktoren, die für die Entwicklung einer chronischen Obstipation verantwortlich gemacht werden – u. a. fortgeschrittenes Alter,
weibliches Geschlecht, niedriger sozioökonomischer Status, Bewegungsmangel, faserarme Kost, Lifestyle-Faktoren der Industrienationen –, eine Rolle bei der Stuhlentleerungsstörung spielen, kann nicht definitiv beurteilt werden.

13.4 Inzidenz und Epidemiologie

Spezifische epidemiologische Daten zur Stuhlentleerungsstörung sind im Detail nicht bekannt. Frauen sind häufiger betroffen als Männer. Zwar steigen Inzidenz und Prävalenz
mit zunehmendem Lebensalter, wie viele tatsächlich betroffene Frauen ärztliche Hilfe suchen, ist letztlich unbekannt. Mit der zunehmenden Enttabuisierung der Entleerungsstörung sowie der interdisziplinären Fokussierung im Bereich des Beckenbodens scheint die
Zahl derjenigen, die sich wegen einer Stuhlentleerungsstörung oder einer Stuhlinkontinenz ärztlich vorstellen, anzusteigen. Mittlerweile ist bekannt, dass Frauen mit Entleerungsstörung sowie Harn- und/oder Stuhlinkontinenz häufiger ärztliche Hilfe in Anspruch nehmen als noch vor Jahren; darüber hinaus stellen sich Frauen mit einem Organ-
prolaps („pelvic organ prolapse") häufiger vor als Patientinnen mit Stuhl- oder Harninkontinenz ohne Prolapssymptome. Hinsichtlich der Geschlechtsverteilung bei der Entleerungsstörung sind funktionell bedingte Ursachen bei Männern häufiger als bei Frauen.

13.5 Klassifikation

Um für die Patienten, die unter einer Entleerungsstörung leiden, eine umfassende klinische Beurteilung zu ermöglichen, hat sich die von Herold 2001 vorgeschlagene, an
der Ätiologie orientierte Klassifikation bewährt. Systematik der Stuhlentleerungsstörung (nach Herold 2001):
1. Funktionelle Störung
   1. Beckenboden
      1. Dyskoordination
      2. Anismus
      3. Spastik
      4. Psychogene Ursache
   2. Kolon und Rektum
      1. Idiopathische Inertia recti
      2. Gestörte zentrale autonome Innervation (z. B. M. Parkinson)

2. Morphologisch-organische Störung
    1. Beckenboden
        1. Vererbliche Myopathie des Internus
        2. Internushypertrophie (z. B. Folge gesteigerter Sympathikusaktivität)
        3. Dorsale Sphinkterdysplasie (mangelhafte dorsale Fixierung)
        4. Anorektale Stenose
        5. Analfissur
    2. Kolon und Rektum
        1. Postoperative Inertia recti (z. B. autonome Denervation)
        2. Dysganglionose (Läsion des enterischen Nervensystems)
        3. Mangelhafte Internusrelaxation (z. B. nach Rektumresektion)
        4. Morbus Hirschsprung (fehlende Internusrelaxation)
        5. Enterozele, Sigmoidozele
        6. Rektozele
        7. Rektumprolaps
        8. Reduzierte Rektum-Compliance
        9. Obstruierender Tumor
3. Kombinationen aus 1. und 2.

13.6 Symptomatik

Die ausführliche Anamnese (Patientengespräch) sowie die proktologische Basisuntersuchung erlauben schon in vielen Fällen eine orientierende Einschätzung, ob eine Stuhlentleerungsstörung vorliegt, wobei die von den Patienten subjektiv empfundenen Symptome von der Stuhlentleerungsstörung bis hin zur Stuhlinkontinenz reichen. Häufig werden Symptome, wie z. B. „wiederholte Defäkation" von den Patienten als Stuhlinkontinenz empfunden, die erhöhte Defäkationsfrequenz resultiert jedoch aus einer Entleerungsstörung. Die allgemein zur Verfügung stehenden diagnostischen Möglichkeiten müssen immer individuell bzw. an der führenden Beschwerdesymptomatik orientiert eingeleitet werden.

Typische Symptome bei der Stuhlentleerungsstörung sind:
– Gefühl der unvollständigen Entleerung
– erfolglose, wiederholte Defäkationsversuche
– intensives Pressen beim Defäkationsvorgang
– Verwendung von Abführmitteln und Einläufen
– verlängerte bzw. frustrane Defäkation
– Stuhlentleerung nur unter digitaler Unterstützung
– Schmerzen und Druckgefühl
– Stuhlschmieren („soiling")
– Schwierigkeiten, den Stuhl willkürlich zurückzuhalten
– peranaler Blutabgang

13.7 Diagnostik

Die ausführliche Anamnese und die klinisch-proktologische Basisuntersuchung sind entscheidend, da hier bereits eine Differenzierung der führenden Symptomkomplexe ermöglicht wird. Die zur Verfügung stehenden diagnostischen Möglichkeiten müssen dann individuell bzw. je nach führender Symptomatik eingeleitet werden. Generell sollte eine adäquate Diagnostik bei der Entleerungsstörung folgende Untersuchungen beinhalten:

– detaillierte Anamnese
– klinisch-proktologische Basisuntersuchung mit Prokto- und Rektoskopie
– digital-rektale Untersuchung
– Funktionsdiagnostik symptom- und befundorientiert (z. B. MR-Defäkographie, Endosonographie, Manometrie)
– Bestimmung der Kolon-Transit-Zeit
– fakultativ interdisziplinäre Diagnostik (z. B. Gastroenterologie, Urogynäkologie, Neurologie)

13.7.1 Basisdiagnostik

Die Basisdiagnostik soll eine detaillierte Anamnese mit Analyse von Stuhlfrequenz, Stuhlkonsistenz und Art der Stuhlentleerung beinhalten. Der Einsatz standardisierter Erhebungsbögen oder Scores ist hierbei sinnvoll (z. B. Wexner-Obstipations-Score, Altomare-Score). Zusätzlich müssen Medikamenteneinnahme und Begleiterkrankungen, die zur „sekundären" Obstipation führen können, erfasst werden. Berichten Patienten im Rahmen der Anamneseerhebung eher über Blähungen oder abdominelle Schmerzen, können dies Hinweise auf ein Reizdarmsyndrom sein.

Neben einer allgemeinen körperlichen Untersuchung ist die Inspektion der Analregion mit digital-rektaler Palpation zu empfehlen. Hierbei kann bereits klinisch der Sphinkterruhedruck, der Kneifdruck und das Pressmanöver (Defäkationsversuch) orientierend beurteilt werden. Die proktologische Untersuchung sollte standardisiert mit Inspektion, Palpation und Proktoskopie bzw. Rektoskopie erfolgen.

Darüber hinaus müssen selbstverständlich Symptome, die auf eine Tumorerkrankung hinweisen (u. a. Blutung, paradoxe Diarrhö, Anämie, Gewichtsverlust, tastbare Resistenz bei klinischer oder rektaler Untersuchung) eine entsprechende Diagnostik (komplette Koloskopie bzw. Ileo-Koloskopie) nach sich ziehen. Bestehen keine Warnsymptome für eine maligne Grunderkrankung, liegt anamnestisch nur eine feste Stuhlkonsistenz vor und zeigt die Basisdiagnostik keinen relevant auffälligen Befund, sollte probatorisch immer ein konservativer Therapieversuch eingeleitet werden, bevor eine erweiterte Diagnostik indiziert wird (z. B. Stuhlregulation mit flohsamenhaltigem Präparat).

Bestehen Obstipationssymptome trotz probatorisch eingeleiteter Therapie (Zeitraum mindestens 4–6 Wochen) und besteht ein hoher Leidensdruck, kann eine weiterführende Diagnostik eingeleitet werden. Hierbei sollte die Durchführung der speziellen Diagnostik symptomorientiert sein, d. h., besteht eher der Verdacht auf eine generalisierte Transportstörung („slow transit constipation"), empfiehlt sich primär die gastroenterologische Vorstellung bzw. Diagnostik unter gastroenterologischer Koordination. Liegt hingegen eine komplexe Beckenbodeninsuffizienz mit Pathologien aller drei Kompartimente vor (z. B. Stuhlentleerungsstörung kombiniert mit Vaginalprolaps oder urologischer Symptomatik), so ist die Primärdiagnostik proktologisch bzw. urogynäkologisch geführt. Eine interdisziplinäre Diagnostik hat hierbei den höchsten Stellenwert.

13.7.2 Weiterführende Diagnostik

Ziel der weiterführenden Diagnostik ist der Nachweis bzw. Ausschluss einer morphologischen Ursache der Stuhlentleerungsstörung, zudem kann die spezielle Funktionsdiagnostik Hinweise auf die zugrundeliegenden Pathomechanismen aufdecken. Eine diagnostische Ileokoloskopie ist hierbei immer anzustreben, bei o. g. „Warnsymptomen" natürlich obligat. Diagnostische Verfahren, die im Rahmen der weiterführenden Obstipationsdiagnostik durchgeführt werden können bzw. sich ergänzen, sind:
- MR-Defäkographie
- anorektale Manometrie
- radiologische Bestimmung der Kolon-Transit-Zeit
- neurologische Untersuchung (z. B. EMG)
- Immunhistologische bzw. Spezialuntersuchungen an Vollwandpräparaten (z. B. Ausschluss A- bzw. Hypoganglionose)

Gerade im Rahmen der proktologisch orientierten Diagnostik sind die MR-Defäkographie, die radiologische Bestimmung der Kolon-Transit-Zeit und die anorektale Manometrie von entscheidender Bedeutung.

Bestimmung der Kolon-Transit-Zeit (Hinton-Test)
Mit Hilfe der radiologischen Bestimmung der Kolon-Transit-Zeit kann eine verlängerte Kolonpassage objektiv verifiziert werden (normale Kolon-Transit-Zeit < 72 Stunden). Dabei werden meist röntgendichte Marker eingesetzt. Die Bestimmung der Kolon-Transit-Zeit ist Grundlage zur Objektivierung einer „slow transit"-Obstipation. Die klinische Erfahrung hat jedoch gezeigt, dass eine exakte segmentale Transitzeiterfassung durch diese Methode nicht gewährleistet werden kann. Entscheidend bleibt, dass eine normale Transitzeit in keiner Weise eine obstruktive Entleerungsstörung (ODS") ausschließt. So kann ein ODS mit erschwerter, fraktionierter und frustraner Entleerung auch bei täglicher, regelmäßiger Defäkation vorliegen. Der Wert der radiologischen Kolon-Tran-

sit-Zeit-Bestimmung liegt somit in der Abgrenzung der Stuhlentleerungsstörung zur „slow transit"-Obstipation; dagegen ist eine Differenzierung der Stuhlentleerungsstörung nicht möglich.

MR-Defäkographie

Mit zunehmendem Einsatz spezialisierter Funktionsdiagnostik ist es zwischenzeitlich gelungen, eine höhere Anzahl von intraabdominellen, d. h. dem Beckenboden „vorgeschalteten" Ursachen einer Entleerungsstörung aufzudecken. An erster Stelle steht die MR-Defäkographie, die mit hoher Sensitivität und Spezifität ursächliche Pathologien, wie z. B. Sigmoidozele, Descensus perinei oder Rektozele, identifizieren kann.

Die dynamische MR-Defäkographie (dynamisches Beckenboden-MRT) ist mittlerweile eine bevorzugte Alternative zur konventionellen Defäkographie, da sie alle Kompartimente des Beckenbodens ohne Strahlenbelastung darstellt. Die MR-Defäkographie hat im Vergleich zur konventionellen Defäkographie die Möglichkeit, eine vollständige Darstellung des Beckenbodens und seiner Organe zu gewährleisten, weil das vordere, mittlere und hintere Kompartiment und zusätzlich Enterozelen dargestellt werden. Innerhalb der letzten zehn Jahre hat die MR-Defäkographie wesentlich an Bedeutung und Verbreitung gewonnen und die Erfahrungen an Zentren haben gezeigt, dass die MR-Defäkographie gleichzeitig die anatomische Lage aller pelvinen Organe während Ruhe-, Press- und Kneifphasen mit hoher Aussagekraft abbildet. Durch die MR-Defäkographie können sowohl morphologische Befunde (z. B. Rektozele, Enterozele, rektale Intussuszeption, „cul-de-sac") als auch funktionelle Ursachen einer Entleerungsstörung (Koordinationsstörung) dynamisch bildmorphologisch nachgewiesen werden. Häufige bildmorphologisch relevante Befunde, wie die Rektozele und die rektale Intussuszeption, sind in Abb. 13.3 und Abb. 13.4 dargestellt.

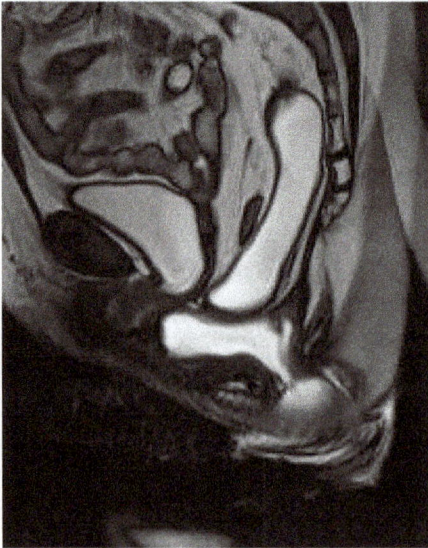

Abb. 13.3: Ventrale Rektozele (MR-Defäkographie).

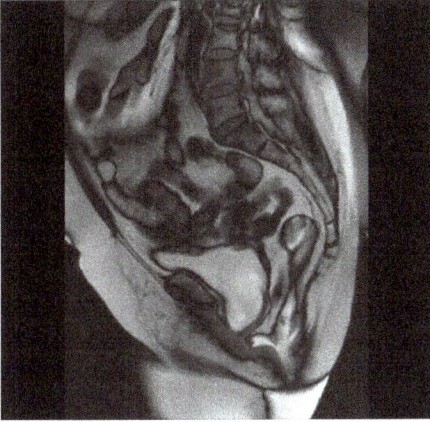

Abb. 13.4: Rektale Intussuszeption (MR-Defäkographie).

Es muss jedoch betont werden, dass eine bildmorphologische Relevanz erhobener Befunde nicht identisch mit der funktionellen Relevanz ist. Eine allgemein gültige Empfehlung hinsichtlich der Diagnostik bei der Stuhlentleerungsstörung kann somit nicht gegeben werden.

Bei der Koordinationsstörung (Beckenbodendyssynergie) ist die MR-Defäkographie mittlerweile zum Standard geworden. Hier zeigt sich bildmorphologisch eine Kontraktion des M. levator ani und des M. puborectalis mit konsekutiver Veränderung des anorektalen Winkels ohne Tiefertreten des Beckenbodens und ohne Möglichkeit einer vollständigen Entleerung.

Anorektale Manometrie

Die Durchführung einer anorektalen Manometrie im Rahmen der Obstipationsdiagnostik hat im Wesentlichen drei Indikationsgebiete. Sie dient zum Ausschluss eines M. Hirschsprung (Aganglionose); hierbei zeigt sich manometrisch ein aufgehobener rektoanaler Inhibitionsreflex (fehlende Internusrelaxation). Zudem kann die Manometrie zur Einordnung einer funktionell bedingten Stuhlentleerungsstörung (Dyskoordination, Beckenbodendyssynergie) beitragen. Hierbei zeigt sich manometrisch eine mangelnde Koordination zwischen rektalem Druckanstieg und Sphinkterrelaxation beim Pressvorgang. Letztlich kann sie bei Patienten mit jahrelanger chronischer Obstipation bzw. Entleerungsstörung eine sekundäre Sphinkterinsuffizienz darstellen (z. B. fehlende Kneifreserve). Es bleibt jedoch zu betonen, dass der Stellenwert der anorektalen Manometrie kontrovers diskutiert wird, insbesondere infolge fehlender Standardisierung der Methode, uneinheitlicher Geräte, fehlender Normwerte und der nicht selten durch die Art der Untersuchung beeinträchtigten Compliance der Patienten.

Stuhlentleerungsstörung – welchen Stellenwert hat die Diagnostik?

Von entscheidender Bedeutung bleibt, durch eine standardisierte Funktionsdiagnostik, funktionelle von morphologischen Ursachen zu differenzieren und somit die Patienten zu selektionieren, die möglicherweise von einer rein konservativen Therapie profitieren. Eine Therapieentscheidung bei Stuhlentleerungsstörung muss jedoch symptom- und lebensqualitätsorientiert sein. Folglich hat die Entwicklung eines individuell an den Symptomen, den vorliegenden Befunden und der Lebensqualität orientierten Stufenkonzepts den höchsten Stellenwert – dies gilt sowohl für Diagnostik als auch für die sich anschließende Therapiewahl.

13.8 Differenzialdiagnose

Bereits die häufig initial berichtete Symptomvielfalt (z. B. unvollständige Entleerung, wiederholte Defäkation, Notwendigkeit der Digitation, Laxanzienabusus) und die Assoziation mit auf den ersten Blick „unspezifischen" Beschwerden (z. B. Blutabgang, Schmerzen, Blähungen) machen die Differenzialdiagnose von funktionellen Erkrankungen (z. B. Reizdarmsyndrom) oder psychiatrischen Ko-Morbiditäten (z. B. Depression) nicht selten schwierig. Werden Symptome wie Abdominalschmerzen, Blähungen oder auch Diarrhö geäußert, sollte immer auch eine gastroenterologische Differenzialdiagnostik erfolgen.

Unbestritten ist die Notwendigkeit, eine generalisierte Transportstörung („slow transit constipation") von einer segmental verursachten Entleerungsstörung (ODS) zu differenzieren. Darüber hinaus kann die Ursache der Obstipation bzw. der Stuhlentleerungsstörung verschiedene Kompartimente bzw. Entitäten (Beckenboden, Rektum, Kolon) betreffen. Liegen zudem weitere Pathologien am Beckenboden vor bzw. bestehen urogynäkologische Symptome (z. B. Blasentleerungsstörung, Dyspareunie, Vaginalprolaps) zusätzlich zur Entleerungsstörung, muss dies im Rahmen einer interdisziplinären Diagnostik abgeklärt werden (z. B. interdisziplinäre Kooperation im Rahmen eines Beckenbodenzentrums).

13.9 Therapie

Symptome einer Stuhlentleerungsstörung sind häufig mit Beckenbodenfunktionsstörungen vergesellschaftet und haben für die betroffen, meist weiblichen Patienten einen bedeutenden Einfluss auf die Lebensqualität, wobei Übergänge zur Stuhlinkontinenz bzw. Koinzidenzen mit dem Reizdarmsyndrom nicht selten sind. Die Therapie ist wegen der multifaktoriellen Ätiologie, der vielschichtigen klinischen Ausprägungsformen und der teilweise fehlenden objektiven Zuordnung von Morphologie und Funktion generell eine Herausforderung – dies gilt für konservative Behandlungsoptionen in gleicher Weise wie für chirurgische Therapiekonzepte.

13.9.1 Therapie konservativ

Primär sollten konservative Behandlungsoptionen (z. B. medikamentöse Beeinflussung von Stuhlkonsistenz und Stuhlpassage, Beckenbodengymnastik unter physiotherapeutischer Anleitung, Biofeedback, transanale Irrigation) angeboten werden. Bei funktionell bedingter Entleerungsstörung (Dyskoordination) stehen intensive Beckenbodengymnastik bzw. Biofeedback an oberster Stelle des Therapiespektrums. Konservative Therapieoptionen bei Stuhlentleerungsstörung sind:

– Stuhlregulation bzw. medikamentöse Beeinflussung von Stuhlpassage und -qualität
– Entleerungsprovokation durch Suppositorien
– Toilettentraining
– Beckenbodengymnastik
– Biofeedback
– transanale Irrigation

Mit zunehmender Kenntnis pathophysiologischer Vorgänge steht die medikamentöse Beeinflussung der Stuhlpassage und -qualität an erster Stelle. Hier kommen osmotische Laxanzien (Macrogol), Flohsamen (z. B. indische Flohsamenschalen), Prucaloprid oder Probiotika (E. coli Nissle 1917) zum Einsatz, wobei ein funktioneller Erfolg beim obstruktiven Defäkationssyndrom nicht durch kontrollierte Studien belegt ist. Allerdings ist aufgrund der Koinzidenz mit dem Reizdarmsyndrom oder mit den „funktionellen Darmbeschwerden" ein medikamentöser Therapieansatz als erster Schritt i. d. R. gerechtfertigt und dient letztlich auch der Differenzialdiagnostik. Zusätzlich können defäkationsauslösende Suppositorien (z. B. Lecicarbon supp.) eingesetzt werden.

Insbesondere Beckenbodentraining unter physiotherapeutischer Anleitung hat gerade bei den Patientinnen ihren Stellenwert, bei denen die Entleerungsstörung mit Symptomen einer Stuhlinkontinenz vergesellschaftet ist. Da jedoch nicht selten eine funktionell bedingte Störung oder auch Sphinkterinsuffizienz vorliegt, hat sie ihren festen Stellenwert in der Primärtherapie.

Bei funktionellen Störungen ist zudem eine Biofeedback-Therapie indiziert, wobei evidenzbasierte Daten bei der Entleerungsstörung fehlen. Jedoch tritt bei ca. zwei Drittel eine Symptomverbesserung bei funktionell bedingter ODS-Symptomatik nach 3- bzw. 6-monatiger Biofeedback-Therapie auf.

In ausgewählten Fällen – vor allem bei Patientinnen, die postoperativ funktionell enttäuschende Resultate aufweisen und bei funktionell bedingtem ODS – ist eine transanale Irrigation zu erwägen, wobei hier keine evidenzbasierten Empfehlungen für die Stuhlentleerungsstörung vorliegen. Hier spielen zudem patientenspezifische Faktoren (z. B. Compliance) eine beträchtliche Rolle.

13.9.2 Therapie operativ

Potenzielle morphologische Ursachen einer Entleerungsstörung können nach Ausschöpfung konservativer Behandlungsoptionen operativ behandelt werden, wobei innerer Rektumprolaps (rektale Intussuszeption), Rektozele, „cul-de-sac" infolge Sigmoidozele oder Enterozele und Beckenbodeninsuffizienz zu den häufigsten chirurgisch zu korrigierenden Erkrankungsformen zählen.

Die chirurgische Therapie umfasst konventionelle, laparoskopisch- oder roboterassistierte transabdominelle (z. B. Resektionsrektopexie, Rektopexie), transanale (z. B. STARR-Operation, Delorme-Operation), transperineale sowie transvaginale Operationen. Prinzip aller Operationsverfahren ist entweder die Beseitigung der Entleerungsstörung durch Verringerung des Rektumreservoirs (transanale bzw. transperineale Verfahren) oder durch Beseitigung von morphologischen, somit funktionell relevanten „Obstruktionen" mittels transabdomineller Verfahren. Zunehmend rücken auch Korrekturen im „mittleren" Kompartiment in den Mittelpunkt (z. B. ventrale Rektopexie, „pelvic organ prolapse suspension"). Chirurgische Therapieoptionen bei morphologisch-bedingter Stuhlentleerungsstörung sind:
- dorsale Rektopexie
- ventrale Rektopexie
- Resektionsrektopexie
- Delorme-Operation
- transanale Stapler-Resektion (STARR, Transtar, Zirkularstapler)
- transperineale und transvaginale Operation bei Rektozele
- Kombinationseingriffe

Speziell im Hinblick auf die häufig vorliegende ventrale Rektozele bleibt zu betonen, dass die chirurgische Therapie unabhängig vom gewählten Operationsverfahren kontrovers diskutiert wird und die Fokussierung auf die Rektozele als singuläre Ursache einer Entleerungsstörung oder Stuhlinkontinenz häufig nicht zum therapeutischen Erfolg führt. Einerseits existieren keine wirklich messbaren objektiven Einflussfaktoren, die den Erfolg einer operativen Therapie bei „symptomatischen Rektozelen" vorhersagen, andererseits bleibt die Frage immer noch unbeantwortet, ob die Rektozele wirklich ursächlich für eine Stuhlentleerungsstörung ist oder ob nicht die Stuhlqualität (feste Stuhlkonsistenz) in der Genese der Stuhlentleerungsstörung von größerer Relevanz ist, die Rektozele somit nur ein Epiphänomen ohne Krankheitswert darstellt. Dieses diagnostische und therapeutische „Dilemma" bei der Stuhlentleerungsstörung generell und bei der Rektozele im Speziellen ist nicht geklärt und hat dazu geführt, dass die Operationsindikation bei der „symptomatischen Rektozele" extrem zurückhaltend gestellt werden sollte.

Transabdominelle Verfahren bei Stuhlentleerungsstörung

Bei der transabdominellen Operation stehen die dorsale Rektopexie (mit oder ohne Netzimplantation), die Resektionsrektopexie (Sigmaresektion mit Rektopexie) und die ventrale Netzrektopexie zur Verfügung. Diese Operationsverfahren können offen (Laparotomie), minimal-invasiv (laparoskopisch bzw. laparoskopisch-assistiert) oder roboter-assistiert durchgeführt werden, wobei zahlreiche Kombinationen bzw. Modifikationen existieren.

Für die Resektionsrektopexie und die ventrale Netzrektopexie nach D´Hoore, die auf jegliche dorsale oder laterale Mobilisation des Rektums verzichtet, und bei der ein Netz unmittelbar proximal der Levatorenschenkel im distalen Rektum ventral und am Promontorium fixiert wird, liegen ähnliche funktionelle Resultate beim obstruktiven Defäkationssyndrom vor, wobei eine valide Vergleichbarkeit aufgrund der heterogenen Kollektive hinsichtlich der morphologischen Befunde und Symptomkomplexe nicht möglich ist. Hauptindikationen bei den publizierten Studien waren ein ODS infolge rektaler Intussuszeption mit ventraler Rektozele. Funktionell ermutigende Resultate sind insbesondere bei Patientinnen mit ODS infolge einer rektalen Intussuszeption bzw. Rektozele publiziert, wobei im Langzeitverlauf insbesondere für die ventrale Rektopexie ein positiver Einfluss auf den Beckenbodendeszensus besteht. Ein weiterer Vorteil der ventralen Netzrektopexie besteht darin, dass „Zusatzbefunde" (z. B. Enterozele, Zystozele) mit dieser Technik simultan bzw. kombiniert operativ versorgt werden können.

Im Gegensatz zu Sigmoidozelen wird eine Entleerungsstörung bei Enterozelen weniger durch ein klassisches „cul-de-sac"-Phänomen, sondern eher durch direkte Druckausübung auf das Rektum verursacht. Die ODS-Symptomatik steht hier meist nicht allein im Vordergrund, vielmehr sind perineales Druckgefühl, wiederholte Defäkation oder Schmerzen häufige Beschwerden. Die chirurgisch-gynäkologische Therapie lässt sich entweder transvaginal (Enterozelenplastik) oder transabdominell durch Kolposakropexie bzw. durch Verschluss des Beckeneingangs erreichen. Da jedoch die Enterozele in der Regel nur im Rahmen einer komplexen Beckenbodeninsuffizienz vorkommt, ist eine kombinierte bzw. interdisziplinäre Vorgehensweise je nach Symptom- und Befundkonstellation notwendig.

Transanale, transperineale und transvaginale Verfahren bei Stuhlentleerungsstörung

STARR-Operation: *Indikationen und Kontraindikationen:* Die Indikation zur STARR-Operation stellt der mit einem ODS vergesellschaftete Befund einer rektalen Intussuszeption, die i. d. R. mit einer ventralen Rektozele vergesellschaftet ist, dar. Voraussetzung ist ein Versagen einer konsequent durchgeführten konservativen Therapie. Insbesondere bei kombinierten Befunden, bei denen „proximale" morphologische Ursachen eines ODS bestehen (z. B. Sigmoidozele) oder im Rahmen der Beckenbodeninsuffizienz auch das mittlere bzw. vordere Kompartiment betroffen sind (z. B. „pelvic organ

prolapse"), sollte ein rein transanales Verfahren wie die STARR-Operation nicht angewendet werden. Zusätzlich sollte bei Patientinnen mit Stuhlinkontinenz (z. B. infolge
Dammriss Grad III bzw. IV, morphologisch nachweisbarer Sphinkterdefekt) ebenfalls
ein transanales Verfahren im Sinne einer „transanalen Rektumresektion" nicht durchgeführt werden, da es hier durch die Verringerung des Rektumreservoirs bzw. durch
die Beseitigung einer mechanischen Obstruktion zu einer Verschlimmerung der Inkon-
tinenzsymptomatik kommen kann bzw. eine Urge-Inkontinenz aggraviert oder demaskiert werden kann.

Absolute Kontraindikationen zur STARR-Operation wurden bereits im Jahr 2008
von einer Expertengruppe formuliert:
- anorektaler Infekt bzw. perianale Sepsis
- Analstenose
- Proktitis infolge chronisch-entzündlicher Darmerkrankung oder nach Bestrahlung
- Enterozele in Ruhe („fixierte Enterozele")
- vorhergehende Rektumresektion bzw. neoadjuvante Therapie beim Rektumkarzinom

Relative Kontraindikationen zur STARR-Operation beinhalteten:
- Fremdmaterial im Spatium rectovaginale (z. B. Mesh)
- vorhergehende transanale Operation mit rektaler Anastomose
- manifeste koexistente depressive Erkrankung

Ergebnisse der STARR-Operation: Zahlreiche Studien zur STARR-Operation wurden publiziert, wobei die Kurzzeitresultate in der Mehrheit der publizierten Daten vielver-
sprechend waren, d. h. zu guten funktionellen Resultaten mit niedriger Morbidität
führten, insbesondere wenn die Indikation zur STARR-Operation entsprechend der
o. g. Kriterien streng gestellt wurde. Hinsichtlich des Langzeitverlaufs nach STARR-
Operation liegen valide Daten aus Zentren vor, wobei Studien belegen, dass die Symptomverbesserung mit Zunahme der Nachbeobachtungszeit abnimmt bzw. die Urge-Inkontinenz zunehmend eine Rolle in der Beurteilung der Lebensqualität spielt.

Transanale, transperineale und transvaginale Operationen bei Rektozele
Transanale Resektion bei Rektozele: Transanale Rektozelenresektionen beruhen auf der
Annahme, dass die Rektozele für die Symptome entscheidend ist. So wird von vielen
Arbeitsgruppen eine transanale Rektozelenkorrektur als effektive Therapieoption ge-
wertet, obwohl eine allgemein gültige Empfehlung aufgrund der eingeschränkten Datenlage nicht möglich ist. Zahlreiche Studien berichten über hohe funktionelle Erfolgsraten nach transanaler Rektozelenkorrektur bei einer mit einem ODS vergesellschafte-
ten Rektozele, wobei die Operationsverfahren divergieren: Am häufigsten wird eine
modifizierte Delorme-Operation durchgeführt, d. h. primär erfolgt eine horizontale
mukosale Inzision ca. 1–2 cm proximal der Linea dentata. Anschließend wird eine submuköse bzw. mukosale Dissektion nach proximal durchgeführt. Darauf folgt eine semi-

zirkuläre muskuläre „Wandduplikatur" in longitudinaler Richtung, um eine Stabilisierung des Septum rectovaginale zu erreichen. Zuletzt wird die redundante Rektummukosa partiell reseziert und mit resorbierbarem Nahtmaterial verschlossen. Das Operationsverfahren „transanale Rektozelenkorrektur" hat gewissermaßen keine Standardisierung, mehrere individuelle bzw. modifizierte Operationstechniken sind beschrieben, die sich in verschiedenen Details unterscheiden (z. B. Art der Duplikatur, Ausmaß der transrektalen Dissektion nach proximal). Abbas et al. berichten bei ihren Erfahrungen zur „ventralen Delorme-Operation" über hohe funktionelle Erfolgsraten zur Beseitigung der Stuhlentleerungsstörung und der Verbesserung der Kontinenz im Langzeit-Follow-up. Darüber hinaus wird von einigen Autoren eine transanale Rektozelenresektion mit dem Stapler im Sinne einer Vorderwand-Vollwandresektion empfohlen (TRREMS).

Transperineale und transvaginale Resektion bei Rektozele: Inwieweit transperineale oder transvaginale Rektozelenkorrekturen zu strukturell bzw. funktionell besseren Resultaten im Vergleich zu transanalen Rektozelenkorrekturen führen, kann nicht definitiv beurteilt werden. Ähnlich wie beim transanalen Vorgehen existieren auch beim transperinealen Vorgehen zahlreiche Modifikationen (u. a. mit oder ohne Fremdmaterial, mit oder ohne Levatorenplastik), wobei die Möglichkeit einer simultanen Levatorenplastik zur Beseitigung einer potenziellen Stuhlinkontinenz besteht. Jedoch gibt es keine Möglichkeit, die „redundante Rektummukosa" zu resezieren, und spezifische Komplikationen (z. B. Wundinfekt, Dyspareunie) scheinen im Vergleich zum transanalen Vorgehen erhöht zu sein. Somit lässt sich beim Vergleich zwischen dem transperinealen und transanalen Zugang schlussfolgern, dass der Hauptvorteil des transperinealen Zugangs die simultane Levatorenplastik (Sphinkterrekonstruktion) ist, die insbesondere bei Patientinnen mit symptomatischer Rektozele und dem vorherrschenden Symptom „Stuhlinkontinenz" (z. B. Zustand nach DR III/IV) einen hohen Stellenwert besitzt. Transanale Korrekturverfahren haben ihren Vorteil in der Möglichkeit der simultanen Resektion der „redundanten Rektummukosa" – dies scheint infolge des regelhaft assoziierten vorderwandseitigen Rektum-Mukosaprolapses bei großen ventralen Rektozelen durchaus relevant zu sein. Die transvaginale Rektozelenkorrektur im Sinne einer Kolporrhaphia posterior hat in der Gynäkologie einen festen Stellenwert. Inwieweit die transvaginale Rektozelenkorrektur eine mit einem ODS assoziierte Rektozele im positiven Sinne funktionell beeinflusst, kann nicht definitiv beantwortet werden.

Operative Therapie der Stuhlentleerungsstörung: Was haben wir gelernt?

Die chirurgische Therapie der Stuhlentleerungsstörung wird seit Jahrzehnten kontrovers diskutiert und funktionell enttäuschende Ergebnisse sind unabhängig von der Verfahrenswahl publiziert worden. Hierbei stellte die rektale Intussuszeption einen häufigen Befund dar, der durch die zunehmende Verbreitung der MR-Defäkographie bildmorphologisch abbildbar war. Problematisch war und ist jedoch die Tatsache, dass das Vorliegen einer rektalen Intussuszeption (i. d. R. mit Rektozele) nicht *per se* mit

Symptomen einer Entleerungsstörung verknüpft ist. Vielmehr kann die rektale Intus-suszeption als häufiger morphologischer Befund mit Symptomen einer Urge-Inkon-tinenz, Stuhlschmieren oder erhöhter Defäkationsfrequenz assoziiert sein. Dies bedeu-tet in der Realität: Die rektale Intussuszeption ist nicht gleichbedeutend mit einem ODS im Sinne einer unvollständigen Entleerung, sondern ist gleichzeitig mit Symptomen ei-ner Stuhlinkontinenz vergesellschaftet. So zeigte eine Studie bei 88 Patienten mit rek-taler Intussuszeption (94 % Frauen), dass die Stuhlinkontinenz das häufigste Symptom darstellte (56 %), während ODS-typische Symptome, wie unvollständige Entleerung (45 %), Digitation (34 %) oder Pressen zur Defäkation (34 %), deutlich seltener geschil-dert wurden.

Zudem zeigen neue Daten aus mehreren italienischen Zentren zur operativen Ver-fahrenswahl bei ODS infolge ventraler Rektozele und rektaler Intussuszeption, dass transanale operative Korrekturen (z. B. STARR-Operation) zunehmend seltener indiziert werden, insbesondere da häufig Symptome einer Stuhlinkontinenz demaskiert wurden, insbesondere wenn präoperativ eine kompromittierte Sphinkterfunktion vorlag.

13.10 Komplikationen

13.10.1 Komplikationen nach STARR

Hinsichtlich der STARR-Operation haben Fallberichte oder retrospektive Studien über schwerwiegende chirurgische Komplikationen (u. a. Nachblutung, retroperitoneales Hämatom, pelvine Sepsis, rektovaginale Fistel), STARR-spezifische Komplikationen (u. a. „rectal pocket syndrome", Rektumdivertikel bzw. Fäkalom) bzw. unbefriedigende funktionelle Resultate (Symptompersistenz bzw. -verschlimmerung, „fecal urgency", Demaskierung einer Stuhlinkontinenz) die Kritik an der STARR-Operation verstärkt. Gerade im Hinblick auf funktionell unbefriedigende Ergebnisse hinsichtlich der Kon-tinenz konnten mehrere Arbeitsgruppen darstellen, dass insbesondere ein Descensus perinei, ein geringer Rektumdurchmesser oder ein präoperativ erniedrigtes Sphinkter-druckprofil zu funktionell schlechten Ergebnissen führten.

13.10.2 Komplikationen nach ventraler Rektopexie

Vergleicht man die ventrale Rektopexie mit der Resektionsrektopexie, wird in mehre-ren Studien über eine niedrigere Morbidität der Rektopexie berichtet – dies gilt so-wohl für die laparoskopische als auch roboter-assistierte Operation. Da bei der ventra-len Rektopexie Fremdmaterial zum Einsatz kommt (synthetische und biologische Net-ze), sind netzassoziierte Komplikationen von besonderer Bedeutung. Hierbei zeigen die meist retrospektiven Studien eine niedrige Inzidenz von netzassoziierten Kompli-kationen (i. d. R. Erosion bzw. Migration). Eine definitive Bewertung der Morbidität ist jedoch aufgrund der meist retrospektiven Studien, der Heterogenität der Patientenkollektive (z. B. innerer vs. externer Rektumprolaps, synthetisches vs. biologisches Netz) und des begrenzten Follow-up aktuell nicht möglich. Dies wird auch durch eine aktuelle Metaanalyse aus den Niederlanden belegt, d. h. eine generelle Empfehlung, welches Netz bei der ventralen Rektopexie verwendet werden soll, kann derzeit nicht formuliert werden.

13.11 Besonderheiten

Die Stuhlentleerungsstörung ist klinisch dadurch gekennzeichnet, dass eine gestörte Entleerung des Enddarms bei weitgehend normaler Stuhlfrequenz vorliegt. Meist sind Frauen betroffen, wobei die Stuhlentleerungsstörung nicht selten Bestandteil funktioneller Erkrankungen des Kolons, des Rektums oder des Beckenbodens ist. Übergänge bzw. Koinzidenzen zur Stuhlinkontinenz, zur chronischen Obstipation (generalisierte Transportstörung), zu intestinalen Motilitätsstörungen, zum Reizdarmsyndrom oder zu chronischen Schmerzsyndromen sind fließend. Hinsichtlich der Einteilung bzw. der Differenzierung einer Stuhlentleerungsstörung hat es sich bewährt, morphologische von funktionellen Pathologien abzugrenzen, wobei dies im klinischen Alltag nicht immer eindeutig möglich ist. Bereits die Symptomvielfalt (z. B. unvollständige Entleerung, fragmentierte Entleerung, wiederholte Defäkation) und die häufig „unspezifischen" Beschwerden (z. B. Schmerzen, Druckgefühl, Stuhldrang, peranaler Blutabgang) machen die Differenzialdiagnose von rein funktionellen Erkrankungen (z. B. Reizdarmsyndrom, Beckenbodendyssynergie) oder psychiatrischen Komorbiditäten (z. B. Depression) nicht selten schwierig

Die adäquate Behandlung bleibt wegen der vielfältigen Ursachen und Ausprägungsformen generell eine Herausforderung – dies gilt für konservative Behandlungsoptionen in gleicher Weise wie für chirurgische Therapiekonzepte. Entscheidend bleibt, durch eine standardisierte Funktionsdiagnostik, funktionelle von morphologisch-anatomisch begründeten Ursachen zu differenzieren und somit die Patienten zu selektionieren, die möglicherweise von einer rein konservativen bzw. chirurgischen Therapie profitieren.

Trotz der relativen Häufigkeit einer Rektozele bei Patientinnen mit Stuhlentleerungsstörung existieren derzeit keine objektiven Einflussfaktoren, die den Erfolg einer chirurgischen Therapie bei „symptomatischen" Rektozelen vorhersagen. Auch nach suffizienter konservativer Therapie und strenger Patientenselektion ist die operative Korrektur nicht *a priori* mit einem zu erwartenden funktionellen Erfolg – d. h. Symptomverbesserung bzw. Erreichen von Symptomfreiheit – vergesellschaftet. Dies gilt für *alle* operativen Verfahren.

Die laparoskopische und die roboter-assistierte ventrale Rektopexie hat in den letzten Jahren zunehmend die STARR-Operation „abgelöst", wobei hier funktionelle Langzeitergebnisse der ventralen Rektopexie abgewartet werden müssen. Im Gegensatz zur

STARR-Operation scheint jedoch die Korrektur im mittleren Kompartiment einen positiven Einfluss auf den Beckenboden im Langzeitverlauf zu haben.

Da internationale Leitlinien zur Therapie der Stuhlentleerungsstörung („ODS") fehlen, sind insbesondere Empfehlungen zum chirurgischen Management des „ODS" von internationalen Expertenpanels (z. B. „European consensus guidelines") hilfreich, die den Stellenwert konservativer und operativer Therapieformen analysieren und differenziert hinsichtlich Indikation, chirurgischer Verfahrenswahl und Ergebnissen bewerten.

Generell ist Zurückhaltung bei der Operationsindikation zu fordern. Dies gilt für *alle* chirurgischen Therapieoptionen und betrifft somit transabdominelle, transperineale und transanale Verfahren. Aufgrund der benignen Indikation ist initial ein konservativer Behandlungsversuch gerechtfertigt. Die Entwicklung eines individuell an den Symptomen und der Lebensqualität orientierten Stufenkonzepts hat den höchsten Stellenwert.

13.12 Prävention

Allgemein anerkannte oder evidenzbasierte Daten zu einer effektiven Prävention einer Stuhlentleerungsstörung liegen nicht vor. Analog zur chronischen Obstipation werden ballaststoffarme (faserarme) Kost, zu geringe Flüssigkeitszufuhr, mangelnde Bewegung sowie die Unterdrückung des Defäkationsreizes als gewissermaßen „triggernde" Faktoren angesehen, wobei die häufig ausgesprochenen Empfehlungen zur „ballaststoffreichen Ernährung", „für ausreichend Flüssigkeitszufuhr sorgen" oder „auf weichen Stuhlgang achten" kausal nicht belegt sind. Inwieweit eine konsequente Stuhlregulation oder ein Beckenbodentraining (z. B. postpartal) sich „präventiv-positiv" auf die Entleerungsfunktion auswirkt, ist nicht bekannt.

Hinsichtlich des bei der Entleerungsstörung häufig morphologisch vorliegenden Befunds einer rektalen Intussuszeption (innerer Rektumprolaps) wird die Frage kontrovers diskutiert, inwieweit eine dynamische Entwicklung zum äußeren (manifesten) Rektumprolaps besteht. Derzeit gibt es keinen evidenzbasierten Beleg dafür, dass ein „unbehandelter" innerer Rektumprolaps das Auftreten eines manifesten Rektumprolapses hervorruft.

Weiterführende Literatur

Altomare DF, Picciariello A, Memeo R, et al. Pelvic floor function following ventral rectopexy versus STARR in the treatment of obstructed defecation. Tech Coloproctol. 2018;22(4):289–94.

Boenicke L, Reibetanz J, Kim M, et al. Predictive factors for postoperative constipation and continence after stapled transanal rectal resection. Br J Surg. 2012;99(3):416–22.

Chiarioni G. Biofeedback treatment of chronic constipation: myths and misconceptions. Tech Coloproctol. 2016;20(9):611–18.

D'Hoore A, Cadoni R, Penninckx F. Long-term outcome of laparoscopic ventral rectopexy for total rectal prolapse. Br J Surg. 2004;91:1500–5.

Dvorkin LS, Knowles CH, Scott SM, Williams NS, Lunniss PJ. Rectal intussusception: characterization of symptomatology. Dis Colon Rectum. 2005;48(4):824–31.

Emile SH, Elfeki HA, Youssef M, Farid M, Wexner SD. Abdominal rectopexy for the treatment of internal rectal prolapse: a systematic review and meta-analysis. Colorectal Dis. 2017;19:O13-O24.

Herold A. Systematik der chronischen Obstipation. Coloproctology. 2001;23:317–21.

Heymen S, Jones KR, Scarlett Y, Whitehead WE. Biofeedback treatment of constipation. A critical review. Dis Colon Rectum. 2003;46:1208–17.

Isbert C, Germer CT. Transanale Verfahren bei funktionellen Darmerkrankungen. Chirurg. 2013;84:30–8.

Juul T, Christensen P. Prospective evaluation of transanal irrigation for fecal incontinence and constipation. Tech Coloproctol. 2017;21:363–71.

Keller J, Wedel T, Seidl H, et al. Update S3-Leitlinie Intestinale Motilitätsstörungen: Definition, Pathophysiologie, Diagnostik und Therapie. Gemeinsame Leitlinie der Deutschen Gesellschaft für Gastroenterologie, Verdauungs- und Stoffwechselkrankheiten (DGVS) und der Deutschen Gesellschaft für Neurogastroenterologie und Motilität (DGNM). Z Gastroenterol. 2022;60:192–218.

Kienle P, Horisberger K. Transabdominelle Verfahren bei funktionellen Darmerkrankungen. Chirurg. 2013;84:21–9.

Kim M, Isbert C. Anorektale Funktionsdiagnostik. Therapiealgorithmus für Obstruktion und Inkontinenz. Chirurg. 2013;84:7–14.

Laitakari KE, Mäkelä-Kaikkonen JK, Kössi J, et al. Midterm functional and quality of life outcomes of robotic and laparoscopic ventral mesh rectopexy: multicenter comparative matched-pair analyses. Tech Coloproctol. 2022;26:253–260.

Laubert T, Kleemann M, Roblick UJ, et al. Obstructive defecation syndrome: 19 years of experience with laparoscopic resection rectopexy. Tech Coloproctol. 2013;17:307–14.

Madbouly KM, Abbas KS, Hussein AM. Disappointing long-term outcomes after stapled transanal rectal resection for obstructed defecation. World J Surg. 2010;34:2191–6.

Mäkelä-Kaikkonen J, Rautio T, Kairaluoma M, et al. Does ventral rectopexy improve pelvic floor function in the long-term? Dis Colon Rectum. 2018;61:230–8.

Pescatori M, Spyrou M, Pulvirenti d`Urso A. A prospective evaluation of occult disorders in obstructed defecation using the "iceberg diagram". Colorectal Dis. 2006;8:785–9.

Picciariello A, O`Connell PR, Hahnloser D, et al. Obstructed defaecation syndrome: European consensus guidelines on the surgical management. Br J Surg. 2021;108:1149–1153.

Picciariello A, Rinaldi M, Grossi U, et al. Time trend in the surgical management of obstructed defecation syndrome: a multicenter experience on behalf of the Italian Society of colorectal Surgery (SICCR). Tech Coloproctol. 2022;26:963–971.

Schwandner O. Anorektaler Prolaps. In: Schwandner O, Hrsg. Proktologische Diagnostik. Berlin Heidelberg: Springer; 2016. S. 191–201.

Schwandner O. Beckenbodeninsuffizienz aus proktologischer Sicht. In: Schwandner O, Hrsg. Proktologische Diagnostik. Berlin Heidelberg: Springer; 2016. S. 203–22.

Schwandner O, Isbert C. Chronische Obstipation und Stuhlentleerungsstörung. In: Schwandner O, Hrsg. Proktologische Diagnostik. Berlin Heidelberg: Springer; 2016. S. 177–91.

Schwandner O, Stuto A, Jayne D, et al. Decision-making algorithm for the STARR procedure in obstructed defecation syndrome: position statement of the group of STARR Pioneers. Surg Innov. 2008;15:105–9.

Schwandner O, Hillemanns P. Indikation, Technik und Ergebnisse der STARR-Operation. Chirurg. 2016;87:909–17.

Schwandner O. Rektozele. Coloproctology. 2017;39:67–80.

Schwandner O. Obstruktives Defäkationssyndrom: Ätiologie, Diagnostik und Therapieoptionen. Zentralbl Chir. 2019;144:387–395.

Solari S, Martellucci J, Ascanelli S, et al. Predictive factors for functional failure of ventral mesh rectopexy in the treatment of rectal prolapse and obstructed defecation. Tech Coloproctol. 2022;26:973–979.

van der Schans EM, Boom MA, El Moumni M, et al. Mesh-related complications and recurrence after ventral mesh rectopexy with synthetic versus biologic mesh: a systematic review and meta-analysis. Tech Coloproctol. 2022;26:85–98.

Wijffels NA, Jones OM, Cunningham C, Bemelman WA, Lindsey I. What are the symptoms of internal rectal prolapse? Colorectal Dis. 2013;15:368–73.

14 Proktitis

Heiner Krammer, Martin Schmidt-Lauber

14.1 Definition

Entzündung der Schleimhaut des Rektums.

14.2 Klassifikation

- Proktitis ulcerosa
- anorektaler Morbus Crohn
- infektiöse Proktitis
- radiogene Proktitis
- prolapsbedingte Proktitis
- medikamentös bedingte Proktitis
- mechanisch und irritativ bedingte Proktitis
- operativ bedingte Proktitis
- ischämisch bedingte Proktitis
- allergische Proktitis

14.3 Symptomatik

Die Symptome einer Proktitis sind unspezifisch und gehen mit transanalen Blutungen, häufigem und imparativem Stuhldrang, Schleimbeimengungen, Schmerzen, Stuhlschmieren, Nässen und Juckreiz einher.

14.4 Diagnostik

Eine sorgfältige Anamneseerhebung (einschließlich Sexualanamnese), Inspektion und Palpation des Anorektums gehören zur unerlässlichen Initialdiagnostik. Daran schließen sich die Proktoskopie/Rektoskopie und flexible Endoskopie an, wobei das endoskopische Bild häufig unspezifisch ist. Mukosaödeme, Erythem, Kontaktblutungen, je nach Schweregrad der Entzündung, und Ulzerationen prägen das endoskopische Bild. Zur Diagnosesicherung sind die Biopsie mit histopathologischer Beurteilung, mikrobiologische und molekularbiologische Nachweisverfahren oder/und serologische Untersuchungen notwendig.

14.5 Differenzialdiagnosen und -therapie

14.5.1 Proktitis ulcerosa

Die Colitis ulcerosa ist eine chronische Entzündung der Dickdarmschleimhaut. Das Kolon kann in unterschiedlichem Ausmaß bis hin zur Pancolitis (Entzündung des gesamten Kolons) befallen sein. Typischerweise ist die Entzündung kontinuierlich und beginnt im Rektum. Ist die Erkrankung nur auf das Rektum (bis ca. 16 cm post anum) beschränkt, spricht man von einer Proktitis ulcerosa. Ist das Sigma mit befallen, handelt es sich um eine Proktosigmoiditis.

Endoskopisch zeigt sich im Rektum ein Verlust der Gefäßzeichnung, ein Schleimhautödem und -erythem (Abb. 14.2a). Hinzu kommen spontane Hämorrhagien, eitrig-schleimige Exsudate und Ulzerationen. Histologisch finden sich eine gestörte Schleimhautarchitektur mit entzündlichen Infiltraten sowie Kryptenabszesse.

Mesalazin ist das Medikament der Primärtherapie des leichten bis moderaten akuten Schubs, sowie zur Remissionserhaltung. Mesalazin wirkt entzündungshemmend auf die Schleimhaut. Bei der Proktitis bieten Suppositorien eine ideale Möglichkeit, das Mesalazin am Wirkort zu applizieren (topisches Wirkprinzip). Bei der Proktosigmoiditis kommen Schäume und Klysmen zum Einsatz.

Im akuten Schub einer Proktitis ulcerosa beträgt die tägliche Dosierung 1 g Mesalazin als Suppositorium zur Induktion der Remission. Bei topischer Anwendung ist Mesalazin Steroiden sogar überlegen. Bei Nichtansprechen auf eine mehrwöchige rektale und evtl. auch orale Therapie mit Mesalazin sollten zusätzlich topische Steroide (Budenosid-Suppositorium 4 mg oder Rektalschaum 2 mg) verabreicht werden (z. B. Mesalazin am Morgen, Budesonid 2 mg am Abend). Bei Versagen der topischen Therapie sollten zusätzlich systemisch wirksame Steroide gegeben werden. In Fällen eines steroidrefraktären oder -abhängigen Verlaufs können eine immunsuppressive Therapie mit Azathioprin/6-Mercaptopurin, TNF-α-Antikörpern, Vedolizumab, Interleukinantagonisten, JAK-inhibitoren oder eine topische Tacrolimus-Gabe (Off-label-use) erforderlich sein.

Zur Remissionserhaltung wird eine kontinuierliche Therapie mit Mesalazin-Suppositorien in der Dosierung 1 g/Tag oder einer intermittierenden Applikation (z. B. dreimal in der Woche) empfohlen. Die remissionserhaltende Therapie sollte mindestens 2 Jahre durchgeführt werden. Therapeutische Möglichkeiten zur remissionserhaltenden Therapie einer Proktitis ulcerosa bei Versagen der Primärbehandlung sind eine oral-rektale Kombinationstherapie mit Mesalazin oder bei chronisch aktivem Verlauf eine immunsuppressive Therapie mit Azathioprin/6-Mercaptopurin, TNF-α-Antikörpern, Vedolizumab, Interleukinantagonisten oder JAK-Inhibitoren (Abb. 14.1).

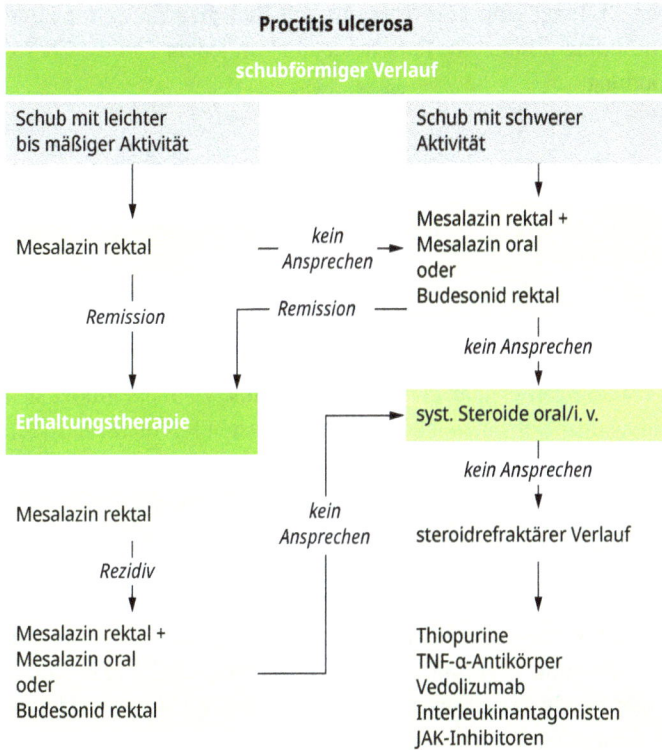

Abb. 14.1: Therapiealgorithmus bei Proktitis ulcerosa.

14.5.2 Anorektaler Morbus Crohn

Der Morbus Crohn ist eine chronische Entzündung, die im Unterschied zur Colitis ulcerosa diskontinuierlich alle Abschnitte des Verdauungstrakts vom Mund bis zum Anus befallen kann (Abb. 14.2b). Die Entzündung ist nicht wie bei der Colitis ulcerosa nur auf die Schleimhaut begrenzt, sondern kann tiefergehende Wandschichten erfassen, wodurch Stenosen und Fisteln verursacht werden können. Prädilektionsstelle ist das terminale Ileum, das in über 75 % der Fälle (mit)betroffen ist. Eine Ileokolitis wird bei 40–55 % der Patienten gesehen, während ein isolierter Befall des Kolons noch in 15–35 % der Fälle vorkommt. Eine auf das Rektum beschränkte Erkrankung hingegen findet man nur bei 2–6 % aller Morbus-Crohn-Patienten. Beim Morbus Crohn treten in ca. 30–40 % aller Fälle im Verlauf der Erkrankung perianale Fisteln auf. Bei 10–15 % der Patienten ist der anorektale Befall das erste Krankheitszeichen. Es liegen nur wenige Studien zur topischen Therapie bei rektalem Morbus Crohn vor. Bei perianalen Fisteln ist ein interdisziplinäres chirurgisch-gastroenterologisches Vorgehen zwingend erforderlich. Einfache symptomatische perianale Fisteln sollten gespalten oder mit einer Seton-Drainage behandelt werden. Bei komplexen perianalen Fistelerkrankungen sind eine adäquate chirurgische Drainage und eine Therapie mit Biologika (in erster Linie dem TNF-α-Antikörper Infliximab) indiziert. Entscheidend ist in jedem Fall die Therapie der luminalen Entzündung.

14.5.3 Infektiöse Proktitis

Virale und bakterielle Enterokolitis

Neben Viren, hauptsächlich Rota-, Adeno- und Noroviren, können verschiedene Bakterien eine Enterokolitis hervorrufen. Zu den häufigsten bakteriellen Erregern zählen Salmonellen, Shigellen, Yersinien, Campylobacter, E. coli und Clostridium difficile. Selten zeigen sich diese Erkrankungen primär als isolierte Proktitis. Vielmehr findet sich endoskopisch das Bild einer unspezifischen, evtl. hämorrhagischen Kolitis (Abb. 14.2c). Brechdurchfälle prägen das klinische Bild. Komplizierte Verläufe gehen mit Fieber und Exsikkose einher. Der Nachweis gelingt über Stuhlkulturen. Eine gezielte Therapie ist meist nicht notwendig.

Eine Sonderform stellt die Infektion mit Clostridioides difficile – meist nach einer Antibiotikatherapie – dar, bei der sich endoskopisch typische pseudomembranöse Veränderungen finden. Der Nachweis der Infektion gelingt über die Bestimmung des Clostridioides-difficile-Toxins im Stuhl. Therapie der Wahl sind Fidaxomycin oder Vancomycin oral für 10 Tage. Bei häufig rekurrierendem Verlauf können Fidaxomycin evtl. kombiniert mit Bezlotoxumab oder Vancomycin als Ausschleich- oder Pulstherapie erfolgreich sein. Der fäkale Mikrobiomtransfer ist eine weitere erfolgreiche Therapieoption bei diesem Krankheitsbild.

Zytomegalievirus-Infektion

Das Zytomegalievirus (CMV) kann prinzipiell den gesamten Magen-Darm-Trakt befallen und eine ulzeröse Entzündung, auch im Rektum, erzeugen. Eine CMV-Infektion kann auch sekundär als Superinfektion, beispielsweise bei der Colitis ulcerosa auftreten, und sollte bei therapierefraktären oder besonders schweren Verläufen ausgeschlossen werden. Die Diagnose der CMV-Infektion gelingt histologisch (Eulenaugenzellen), immunhistochemisch oder mittels PCR (Polymerase-Kettenreaktion) im Gewebe oder Blut. Die Mehrzahl der Patienten mit einer CMV-Infektion ist immunkompromittiert oder unter einer immunsuppressiven Therapie. Für die virusstatische Therapie stehen Medikamente wie Ganciclovir, Valganciclovir oder Foscarnet (evtl. Cidofovir), zur Verfügung.

Proktitis tuberculosa

Die Proktitis tuberculosa ist in der heutigen Zeit sehr selten. Sie ist gekennzeichnet durch Ulzerationen, anorektale Fisteln oder Abszesse, die im Einzelfall eine Abgrenzung zum Morbus Crohn schwierig machen können. Der Nachweis verkäsender Nekrosen und säurefester Stäbchen sichert die Diagnose.

Venerische Proktitis

Eine Sonderform der infektiösen Proktitis stellen die sexuell übertragenen Proktitiden dar. Das endoskopische Bild ist uncharakteristisch. Wegweisend ist hier die gezielte Anamnese mit Hinweis auf analen rezeptiven Geschlechtsverkehr. Immer sollte bei Risikogruppen (MSM, häufig wechselnde Geschlechtspartner, frühere Geschlechtskrankheiten in der Anamnese) an die Möglichkeit einer venerischen Proktitis gedacht werden. Die häufigsten Erreger sind Chlamydien, Gonokokken, Herpes-simplex-II-Viren, Treponema pallidum und HI-Viren. Es kann aber auch eine Mischinfektion mit verschiedenen Erregern vorliegen. Bei Verdacht auf eine sexuell übertragene Proktitis (STD-Proktitis) sollte primär ein Erregernachweis erfolgen. Hierzu eignen sich für den Nachweis von Chlamydien, Gonokokken und Herpes-Simplex-Viren ein (Trocken)abstrich zur PCR (Multiplex-STI-PCR), für die Lues und den HIV- Nachweis eine Serologie. Bei gesicherter Diagnose sollte immer auch eine Therapie des Sexualpartners durchgeführt werden.

Chlamydia trachomatis führt zu einer ödematösen oder hämorrhagischen Proktitis (Serotyp D–K, Abb. 14.2 d), manchmal auch zu u. U. ausgeprägten tumorösen Raumforderungen oder beim Lymphogranuloma venereum zu einer Lymphknotenschwellung in der Leiste (Serotyp L1–3). Die Therapie erfolgt mit Doxycyclin 100 mg 2 × tgl. für 7 Tage, beim Lymphogranuloma venereum für mind. 21 Tage. Alternativ kann Azithromycin 1,5 g als Einzeldosis (bei LGV am Tag 1, 8 und 15) eingesetzt werden.

Die Therapie der Gonorrhö besteht in der Gabe von Ceftriaxon 1–2 g i. v./i. m. (i. d. R.) plus Azithromycin 1,5 g p. o., jeweils als Einmalgabe.

Beim rektalen Befall mit Treponema pallidum, der Lues, findet sich endoskopisch im Stadium I oft nur ein Ulcus, ggf. verbunden mit inguinaler Lymphknotenschwellung. Die Therapie der Wahl bei Frühsyphilis ist die Gabe von Benzathinpenicillin G 2,4 Mio. IE i. m. (bds. je 1,2 Mio. IE) und bei Spätsyphilis Benzathinpenicillin G 2,4 Mio. IE i. m. am Tag 1, 8, und 15.

Eine Infektion des Rektums mit Herpes-simplex-Viren äußert sich durch ausstrahlende Schmerzen. Endoskopisch können manchmal typische Bläschen und Ulzerationen nachgewiesen werden. Die Therapie der Wahl besteht in der Gabe von Aciclovir 400 mg 3 × tgl., Famciclovir 250 mg 3 × tgl. oder Valaciclovir 500 mg 2 × tgl. für 7–10 Tage.

Im vorletzten Jahr sind auch im deutschsprachigen Raum etliche Fälle einer Infektion mit Mpox (sog. Affenpocken) aufgetreten, die aber sehr selten geworden sind. Zur Diagnostik und Therapie wird auf die Informationen des RKI verwiesen (www.rki.de).

14.5.4 Strahlenproktitis/Strahlenproktopathie

Grundsätzlich wird bei radiogen bedingten Proktitiden zwischen der Strahlenproktitis und der Strahlenproktopathie unterschieden. Hierbei bezeichnet die Strahlenproktitis die akute Mukosaschädigung, während die Proktopathie das chronische Stadium mit Langzeitschäden der Blutgefäße und des Bindegewebes durch Strahleneffekte beschreibt (Abb. 14.2e).

In der Mehrzahl der Fälle verläuft eine Strahlenproktitis innerhalb von 6 Monaten selbstlimitierend. Therapeutisch geht es in erster Linie um eine symptomatische Behandlung einschließlich einer Stuhlgangregulierung.

Bei der Strahlenproktopathie kann es durch eine Fibrose zu einer Verminderung der Füllungskapazität und einer Drangsymptomatik kommen. Ein häufiges Symptom ist zudem eine transanale Blutung. Neben der symptomatischen Therapie, z. B. mit Flohsamenschalen zur Konsistenzoptimierung, kann eine topische Therapie mit Sucralfat-Einläufen (tgl. 2 × 20 ml 10 % Sucralfat in Wasser) für mindestens 4 Wochen erfolgen. Für andere häufig angewandte Therapieformen wie Mesalazin-Suppositorien, -Schaum oder -Klysmata oder auch Budesonid-Schaum gibt es keine überzeugenden Belege.

In Fällen stärkerer Blutungen ist eine Argon-Plasma-Koagulation (APC) zur Behandlung der Teleangiektasien Therapie der Wahl. Vor allem im angloamerikanischen Sprachraum wird auch eine Lokaltherapie mit Formalin durchgeführt.

Sollten die o. g. Maßnahmen nicht ausreichen, kann in Ausnahmefällen die Indikation zu einem operativen Verfahren gestellt werden. Die Indikation zur Biopsie oder invasiven Maßnahmen sollte bei der radiogenen Proktitis/Proktopathie sehr zurückhaltend gestellt werden, da die Entnahmestelle radiogen bedingt nicht gut abheilt und sich aus einer kleinen Entnahmestelle konsekutiv ein Ulkus mit Fistel bilden kann.

14.5.5 Prolapsbedingte Proktitis

Bei der prolapsbedingten Proktitis handelt es sich um entzündliche Veränderungen auf Basis einer Intussuszeption, eines Rektumvollwandprolapses, eines Vorderwandmukosaprolapses oder eines Anal-Hämorrhoidenprolapses. Deshalb kommt einer exakten Anamnese sowie der funktionellen endoskopischen Untersuchung und dem Pressversuch eine besondere Bedeutung zu. Das Ulcus simplex recti, ein prolapsbedingtes, chronisches Geschwür der Rektumschleimhaut, zeigt in der Histologie eine fibromuskuläre Obliteration der Submukosa und kann dadurch von Neoplasien unterschieden werden (Abb. 14.2f).

Ziel der Therapie ist die Beseitigung des prolapsbedingten, mechanischen Entleerungshindernisses, eine entsprechende Optimierung der Stuhlregulierung, eine Änderung des Verhaltens zur Stuhlentleerung, eventuell auch die Verabreichung rektaler Entleerungshilfen.

14.5.6 Medikamentös bedingte Proktitis

Auslöser einer medikamentös bedingten Proktitis sind meist Wirkstoffe anal eingeführter Suppositorien oder Einläufe. Aus der Vergangenheit sind hier ergotaminhaltige Zäpfchen zu nennen, die allerdings in Deutschland nicht mehr zugelassen sind. Aber auch nach Applikation von NSAR-Schmerzmitteln und Paracetamol wurden ausgeprägte Proktitiden beschrieben. Die Therapie besteht primär im Weglassen des auslösenden Agens.

14.5.7 Mechanisch und irritativ bedingte Proktitis

Der mechanisch bedingten Proktitis liegt eine lokale, nicht vaskulär bedingte Ischämie zugrunde. Dafür ursächlich können impaktierte Stuhlmassen oder anal eingeführte Fremdkörper, wie z. B. Vibratoren oder ein vaginales Pessar sein, das Druck auf das Rektum ausübt. Die Therapie besteht in der Entfernung des Fremdkörpers oder der Entleerung der Stuhlmassen. Eine irritative Proktitis kann durch anal eingebrachte Agenzien (Einläufe, Kontrastmittel, Desinfektionsmittel) verursacht werden.

14.5.8 Operativ bedingte Proktitis

Eine Sonderform der Proktitis ist die Diversionsproktitis. Hierbei kommt es bei vorgeschaltetem Stoma im Rektum zu einer Entzündung, die zu Schleim- und Blutabgang führen kann. Ursächlich wird ein Mangel an kurzkettigen Fettsäuren oder eine Dysbalance der bakteriellen Besiedlung diskutiert. Die Therapie der Wahl ist die Wiederherstellung der Darmkontinuität. Falls dies nicht möglich ist, kann bei ausgeprägten Beschwerden eine Therapie mit Mesalazin oder Butyrat-Suppositorien versucht werden. Postoperativ, besonders bei distal liegenden Klammernahtanastomosen, z. B. nach Stapler- Hämorrhoidenoperation oder tiefer Rektumresektion, kann es zu entzündlichen Veränderungen im Bereich der Klammernaht kommen. Ob es sich dabei um eine ischämische Proktitis oder ein mechanisches Problem handelt, ist nicht geklärt. Bei anhaltenden Beschwerden ist die Entfernung der verbliebenen Klammern in Erwägung zu ziehen.

14.5.9 Ischämisch bedingte Proktitis

Bei der ischämischen Proktitis kommt es aufgrund einer Mangeldurchblutung zu einer Entzündung des Rektums. Häufigste Ursache der Ischämie ist eine Arteriosklerose. Wegen der guten Kollateralversorgung ist das Rektum allerdings nur sehr selten von dieser Form der ischämischen Colitis betroffen. Aufgrund der Ischämie kann es zu opiatpflichtigen Schmerzen kommen. Bei der Behandlung solcher ischämisch bedingter Proktitiden bestimmt das klinische Bild die Therapie, die in erster Linie in einer Behandlung der Grundkrankheit besteht.

14.5.10 Allergische Proktitis

Pathophysiologisch liegt eine allergische Reaktion gegen Nahrungsmittel (Kuhmilch, Sojaproteine) oder Medikamente zugrunde. Betroffen sind insbesondere Kinder im 1. Lebensjahr. Erwachsene sind deutlich seltener betroffen und zeigen meist einen Befall des Ileums und des Kolons. Intrakutane Allergietests besonders im Hinblick auf

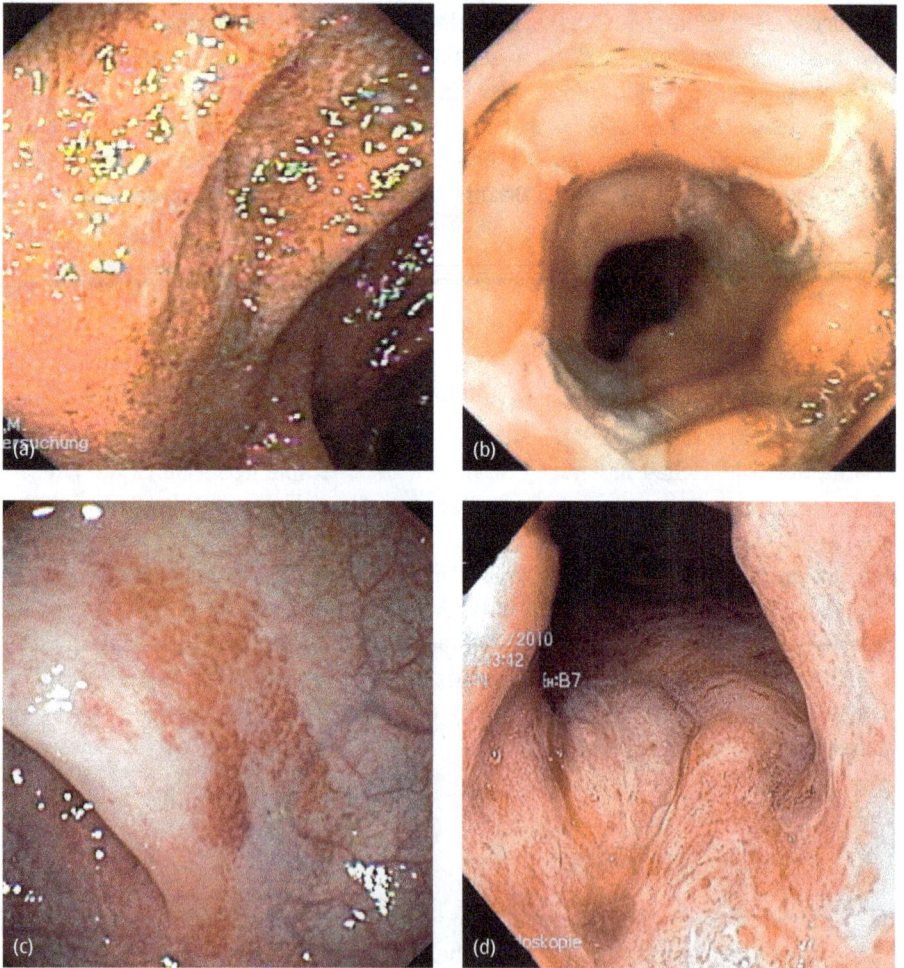

Abb. 14.2: Endoskopischer Befund im Rektum: (a) Proktitis ulcerosa, (b) rektaler Morbus Crohn, (c) infektiöse Proktitis, Campylobacter jejuni, (d) Proktitis-Chlamydien.

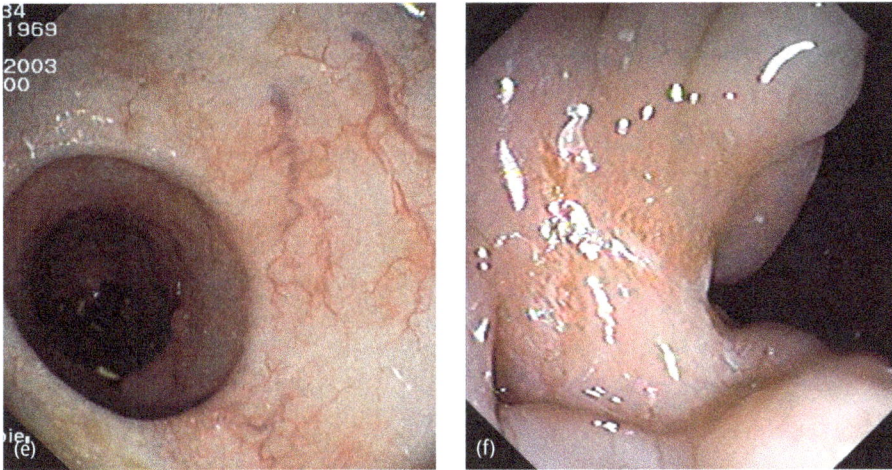

Abb. 14.2: (Fortsetzung) (e) Strahlenproktopathie, (f) prolapsbedingte Proktitis.

Kasein sind bei Patienten mit einer allergischen Proktitis häufig positiv. Weitere allergische Begleiterkrankungen, wie Asthma bronchiale, allergische Rhinitis, allergische Dermatitis mit Pruritus und Erythem, können vorkommen. Als Hinweis auf eine allergische Ursache mancher häufig als idiopathische Proktitis beschriebenen Krankheitszustände finden sich in Biopsaten der Rektummukosa vermehrt eosinophile Granulozyten, Mastzellen und IgE-haltige Zellen. Endoskopisch finden sich eine ödematös veränderte Schleimhaut, umschriebene Rötung und Kontaktempfindlichkeit. Eine Therapie mit Cromoglicinsäure beeinflusst den meist milden Krankheitsverlauf günstig.

Weiterführende Literatur

Deutsche STI-Gesellschaft zur Förderung der sexuellen Gesundheit, Hrsg. 4. Auflage: STI-Leitfaden für die Kitteltasche 2023/2024, https://www.dstig.de/DSTIG-Leitfaden_Auflage_04_2023-2024.pdf
Kronberger I E. Proktitis (ohne chronisch entzündliche Darmkrankheiten). Coloproctology. 2021;43:137–145.
Kolbert G. Proktitis. In: Michael Stoll, Hrsg. Repetitorium Proktologie. Berlin Heidelberg: Springer; 2018.
Krammer H, Herold A. Inflammatory bowel disease of the rectum. Hrsg: Falk-Foundation; 2017.
Aktualisierte S3-Leitlinie Colitis ulcerosa (Version 6.2) 2024 AWMF- 021–009-Leitlinie Gastrointestinale Infektionen 2023 AWMF 021–024.

15 Proktologische Probleme in der Schwangerschaft

Horst Loch

15.1 Einleitung

Proktologische Probleme in der Schwangerschaft sind häufig. Die Zahlenangaben schwanken zwischen 45 und 68 %. Validierte Prävalenzstudien liegen jedoch nicht vor. Verschiedene physiologische Veränderungen des mütterlichen Organismus, hormonelle, metabolische, immunologische, kardiozirkulatorische und die Größenzunahme des Uterus haben Auswirkungen, die das Auftreten von proktologischen Erkrankungen begünstigen. Das ansteigende Körpergewicht führt zu einer Minderbeweglichkeit und verstärkt die Obstipationsneigung. Gleiches bewirkt die oft notwendige Einnahme von Eisenpräparaten.

Bei der Behandlung proktologischer Erkrankungen in der Schwangerschaft sind zwei Besonderheiten zu beachten: Zum einen bestehen Kontraindikationen für gewisse Medikamente und Maßnahmen, zum anderen sind Schwangere sehr besorgt, dass Medikamente schädlich sein könnten für das ungeborene Kind. Diese Sorge beruht u. a. auch darauf, dass in den Packungsbeilagen fast aller Medikamente vor der Einnahme in der Schwangerschaft gewarnt wird. Dieser Hinweis bedeutet aber nicht immer eine ernstzunehmende Warnung vor einem entwicklungstoxischen Risiko.

In den meisten Fällen können proktologische Erkrankungen in der Schwangerschaft diagnostiziert werden mittels der Basisuntersuchung, der Anamnese, der Inspektion, der Palpation, der Proktoskopie und der Rektoskopie. Für eine Koloskopie sollte die Indikation streng gestellt werden. Dabei sind in jedem Fall eine Hypoxie und Hypotonie bei der Schwangeren zu vermeiden. Als Sedativum ist am besten Disoprivan geeignet.

Zur Bildgebung ist die Sonographie Methode der ersten Wahl. Eine MRT-Untersuchung wird nur in sehr seltenen Fällen indiziert sein.

15.2 Hämorrhoiden

Während der Schwangerschaft treten Hämorrhoidalbeschwerden oft erstmals in Erscheinung. In zwei Drittel aller Fälle handelt es sich um eine Erstmanifestation. Meist liegen Hämorrhoiden 1.–2. Grades vor, seltener fortgeschrittene Stadien. Therapieziel ist die Beseitigung der Symptome und Beschwerden. Die häufigsten Symptome sind Blutungen, Juckreiz, Nässen, Druck und in fortgeschrittenen Fällen Prolaps mit Störung der Feinkontinenz.

Die Behandlung ist primär konservativ mittels der Basisbehandlung wie Stuhlregulation im Sinne eines wohlgeformten Stuhlgangs. Es wird eine ballaststoffreiche Kost empfohlen, eine Trinkmenge von ca. 2 Litern, ggf. Quellstoffe, wie Flohsamenschalen und Leinsamen, und Ballaststoffe, wie Weizenkleie. Eine sorgfältige Analhygiene mit Wasser ist angeraten. Langes Sitzen auf der Toilette und starkes Pressen sind zu vermeiden. Alle gängigen Proktologika, bei Bedarf auch kortisonhaltige, können verabreicht werden. Ein möglichst konservatives Vorgehen gilt auch für thrombosierte Hämorrhoiden.

Die Indikation zur Sklerosierung und Gummibandligatur ist zurückhaltend zu stellen in Abwägung des Risikos möglicher Komplikationen.

Operatives Vorgehen ist nur angezeigt bei schweren Blutungen und in besonderen Ausnahmefällen.

Postpartal bildet sich die überwiegende Mehrzahl der Hämorrhoiden innerhalb von zwei Monaten zurück. Danach verbleibende Hämorrhoidalbeschwerden sollten dann symptom- und stadiengerecht behandelt werden.

15.3 Perianale Thrombose

Etwa 20 % aller Schwangeren erkranken v. a. im letzten Trimenon an Perianalthrombosen. Hauptursachen sind der erhöhte Venendruck im Becken und das prolongierte Pressen beim Stuhlgang, v. a. bei Obstipationsneigung. Therapieziel ist die schnelle Schmerzreduktion. Ist die Thrombose nicht mehr ganz frisch und bereits in Rückbildung, sind lokale Kühlung, Antiphlogistika oder Analgetika ausreichend. Diclofenac und Ibuprofen können bis zur 27. SSW einschließlich verabreicht werden, Paracetamol (bis 4 × 1 g/die) bis zum Ende der Schwangerschaft.

Unter dieser Behandlung sind die Patienten in wenigen Tagen schmerzfrei. Die Schwellung persistiert aber und benötigt 2–4 Wochen bis zur Rückbildung.

Gelegentlich kommt es durch Drucknekrose zur Spontanperforation mit Blutung. Das Thrombenmaterial sollte dann manuell entfernt werden.

Bei sehr starken Schmerzen ist die operative Therapie in Lokalanästhesie indiziert als Exzision. Die komplikationsärmere Exzision mit der Diathermieschlinge ist zu bevorzugen. Man sollte zunächst die Schlinge um den Knoten legen und vorsichtig anziehen und dann erst die Lokalanästhesie setzen. So verbleibt eine deutlich kleinere Wunde (Abb. 15.1).

Lokalanästhetika dürfen in der Schwangerschaft zur Infiltrations- und Leitungsanästhesie eingesetzt werden. Dies gilt auch für Präparate mit Adrenalinzusatz. Prilocain ist wegen des vergleichsweise höheren Risikos der Methämoglobinbildung zu meiden.

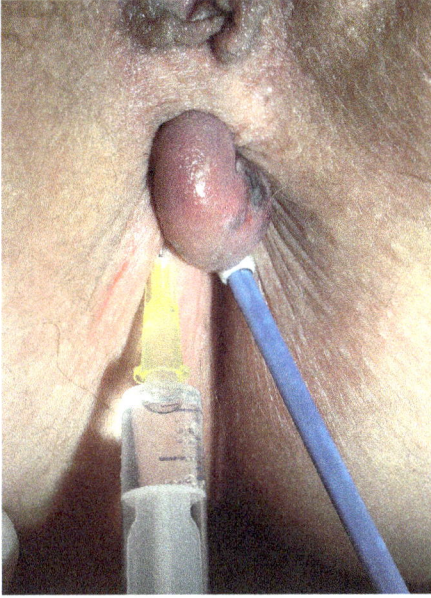

Abb. 15.1: Abtragung der Analthrombose in Lokalanästhesie mittels Diathermieschlinge (35. SSW).

15.4 Analfissur

Bei der gelegentlich auftretenden Analfissur ist die Schwangerschaftsobstipation die Hauptursache. Symptome sind heftige anale Schmerzen während und nach dem Stuhlgang und die Absonderung von hellrotem Blut.

Therapieziel ist die schnelle Schmerzreduktion, die Beseitigung des hohen Schließmuskeltonus und die Abheilung der Fissur. Therapeutisch zu empfehlen sind stuhlregulierende Maßnahmen, warme Sitzbäder, Analgetika und Antiphlogistika. Für die beiden letzteren gilt das Gleiche wie bereits bei den Hämorrhoiden beschrieben. Des Weiteren können lokal anästhesierende Salben hilfreich sein, die bereits vor dem Stuhlgang appliziert werden sollen und danach nochmals. Wie bei anderen chronischen Fissuren sind Salben mit Glyceroltrinitrat, Nifedipin und Diltiazem erlaubt. Eine Indikation zur Operation ist nur sehr selten gegeben und sollte sehr zurückhaltend gestellt werden.

15.5 Perianale Abszesse und Analfisteln

Perianale Abszesse sind bei schwangeren Frauen selten. Eine Exzision sollte möglichst früh erfolgen, um eine Bakteriämie zu vermeiden. Liegt eine Fistel vor, sollte sie ggf. mit einem Faden drainiert und erst einige Zeit nach der Entbindung operiert werden.

15.6 Marisken

Marisken entstehen bei Frauen meist nach dem 20. Lebensjahr. Dieser Zeitpunkt korreliert häufig mit den Zeiten der Schwangerschaft. Marisken sind meist asymptomatisch und ohne Krankheitswert. In der Schwangerschaft, v. a. im dritten Trimenon, können sie anschwellen und bedürfen dann einer besonderen Pflege. Eine sorgfältige Reinigung des Anus mit Wasser ist angezeigt und die Anwendung von adstringierenden Salben. Postpartal schwellen sie meist schnell wieder ab.

15.7 Condylomata acuminata

Condylomata acuminata sind in der Schwangerschaft aufgrund einer veränderten Immunitätslage meist durch reaktivierte HPV-Infektionen bedingt. Sie treten in diesem Fall vor allem ab der 14. Woche auf, nehmen bis zur 28. Woche an Größe zu, um dann ab der 30.–34. Woche zu regredieren. 80 % bilden sich postpartal spontan zurück. Aufgrund dieses Verlaufs sollte die Indikation zur Therapie vor der 34. Woche sehr zurückhaltend gestellt werden.

Eine eventuelle Therapie sollte in der 35. Woche erfolgen. Über die Indikation und die Art der Therapie muss individuell entschieden werden, abhängig von den Beschwerden, dem Ausmaß des Befunds und dem Narkoserisiko. Die bekannten Lokaltherapeutika (Imiquimod, Podophyllotoxin, Grünteekatechine) sollten wegen unklarer Datenlage nicht verwendet werden. Trichloressigsäure ist zwar nicht systematisch für die Schwangerschaft untersucht, aus theoretischen Erwägungen aber nicht bedenklich, Applikation 1 × pro Woche durch den Arzt vorsichtig in kleinen Mengen, Konzentration der Trichloressigsäure bis 85 %.

Bewährte operative Behandlungsmethoden sind die „wet shave"-Therapie mittels Elektrokoagulation und die Laservaporisation. Bei einer operativen Behandlung in der 35. Woche werden die Wunden zum Zeitpunkt der Geburt im Wesentlichen abgeheilt sein und ein Rezidiv ist in diesem Zeitraum eher nicht zu erwarten. Es besteht ein geringes Risiko für eine perinatale HPV-Infektion des Neugeborenen (Gefahr der Larynxpapillomatose).

Eine Behandlung der Kondylome vor der Geburt ist nicht zwingend geboten.

15.8 Obstipation

An Obstipation leiden etwa 40 % aller Schwangeren. Die Ursachen sind multifaktoriell. Hormonelle Veränderungen bewirken eine Verlängerung der Passagezeit im Darm und eine gesteigerte Resorption von Wasser und Elektrolyten. Dazu kommen veränderte Nahrungsgewohnheiten, eine verminderte Beweglichkeit bei zunehmender Körperfülle und die oft notwendige Einnahme von Eisenpräparaten. Der sich vergrößernde Uterus kann zu einer mechanischen Beeinträchtigung führen. Eine ballaststoffreiche Kost und eine ausreichende Trinkmenge sind zu empfehlen. Falls diese Empfehlungen nicht erfolgreich sind, können Quellstoffe wie Flohsamenschalen und Leinsamen oder Ballaststoffe wie Weizenkleie eingesetzt werden. Auch Laktulose und Makrogol sowie Glycerol als Suppositorium gelten als sicher wie auch CO2-freisetzendes Natriumhydrogenkarbonat. Bisacodyl sollte nur kurzfristig eingesetzt werden. Rizinus (möglicherweise wehenauslösender Effekt) und Paraffine (hemmen die intestinale Resorption fettlöslicher Vitamine) sowie Antrachinonderivate (möglicherweise eine stimulierende Wirkung auf die Uterusmuskulatur) sind zu meiden.

15.9 Kolorektales Karzinom

Das kolorektale Karzinom tritt nur in sehr seltenen Fällen während einer Schwangerschaft auf. In den 50er und 60er lag die Häufigkeit bei 1:50.000 bis 1:100.000, in neuerer Zeit bei 1:13.000. Dies liegt vermutlich daran, dass Frauen inzwischen später schwanger werden. Einige hundert Fälle von kolorektalen Karzinomen sind publiziert. Das mittlere Alter der Schwangeren liegt bei 32 Jahren. Die Diagnose wird meist spät gestellt, da unspezifische Symptome, wie Blutung und Stuhlgangveränderungen, anderen proktologischen Erkrankungen zugeschrieben werden. Die Diagnose wird mittels Koloskopie gestellt. Mit der Diagnosestellung ist auch die Indikation zur Therapie gegeben. Die Art der Therapie wie auch die Prognose hängen vom Tumorstadium ab. Über die Therapie muss individuell und interdisziplinär in Abstimmung mit der Schwangeren entschieden werden. Es ist eine oft schwierige Entscheidung, da es um das Leben und die Gesundheit der Mutter und des ungeborenen Kindes geht. Es ist eine möglichst frühzeitige radikale Tumorentfernung anzustreben. Eine Chemotherapie (nach dem ersten Trimenon) ist auch in der Schwangerschaft möglich, eine Radiatio nicht.

15.10 Chronisch-entzündliche Darmerkrankungen

Im Allgemeinen ist von einem unkomplizierten Schwangerschaftsverlauf auszugehen, wenn vor der Konzeption eine Remission besteht. Eine floride Erkrankung zu Beginn der Schwangerschaft und schwere Schübe im Verlauf sind mit einem geringeren kindlichen Geburtsgewicht und einer erhöhten Fehlgeburtsrate verbunden.

Das höhere Risiko für Mutter und Kind ist die Krankheitsaktivität der CED, nicht die medikamentöse Therapie. Anzustreben ist daher eine Remission oder eine niedrige Krankheitsaktivität vor und während der Schwangerschaft.

Der Therapeut der CED sollte mit dem Gynäkologen einen Konsens über die Medikation während der Schwangerschaft finden, um eine Verschlimmerung oder einen akuten Schub zu vermeiden.

Methotrexat ist wegen Teratogenität in jedem Fall zu vermeiden. Probiotika, Mesalazin, Budesonid, Azathioprin, 6-Mercaptopurin, Ciclosporin und die älteren TNF-Inhi-

bitoren wie Infliximab und Adalimumab gelten als sicher. Für Vedolizumab und Ustekinumab sind die vorhandenen Daten nicht ganz so umfangreich. Es zeigte sich aber
kein Hinweis auf einen unerwünschten Schwangerschaftsausgang. Sie gelten auch als
sicher. Eine Kortikosteroidtherapie sollte möglichst kurz und gezielt verabreicht werden.

Der Wirkstoff Tofacitinib (Januskinase-Inhibitor) sollte in der Schwangerschaft
nicht angewendet werden. Das gleiche gilt für das neu zugelassene Risankizumab wegen fehlender Daten.

Bei Kindern, die im Mutterleib eine Biologikaexposition erfahren haben, sollte im
ersten Lebensjahr auf Impfungen mit Lebendimpfstoffen verzichtet werden. In
Deutschland betrifft das nur die Rotavirusimpfung.

In jedem Fall ist die medikamentöse Therapie der CED von einem sehr erfahrenen
Spezialisten vorzunehmen. Viele individuelle Aspekte und Detailfragen sind zu berücksichtigen. Eine sehr sorgfältige Verlaufskontrolle ist notwendig.

15.11 Postpartal

Während und nach der Entbindung kommt es in ca. 10–34 % zum Hämorrhoidalprolaps, zu Analthrombosen und zur gelegentlich sehr ausgeprägten Anschwellung von
Marisken durch Thromben- und Ödembildung (Abb. 15.2) und zu Analfissuren, v. a. bei
komplizierter Geburt, einer langen Austreibungsphase und hohem Geburtsgewicht des
Kindes. Diese Komplikationen lassen sich fast immer konservativ behandeln.

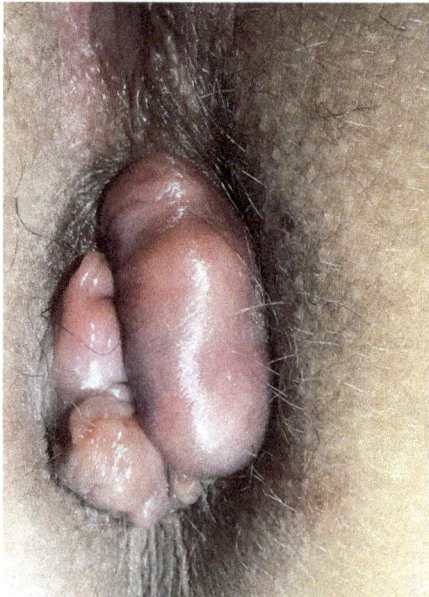

Abb. 15.2: Postpartale perianale Thrombosierung
und Ödembildung.

Ibuprofen kann auch in der Stillzeit verabreicht werden, Diclofenac ist nur für eine kurzzeitige Behandlung geeignet, da es in geringen Mengen in die Muttermilch übergeht und es nicht zur Kumulation kommen soll.

Fissuren, die unter der Entbindung auftreten, befinden sich fast ausschließlich an der vorderen Kommissur. Fissuren treten immer wieder auch in der frühen Stillzeit auf. Der Stuhlgang ist dann oft sehr fest, weil die Wöchnerinnen sich noch nicht auf die notwendige erhöhte Trinkmenge von ca. 3 Liter eingestellt haben. Diese Fissuren befinden sich meist an der hinteren Kommissur. Die Therapie der Fissur ist die gleiche wie in der Schwangerschaft.

15.12 Wichtige Grundsätze

Zur Vorbeugung von proktologischen Erkrankungen in der Schwangerschaft sollten bei Frauen im gebärfähigen Alter evtl. vorher bestehende proktologische Erkrankungen, wie z. B. Hämorrhoiden, sorgfältig behandelt werden.

Während der Gravidität und im Wochenbett ist v. a. auf eine sorgfältige Stuhlregulation zu achten. Bei proktologischen Beschwerden sollte frühzeitig ein erfahrener Proktologe konsultiert werden, der auch sichere Kenntnisse über den Einsatz von Medikamenten in der Schwangerschaft und im Wochenbett hat.

In den allermeisten Fällen ist eine konservative Behandlung ausreichend.

Beim Thema Medikamente in der Schwangerschaft sind viele Ärzte verunsichert. Sowohl in der roten Liste wie auch auf den Beipackzetteln der Arzneimittel finden sich keine ausreichenden Informationen. Es gibt einige Beratungsstellen, die bei Fragestellungen zur medikamentösen Therapie konsultiert werden können, wie z. B. Embryotox-Beratungsstelle für Embryonaltoxikologie an der Charité in Berlin (www.embryotox.de).

Weiterführende Literatur

Abramowitz L, Battalan A. Epidemiology of anal lesions (fissure and thrombosed external hemorrhoids) during pregnancy and post-partum. Gynecol Obstet Fertil. 2003;31(6):546–9.

Bussen S, Herold A, Schmittner M, Krammer H, Bussen D. Koloproktologische Erkrankungen in der Schwangerschaft und dem Wochenbett. Geburtsh Frauenheilk. 2008;68:1–5.

Loch H. Proktologische Probleme in der Schwangerschaft und im Wochenbett. In: Proktologische Probleme in der Schwangerschaft und postpartal. Berlin Heidelberg: Springer; 2014.

Schäfer C, Spielmann H, Vetter K, Weber-Schöndörfer C, Hrsg. Arzneimittel in Schwangerschaft und Stillzeit. 8. Aufl. München: Urban & Fischer; 2011.

Gross GE, Werner RN, Becker JC, et al. S2k-Leitlinie: HPV-assoziierte Läsionen der äußeren Genitalregion und des Anus – Genitalwarzen und Krebsvorstufen der Vulva, des Penis und der peri- und intraanalen Haut.

European Crohn's and Colitis Guidelines on Sexuality, Fertility, Pregnancy, and Lactation. Journal of Crohn's and Colitis. 2023;17:1–27.

16 Kinderproktologie

Dieter Bussen, Steffen Seyfried

16.1 Kapitelzusammenfassung

„Children are not simply micro adults but have their own specific problems." (Béla Schick, 1877–1967). Die Kinderproktologie ist nur ein Beispiel, das dieses Zitat bestätigt.

Die Behandlung an Kindern seitens der Proktologie bedarf spezifischer Kenntnisse, außerdem ist der Umgang mit den kleinen Patienten und deren Eltern, besonders im Rahmen der Diagnostik, von großer Bedeutung. Die Behandlung liegt zunächst in den Händen von Kinderärzten und Kinderchirurgen. Eine weiterführende Behandlung durch den Proktologen ist nur selten notwendig und sollte, um eine Übertherapie zu vermeiden, auch nur nach Zuweisung vom behandelnden Pädiater/Kinderchirurgen erfolgen.

Im Folgenden soll nicht dediziert erneut auf alle proktologischen Krankheitsbilder eingegangen werden. Lediglich deren differente Inzidenz und Unterschiede in Diagnostik und Therapie bei Kindern sollen aufgezeigt werden.

16.2 Diagnostik

Die Eingangsuntersuchung gliedert sich wie folgt:

16.2.1 Anamnese

Eine ausführliche (kindgerechte) Eigenanamnese und Fremdanamnese bezüglich der Beschwerden und auch anderen Faktoren, wie Stuhlfrequenz, Defäkation und Familienanamnese.

16.2.2 Proktologische Basisdiagnostik

- Inspektion des Anal- und Perianalbereichs
- digital-rektale Untersuchung mit Beurteilung des Sphinktertonus (wenn möglich unter Pressen und Relaxation), sowie des Inhalts der Ampulle und deren Größe
- Rektoskopie mit schmalem Kinderinstrument, hierbei ist meist die Beurteilung des anorektalen Übergangs ausreichend

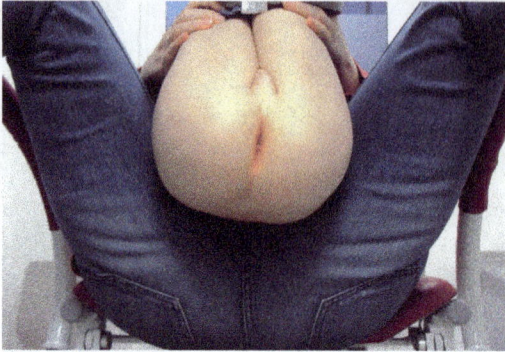

Abb. 16.1: Position auf dem Schoß einer Vertrauensperson in Steinschnittlage auf dem proktologischen Untersuchungsstuhl; die Oberschenkel werden gehalten (mit freundlicher Genehmigung des Georg Thieme Verlags; Sailer et al. Expertise Koloproktologie. Georg Thieme Verlag, 2016).

Die diagnostischen Maßnahmen können in nahezu allen Fällen ohne Narkose durchgeführt werden. Die Anwesenheit einer Vertrauensperson (Eltern) und/oder die Untersuchung auf deren Schoß ist dabei obligat (Abb. 16.1).

16.3 Obstipation

16.3.1 Definition

Vorliegen von mindestens zwei der folgenden Kriterien:
- Defäkationsfrequenz < 3 × /Woche
- > 1 Stuhlinkontinenzepisode/Woche nach Erlangung der Sauberkeit
- exzessive Stuhlrückhaltemanöver
- periodisches Absetzen sehr großer Stuhlmengen 1 × /7–30 Tage
- tastbare Stuhlmassen im Abdomen oder Rektum
- schmerzhafte/sehr harte Stuhlgänge in der Anamnese

Zu diesem Thema sind ganze Bücher erschienen, sodass hier überwiegend auf die praktischen Vorgehensweisen eingegangen werden soll.

Die idiopathische (habituelle) Form macht bis zu 95 % aller Obstipationen aus. Andere Ursachen (neurogene, endokrine, medikamenteninduzierte) müssen im Vorfeld ausgeschlossen werden. Differenzialdiagnostisch muss bei kontinuierlicher Obstipation seit der Geburt ein Morbus Hirschsprung in Betracht gezogen werden. Die Abklärung und Therapie solcher und ähnlicher Erkrankungen bedarf einer sehr großen Erfahrung. Eine Behandlung von Säuglingen und Kleinkindern sollte daher in der Hand von spezialisierten Kollegen der Kinder- und Jugendmedizin verbleiben.

Eine Vielzahl unterschiedlicher klinischer Erscheinungsformen kann als führendes Symptom auf eine Obstipation als Ursache hinweisen. Hierzu gehören neben anderen das Stuhlschmieren oder Einkoten (75–90 %), Defäkationsschmerzen (50–80 %), Bauchschmerzen (10–70 %), palpable abdominelle Masse (30–50 %), Stuhlimpaktion (40–100 %), Fissuren (5–25 %) und selten auch ein Analprolaps (3 %).

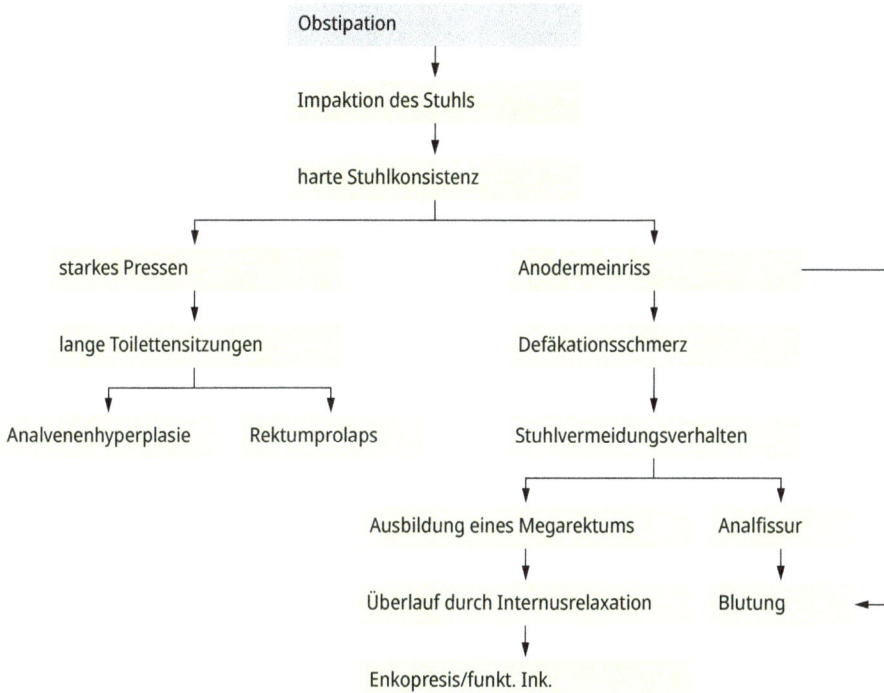

Abb. 16.2: Obstipation und ihre Folgen.

16.3.2 Therapie

Therapieziel muss eine schmerzlose, regelmäßige und vollständige Entleerung sein. Die Behandlung bedarf zumeist einer längeren Therapiezeit, die sich nach Keller in 5 Phasen gliedert:

1. Aufklärung und Schulung der Eltern, je nach Alter auch des Kindes
2. rektale Stuhlentleerung (Desimpaktion), inzwischen auch von oral möglich
3. Vermeidung erneuter Stuhlakkumulation
4. Rekonditionierung eines normalen Stuhlverhaltens
5. Begleitung der Familie und des Kindes, Bestärkung und Unterstützung über langen Zeitraum

Ein Behandlungsansatz über wenige Wochen ist sinnlos. Das Kind soll schonend lernen, dass eine Defäkation weder schmerzhaft noch unangenehm ist und sich dem nicht widersetzen.

Abführende Maßnahmen (Desimpaktion) ist inzwischen schonend durch orale Einnahme von Macrogolen zu erreichen. Eine Dosierung von 0,2–0,8 g/kg/d ist ausreichend und sicher. Die Wirkung ist aufgrund von Studien besser belegt als für alle anderen angewendeten Mittel. Aufgrund ihrer Zusammensetzung erfolgt keine Verstoffwechslung oder Membranpassage im Organismus, sodass der Wirkmechanismus auf rein lokaler und physikalischer Basis beruht. Es sollte eine individuelle eigene Dosisfindung in wöchentlichen Schritten bis zum Erreichen einer problemlosen Entleerung eines weichgeformten Stuhls spätestens alle 2 bis 3 Tage erfolgen. Die Zufuhr von Ballaststoffen und die Steigerung der Trinkmenge sind zwar wünschenswert und sollten empfohlen werden, scheitern jedoch oft an den Realitäten. Zur Verdeutlichung der Komplexität des Defäkationsakts siehe Abb. 16.3.

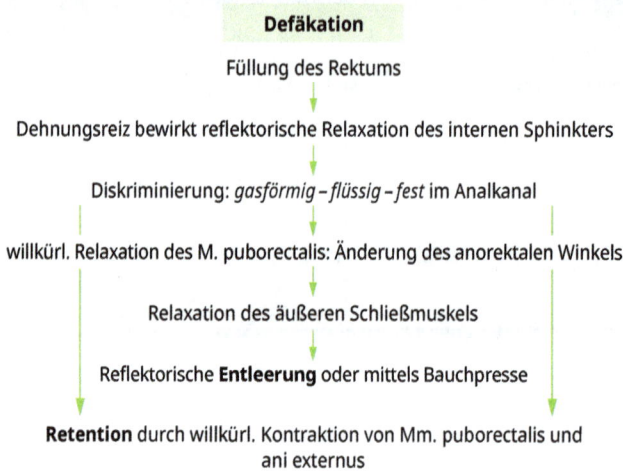

Defäkation

Füllung des Rektums

Dehnungsreiz bewirkt reflektorische Relaxation des internen Sphinkters

Diskriminierung: *gasförmig – flüssig – fest* im Analkanal

willkürl. Relaxation des M. puborectalis: Änderung des anorektalen Winkels

Relaxation des äußeren Schließmuskels

Reflektorische **Entleerung** oder mittels Bauchpresse

Retention durch willkürl. Kontraktion von Mm. puborectalis und ani externus

Abb. 16.3: Defäkationsakt.

16.4 Funktionelle Stuhlinkontinenz

16.4.1 Definition

- Willkürliches und unwillkürliches Einkoten ab > 4 Jahre
- Ausschluss einer organischen Ursache
- Mindestens 1 × /Monat
- > 12 Wochen

16.4.2 Diagnostik/Anamnese

Die funktionelle Stuhlinkontinenz ist häufig mit einer Obstipation verbunden. Anders gesagt: 90 % der Obstipierten weisen dieses Phänomen auf, bis zu 70 % der einkotenden Kinder sind obstipiert. Die meisten Kinder koten tagsüber ein, nächtliche Episoden sind rar und bedürfen einer Abklärung möglicher organischer Ursachen.

Anamnestisch berichten Eltern von betroffenen Patienten über eher weiche Stuhlgänge und Überlaufsymptomatik. Auf dezidierte Nachfrage findet sich jedoch häufig harter Stuhlgang zu Beginn der Symptomatik.

16.4.3 Therapie

Wichtigste Maßnahme ist die Stuhlregulation. Siehe hierzu Therapie der Obstipation.

16.5 Analvenenthrombose und Hämorrhoiden

Anders als bei Erwachsenen, bei denen diese Krankheitsbilder die höchste Inzidenz aufweisen, sind diese bei Kindern eine absolute Rarität. Anamnestisch berichten Eltern häufig von einer Analthrombose oder Hämorrhoiden bei ihren Kindern, die spontan verschwinden. In den meisten Fällen handelt es sich hierbei um eine passagere Analvenenhyperplasie (Abb. 16.4). Am anokutanen Übergang findet sich ein subkutan angelegter Venenplexus, der über die Vena cava inferior drainiert wird. Kinder sind aufgrund hoher Gewebeelastizität bei obstipationsbedingtem Pressen in der Lage, ihre physiologisch angelegten Analvenen durch den hohen intraabdominellen Druck maxi-

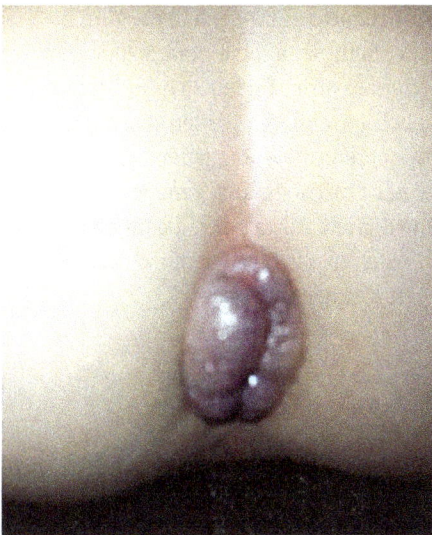

Abb. 16.4: Analvenenhyperplasie unter Pressen (mit freundlicher Genehmigung des Georg Thieme Verlags; Sailer et al. Expertise Koloproktologie. Georg Thieme Verlag, 2016).

mal zu dilatieren, sodass diese wie livide, prall-elastische Knoten, selten sogar wie Ringe imponieren. Eine Thrombosierung tritt äußerst selten und fast ausschließlich im höheren Jugendlichenalter auf.

Bei Hämorrhoiden sollte differenzialdiagnostisch ein Mukosaprolaps bzw. beginnender Rektumprolaps in Betracht gezogen werden. Die Beschwerden sind entsprechend mit Juckreiz, Sekretion und selten Blutungen oder Schmerzen sehr unangenehm für die Kinder.

16.5.1 Therapie

Ursächlich liegt auch hier nahezu immer eine Obstipation zugrunde, die primär einer Behandlung wie oben beschrieben bedarf. Als lindernde Maßnahmen sind die lokale Applikation von weicher Zinkpaste – sine lanolin (aufgrund hoher allergener Potenz von Wollwachs), ggf. Lokalanästhetika, vorsichtige digitale Reposition und Vermeidung von Pressen sowie langen Toilettensitzungen anzuraten. Durch die kindliche Gewebeelastizität ist von einer spontanen Regredienz nach diesen Maßnahmen auszugehen. Eine Intervention ist äußerst selten erforderlich und dann nur im Jugendlichenalter mittels Sklerotherapie bei Hämorrhoiden oder Exzision der Thrombose bei starken Schmerzen sinnvoll. Eine schmerzarme Analthrombose heilt spontan innerhalb weniger Wochen ab und bedarf keiner invasiven Maßnahme.

16.6 Analfissur

Wie oben beschrieben, unterscheidet man eine chronische und akute Fissur. Ihre Entstehung ist überwiegend auf eine obstipationsbedingte Überdehnung des Anoderms bei Durchtritt einer großen Masse harter Faeces zurückzuführen, seltener durch Diarrhö, Ekzeme, Infektionen oder Verletzungen bedingt. Symptome sind Schmerzen bei Defäkation sowie Nässen und Jucken. Die meisten Fissuren finden sich im Bereich der hinteren Kommissur, sind aber bei Kindern auch an anderen Stellen der analen Zirkumferenz zu finden. Differenzialdiagnostisch sollten anale Rhagaden mit multiplen oberflächlichen Einrissen bedacht werden. Bei der Erstvorstellung genügt die Inspektion und vorsichtige Spreizung des Anus, ggf. eine digitale Austastung, die oft einen deutlichen analen Hypertonus aufweist, um die Fissur zu diagnostizieren. Aufgrund der Schmerzhaftigkeit ist initial von weiteren Untersuchungen abzusehen.

16.6.1 Therapie

Die Therapie ist deutlich konservativer als die der Fissuren bei Adulten. Selbst chronische Fissuren heilen bei Kindern nach stuhlregulatorischen Maßnahmen oft folgenlos aus. Zur Erleichterung der Defäkation kann vorher eine anästhesierende Creme aufgetragen werden (z. B. Emla-Creme®). Zur Pflege empfiehlt sich weiche Zinkpaste, die gleichzeitig antientzündlich und austrocknend wirkt.

16.7 Rektumprolaps – Mukosaprolaps

Die enorme Relaxationsfähigkeit des analen Sphinkterapparats und der gestreckte Verlauf des kindlichen Rektums sind prädisponierend. Grundsätzlich ist jedes Kleinkind in der Lage einen Rektumprolaps zu provozieren. Ursächlich liegen dem Krankheitsbild eine langdauernde Episode einer Stuhlentleerungsstörung zugrunde.

Das Schleimhautektropium nach Durchzugsoperation bei anorektaler Fehlbildung muss vom Rektumprolaps unterschieden werden.

16.7.1 Therapie

Längere Toilettensitzungen, insbesondere das sog. „Töpfchensitzen" als Training zum Trockenwerden müssen unbedingt vermieden werden. Anzustreben sind kurze, evtl. häufigere Stuhlversuche. Hilfreich ist ein Lochbrett auf dem Töpfchen bzw. der Toilette, sodass das Einsinken des Gesäßes verhindert wird. Mit diesen Maßnahmen können die frühkindlichen Rektumprolapse problemlos behandelt werden. In Ausnahmefällen kann eine submuköse Sklerosierung in vier Quadranten mindestens 2 cm oral der Linea dentata erwogen werden, gehört jedoch in die Hand von Kinder- und Jugendmedizinern wie auch alle weiterführenden sonstigen interventionellen Maßnahmen im Kleinkind- und Kindesalter.

16.8 Abszesse – Analfisteln – Steißbeinfisteln

Der perianale Abszess wird im Allgemeinen als Folge eines Fistelleidens angesehen. Im Gegensatz zu der abszedierenden Entzündung der kryptoglandulären Drüsen bei Erwachsenen, die auch für die Entstehung jenseits des dritten Lebensjahres verantwortlich sind, deuten verschiedene Publikationen darauf hin, dass im jüngeren Alter durch versprengtes Gewebe des Sinus urogenitalis kongenitale Fisteln bereits bestehen oder hormonell bedingte Veränderungen der zwischen den Analpapillen gelegenen Morgagni-Krypten Sekretgänge bilden, die sich jeweils sekundär infizieren. Für letztere These spricht die überproportionale Betroffenheit der Jungen mit über 90 % im ersten Lebensjahr. Ebenso sind der Fistelverlauf und die Fistellokalisation unterschiedlich. Die meisten Fisteln finden sich zwischen 1 und 3 sowie 8 und 10 Uhr SSL, sie verlaufen subanodermal, wenige distal intersphinktär. Die Wahrscheinlichkeit einer Fistelentwicklung nach vorausgegangenem Abszess wird in der Literatur sehr kontrovers diskutiert und reicht von 20–80 %.

16.8.1 Therapie

Abszesse müssen auch bei Kindern und Jugendlichen schnellstmöglich operiert werden. Ziel der Akuttherapie ist eine weitere Entzündungsvermehrung bis zur pelvinen Sepsis zu vermeiden. Punktionen in diesem Bereich sind schmerzhaft und auch bei wiederholter Durchführung nicht zielführend, weswegen Abszesse nicht nur inzidiert, sondern entdeckelt werden müssen, um eine adäquate Drainage zu gewährleisten.

Weiterhin gilt (äquivalent zur Behandlung von Erwachsenen): In der Akutphase ist eine Fistelsuche und Spaltung nicht zu erzwingen, um eine iatrogen verursachte Fistel zu vermeiden. Ab dem ersten postoperativen Tag sollten mehrfach täglich Ganzkörperbäder und anschließende Verbandsvorlage mit salbengetränkten Kompressen erfolgen. Lokale Spülungen oder Sitzbäder sind für Kinder oft eine Qual und werden daher auch nicht lange durchgeführt.

Das Auftreten von Steißbeinabszessen ist selten. Bei Kindern besteht in diesen Fällen immer ein angeborener Hautsinus, der bindegewebig am Steißbein fixiert und Ausgangspunkt für die Entzündung ist. Ohne Infektzeichen besteht keine Indikation zur Intervention. Ansonsten sollte ein akuter Abszess sparsam eröffnet und im Intervall ein chronischer Sinus vollständig exzidiert und ggf. plastisch verschlossen werden.

16.9 Condylomata acuminata

Condylomata acuminata entstehen nach Infektion mit den Serotypen 6 und 11 des humanen Papillomavirus (HPV). Seltener sind HPV 40, 42, 44, 54 oder 61 für sichtbare Genitalwarzen verantwortlich. In den Effloreszenzen können gleichzeitig mehrere HPV-Typen vorliegen. Der vorliegende Übertragungsweg ist ein enger Haut-zu-Haut-Kontakt. Neben der sexuellen Transmission, kommt auch ein pränataler, perinataler oder postnataler Infektionsweg bei Kindern infrage. Die HPV-Infektion kann während der Geburt von der Mutter auf das Neugeborene erfolgen und sowohl zu anogenitalen Kondylomen zu als auch zu Larynxpapillomen führen. Die Inkubationszeit reicht von mindestens 3 Wochen bis zu mehreren Monaten und ist damit sehr variabel. Angesichts der hohen Durchseuchungsrate der Bevölkerung kommt auch ein Übertragungsweg im Rahmen von Wickeln und Pflegen des Kindes in Frage.

16.9.1 Therapie

30 % der Kondylome heilen in den ersten Monaten spontan ab. Bis zu 70 % Rezidive treten auch nach Therapie erneut auf. Indikationen zur operativen Therapie richten sich nach dem Beschwerdebild, das bei Kindern überwiegend sehr gering, bei den Eltern oft umso größer ist. Die derzeit zur Verfügung stehenden topischen Behandlungsoptionen, wie Podophyllotoxin-Creme, Imiquimod und Polyphenon E, sind sämtlich für die Anwendung bei Kindern oder Jugendlichen nicht zugelassen, wenngleich zahlreiche Kasuistiken zur Anwendung von Imiquimod existieren. Als chirurgische Maßnahmen kommen je nach Ausdehnung bei Kindern wie auch bei Erwachsenen lokale Abtragungen mittels Schere oder durch eine Nassfeldexzision bis hin zur Lasertherapie in Betracht.

16.10 Sexueller Missbrauch

Bei weniger als 10 % der Kinder kann durch die körperliche Untersuchung der sexuelle Missbrauch nachgewiesen werden. Als eindeutiger Beweis eines sexuellen Übergriffs auch ohne Aussage des Kindes gelten das akute Trauma des Anogenitaltrakts (Lazerationen, Hämatome, tiefe perineale Einrisse) ohne klaren Nachweis einer akzidentiellen Ätiologie. Infektionen mit Gonokokken, Syphilis und HIV nach Ausschluss einer perinatalen Transmission, Trichomoniasis jenseits des 1. Lebensjahrs, sowie der Nachweis von Spermien am Körper des Kindes und eine eingetretene Schwangerschaft. Somit basiert der Verdacht zumeist auf einer Kombination von nicht spezifischen Einzelsymptomen. Bei der Abklärung sexueller Gewalt steht die Sorge um das betroffene Kind im Mittelpunkt und hat Vorrang vor Interessen der Eltern, anderer Bezugspersonen oder Institutionen. Neben der fachlichen Unsicherheit derer, die nur selten mit dieser Thematik konfrontiert sind, wird auch immer eine persönliche Betroffenheit ausgelöst. Dennoch sollte sich jeder, der in professionellem Kontakt zu Opfern sexueller Gewalt steht, bewusst sein, dass überstürzte und voreilige Hilfsmaßnahmen, Vorverurteilungen oder Spekulationen mehr schaden können als nützen. Ein empathischer und besonnener Umgang mit dem betroffenen Kind und eine sorgfältige Untersuchung mit umfassender Dokumentation der erhobenen Befunde sind dagegen von großem Nutzen.

Anogenitale Condylomata acuminata bei Kindern können, müssen aber nicht hinweisend für sexuellen Missbrauch sein. Daher bedarf es unter Berücksichtigung anderer Übertragungsmöglichkeiten einer sehr sorgfältigen Überprüfung des Einzelfalls. Ohne eine klare Aussage des Kindes und weiterer Hinweise ist das alleinige Vorliegen anogenitaler Condylomata nicht als beweisend für einen stattgefunden sexuellen Übergriff zu werten. Als Risikokollektiv hinsichtlich einer durch sexuelle Transmission erfolgten HPV-Infektion zählen Kinder mit einem Ersterkrankungsalter > 4, insbesondere > 8 Jahre, ohne eine bekannte mütterliche HPV-Infektion und ohne bekannte Umgebungserkrankungen mit Hautwarzen. Die Diagnose erfolgt durch klinische Untersuchung. Eine HPV-Typisierung oder serologische Untersuchung wird nicht empfohlen. Beim Vorliegen von Kondylomen bei Mädchen im Kindesalter sollten zusätzlich eine kindergynäkologische Untersuchung hinsichtlich missbrauchsassoziierter Befunde, ein Screening auf koexistente Geschlechtskrankheiten, eine Anamnese hinsichtlich mütterlicher bzw. familiärer Kondylome und eine Befragung bzw. eine Evaluation mittels eines Fragebogens bezüglich Auffälligkeiten des Kindes erfolgen.

Weiterführende Literatur

Afsarlar C, Karaman A, Tanir G, et al. Perianal abscess and fistula-in-ano in children: clinical characteristic, management and outcome. Pediatr Surg Int. 2011;27(10):1063–8.

Bussen D. Diagnostik bei chronischer Obstipation. In: Krammer H, Herold A: Chronische Obstipation in Praxis und Klinik. Bremen: UNI-MED; 2008. S. 22–9.

Bussen D. Proktologie im Kindesalter. In: Sailer M, Aigner F, Hetzer F. Koloproktologie. Stuttgart: Thieme; 2016. S. 334–46.

Bussen S, Sütterlin M, Schmidt U, Bussen D. Anogenitale Kondylome im Kindesalter – immer ein Hinweis auf sexuellen Übergriff? Geburtsh Frauenheilk. 2012;72:1–7.

Keller KM. Chronische Obstipation in der Kinder- und Jugendmedizin. In: Krammer H, Herold A. Chronische Obstipation in Praxis und Klinik. Bremen: UNI-MED; 2008. S. 44–58.

King S. Should we seek a fistula-in-ano when draining a perianal abscess? J Paediatr Child Health. 2010;46 (5):273–4.

Gross GE, Werner RN, Becker JC, et al. S2k-Leitlinie: HPV-assoziierte Läsionen der äußeren Genitalregion und des Anus – Genitalwarzen und Krebsvorstufen der Vulva, des Penis und der peri- und intraanalen Haut.

Thyen U, Herrmann B, Frank R, von Bismarck S. Leitlinie Kindesmisshandlung und Vernachlässigung der Deutschen Gesellschaft für Sozialpädiatrie und Jugendmedizin, der Deutschen Gesellschaft für Kinderheilkunde und Jugendmedizin und der Deutschen Gesellschaft für Kinderchirurgie. 9/2008. http://www.awmf.org/leitlinien/detail/ll/071-003.html. Stand: 01.08.2011

Wienert V, Breitkopf C, Furtwängler A, et al. AWMF-Leitlinie Nr. 081/008. Leitlinie der Deutschen Gesellschaft für Koloproktologie (2008). Anale Feigwarzen. http://www.awmf.org/leitlinien/detail/ll/081-008.html. Stand: 01.08.2011

17 Urologie in der Koloproktologie

Sandra Schönburg, Jennifer Kranz, Paolo Fornara

17.1 Kurzzusammenfassung des Buchkapitels:

Das nachfolgende Kapitel gibt einen Einblick über Erkrankungen des Urogenitaltraktes, welche simultan mit Erkrankungen des (End)Darmes auftreten, diese Erkrankungen aggravieren oder auch maskieren können. Insbesondere die Entität des chronischen Beckenschmerzsyndroms ist in beiden Fachdisziplinen vertreten und sollte ganzheitlich betrachtet und behandelt werden. Aber auch die Volkskrankheit des benignen Prostatasyndroms oder seltenere Erkrankungen wie die neurogene Blasen- und Darmfunktionsstörung, rektovesikale Fistelbildungen sowie lokal fortgeschrittene uroonkologische Erkrankungen gehören in den Bereich der „urologischen" Koloproktologie. Dieses Buchkapitel kann letztlich jedoch nur einen Einblick in die einzelnen urologischen Krankheitsbilder vermitteln. Als weiterführende Literatur werden insbesondere die Leitlinien der Arbeitsgemeinschaft der Wissenschaftlichen Medizinischen Fachgesellschaften (AWMF) empfohlen.

17.2 Urologische Diagnostik

Die urologische Diagnostik wird in eine Basis- sowie eine weiterführende Diagnostik unterteilt. Die Basisdiagnostik umfasst die Anamnese inkl. validierter Fragebögen, eine körperliche Untersuchung inkl. des äußeren Genitales sowie der digital rektalen Untersuchung sowie eine Urinanalyse und Sonographie. Die weiterführende Diagnostik umfasst die urologische Funktionsdiagnostik sowie Röntgendarstellungen des Urogenitaltraktes. Nachfolgend werden einige ausgesuchte Untersuchungstechniken dargestellt.

17.2.1 Urinanalyse

Im Rahmen der Urinanalyse ist die Abgrenzung einer Kontamination von einer tatsächlichen Harnwegsinfektion (HWI) klinisch bedeutsam. Der Goldstandard zur Diagnose einer HWI ist bei entsprechender Anamnese und typischen Beschwerden die Urinuntersuchung einschließlich quantitativer Urinkultur und deren Beurteilung. Erregerzahlen von 10^3–10^4 KBE/ml können bei entsprechenden klinischen Symptomen bereits klinisch relevant sein, vorausgesetzt, es handelt sich um Reinkulturen typischer Uropathogene. Daraus folgt, dass in medizinischen Laboren ab einer Erregerzahl von 10^3 KBE/ml eine Bestimmung der Erreger und ggf. eine Resistenztestung vorgenommen werden sollte. Dies ist jedoch in vielen Laboren in Deutschland noch nicht üblich.

17.2.2 Sonographie in der Urologie

Die Sonographie des Urogenitaltraktes einschließlich des Beckenbodens ermöglicht es zeitnah, kostenneutral und strahlenfrei wegweisende Befunde darzustellen. Insbesondere die Restharnbestimmung (z. B. bei Vorliegen eines benignen Prostatasyndroms) sowie der transrektale Ultraschall (zur Volumetrie der Prostata oder Darstellung von Prostata-Pathologien) sind alltäglich vom Urologen genutzte diagnostische Verfahren, die u. a. einen festen Stellenwert in der Diagnostik des chronischen Beckenschmerzsyndroms haben.

17.2.3 Urologische Funktionsdiagnostik – Urodynamik

Unter urologischer Funktionsdiagnostik wird die Erfassung, Dokumentation und die Interpretation von Parametern der Urodynamik während der Füllungs- und Entleerungsphase der Harnblase verstanden. Eine Urodynamik wird erst dann durchgeführt, wenn andere, nicht-invasive Untersuchungen die Genese der Blasenfunktionsstörung nicht eindeutig klären konnten. Die Untersuchung erfolgt mittels urodynamischer Messplätze, welche den Blasen-, Abdominal- und ggfs. Urethraldruck sowie eine Elektromyographie des Beckenbodens registrieren. Bei der sog. Video-Urodynamik wird die Untersuchung unter simultanem Röntgen des unteren Harntraktes durchgeführt, was insbesondere bei Patienten mit neurogenen Blasenfunktionsstörungen regelhaft Anwendung findet.

17.3 Benignes Prostatasyndrom, Prostatitis-Syndrom

Das benigne Prostatasyndrom (BPS) ist eine häufige Erkrankung des Mannes, welche alterskorreliert zunimmt. Betroffene beklagen bei Vorliegen eines BPS, Symptome des unteren Harntraktes, sog. „lower urinary tract symptoms" (LUTS), welche irritativ und/oder obstruktiv sein können und je nach Ausprägung und Empfindsamkeit des Patienten zu einer Beeinträchtigung der Lebensqualität führen. Da die LUTS im Umkehrschluss wiederum mannigfaltige Ursachen haben können, wird für das BPS entsprechend der International Statistical Classification of Diseases and Related Health Problems (ICD)-10 von „LUTS suggestive of BPH" gesprochen. Die Relation zwischen Prostatavolumen, Grad der Obstruktion und dem Ausmaß der Beschwerden ist relativ gering, so dass auch Männer mit kleinem Prostatavolumen prinzipiell LUTS unterschiedlichen Schweregrades aufweisen können und Männer mit großem Prostatavolumen hingegen nicht zwangsläufig unter LUTS leiden müssen. Epidemiologisch gesehen ist das BPS eine Volkskrankheit. Eine repräsentative Untersuchung für Deutschland hat gezeigt, dass 29,3 % aller Männer an behandlungsbedürftigen LUTS leiden und das durchschnittliche Prostatavolumen von 24 cm^3 im Alter 50 bis 54 Jahre auf 38 cm^3 bei Männern über 75 Jahren ansteigt. Der maximale Harnstrahl nimmt parallel hierzu ab. Das BPS verläuft chronisch progredient, wobei detaillierte Vorhersagen im Einzelfall nur schwer zu treffen sind. Als mögliche Komplikationen einer Progression des BPS sind die Zunahme der Symptomatik und des Leidensdruckes, die Ausbildung einer Harnverhaltung oder einer Überlaufharninkontinenz sowie die Entstehung von Harnwegsinfektionen zu nennen. Das therapeutische Ziel besteht in einer Symptomlinderung und Progressionshemmung. Die therapeutischen Maßnahmen ergeben sich dabei aus den Symptomen des Patienten und reichen von einem kontrollierten Zuwarten und Verhaltensmaßnahmen bis hin zu einer medikamentösen Therapie (Phytotherapie, α1-Blocker, 5α-Reduktasehemmer, PDE-5-Inhibitoren, Anticholinergika, β3-Agonisten als Mono- oder Kombinationstherapie) oder bei weiterhin bestehenden Symptomen und Leidensdruck auch instrumentellen/operativen Therapie, wobei hier eine Verkleinerung des Prostatavolumens angestrebt wird. Es seien an dieser Stelle beispielhaft die transurethrale Resektion der Prostata sowie neuere minimalinvasive Verfahren wie die konvektive Wasserdampfablation oder temporär implantierbare Körbchen aus Nitinol genannt, wobei die transurethrale Resektion der Prostata nach wie vor den Goldstandart der operativen Therapie des BPS darstellt.

Das Prostatitis-Syndrom umschreibt die entzündliche Veränderung der Prostata, einhergehend mit urogenitalen, perinealen und -analen Beschwerden und ist häufig mit Beckenschmerzen assoziiert. Entsprechend dem National Institute of Health können verschiedene Formen voneinander differenziert werden:

I) Akute bakterielle Prostatitis
II) Chronische bakterielle Prostatitis
III) Chronische abakterielle Prostatitis/„chronisches Schmerzsyndrom des Beckens"
   – IIIA: Entzündliches chronisches Schmerzsyndrom des Beckens
   – IIIB: Nichtentzündliches chronisches Schmerzsyndrom des Beckens
IV) Asymptomatische entzündliche Prostatitis

Wiederkehrende Schmerzen im Bereich der Prostata sind epidemiologisch häufig und betreffen, zusammen mit Schmerzen im Bereich des Hoden und des Penis, etwa 5 % der Männer im Alter von 20 bis 50 Jahren. Die Ätiologie des Prostatitis-Syndroms ist multifaktoriell und umfasst neben infektiösen Ursachen sowie der Theorie des intraprostatischen Refluxes von Urin auch neuromodulatorische Erklärungsansätze, welche versuchen die Chronifizierung des (Becken)Schmerzes zu erfassen. Stellt sich die Therapie für die akut bakterielle Prostatitis, nach Ausschluss eines Prostataabszesses mittels transrektalem Ultraschall, im Sinne einer antimikrobiellen Therapie noch recht einfach dar, reicht das therapeutische Spektrum bei einer chronischen bakteriellen/abakteriellen Prostatitis, je nach mikrobiologischem Keimnachweis und Symptomatik, von einer antimikrobiellen (Langzeit)Therapie, über Phytotherapie, Pentosanpolysulfat, α1-Blocker, 5α-Reduktasehemmer, Anticholinergika, β3-Agonisten und einer adäquaten Analgesie, bis hin zur operativen Therapie. Trotz der zum Teil langwierigen, komplexen Behandlung ist die Prognose dabei ungünstig. So erleiden etwa 20 % der betroffenen Männer eine Chronifizierung.

17.4 Interstitielle Zystitis, chronisches Beckenschmerzsyndrom

Die interstitielle Zystitis (IC) ist eine nicht-infektiöse chronische Harnblasenerkrankung, welche von Pollakisurie, Nykturie und imperativem Harndrang sowie Schmerzen geprägt ist. Die Ausprägung und Kombination der Symptome sind unterschiedlich. Essenziell für die Diagnose ist ein Ausschluss anderer differenzialdiagnostischer Organpathologien. Epidemiologisch ist die IC eine Erkrankung, die in allen Altersklassen auftreten kann. Die höchste Prävalenz ist bei Personen mittleren Alters vorzufinden, wobei Frauen neun Mal häufiger betroffen sind als Männer. Einschränkend muss jedoch beim männlichen Geschlecht eine Fehlinterpretation als chronische Prostatitis bedacht werden (siehe hierzu Kap. 17.3). Die Prävalenz der IC für Frauen liegt zwischen 52 bis 500/100.000 und für Männer zwischen 8 bis 41/100.000. Die Pathogenese ist ebenfalls multifaktoriell und umfasst unter anderem eine Dysfunktion des Urothels und/oder des Beckenbodens, eine neuronale Überaktivität, eine beeinträchtigte Mikrozirkulation bzw. ein beeinträchtigtes Mikrobiom, die Einwirkung exogener Substanzen, eine Histamin-Intoleranz, eine Co-Inzidenz mit einer Endometriose oder einem Reizdarm, ebenso wie psychosomatische Belastungsstörungen. Die Behandlung sollte eine multimodale Therapie im Sinne eines biopsychosozialen Modells umfassen. Nichtsdestotrotz ist die Behandlung der IC für den Patienten und den Arzt oft sehr schwierig und zuweilen eher unbefriedigend. Das therapeutische Spektrum reicht von konservativer Therapie mit Lebensstilveränderung, Ernährungsberatung, Physiotherapie, psychologischer/psychiatrischer Mitbetreuung, einer oralen medikamentösen Therapie (hier bespielhaft Pentosanpolysulfat, Analgetika, Antidepressiva, Antihistaminika, Leukotrienrezeptor-Antagonisten, PDE-5-Inhibitoren, Nifedipin, Immunsuppressiva, Muskelrelaxanzien, α1-Blocker) und komplementärmedizinischen Maßnahmen (wie Akkupunktur und Osteopathie), über Harnblaseninstillationen (hier beispielsweise Heparin, Hyaluronsäure, Chondroitin-Sulfat etc.), bis hin zur elektromotiven Medikamenten-Applikation (E. M. D. A.), Neuromodulation oder operativ gar einer Blasenaugmentation oder Zystektomie mit Harnableitung als Ultima Ratio.

Das chronische Beckenschmerzsyndrom wiederum ist definiert als Schmerz über mindestens sechs Monate in den Organen und Strukturen des kleinen Beckens. Das Erkrankungsbild stellt dabei eine eigene, ebenso multifaktoriell bedingte und äußerst komplexe Entität mit ausgeprägter Neigung zur Chronifizierung dar. Es kann einerseits Folge einer chronischen Prostatitis oder interstitiellen Zystitis sein, aber auch ein eigenes Krankheitsbild darstellen. Grundvoraussetzung für die Diagnose ist der Ausschluss offensichtlicher Pathologien im Bereich des kleinen Beckens, welche ebenso Ursache des chronischen Beckenschmerzes sein können, wie beispielsweise Entzündungen und Tumoren im Bereich des Harntraktes und Enddarmes oder auch eine Endometriose.

Die Evidenz zum chronischen Beckenschmerzsyndrom ist bis dato leider relativ gering. So gibt es zur Prävalenz nur wenige bis gar keine Daten. Erschwerend kommt hinzu, dass das Krankheitsbild des chronischen Beckenschmerzes in den einzelnen Fachdisziplinen noch relativ unbekannt ist und die Patienten oft über Jahre hinweg zunächst eine „Drehtüren"-Medizin betreiben. In der Diagnostik des chronischen Beckenschmerzsyndroms hilft die Einteilung nach dem Phänotyp, wobei hier entsprechend den einzelnen Fachdisziplinen zwischen urologischen, gynäkologischen, proktologischen, neurologischen und isoliert neuromuskulären Schmerzsyndromen oder entsprechend der UPOINT-Klassifikation (Urology, Psychology, Organ specific, Infection, Neurological, Tender muscle, Sexological) unterschieden werden kann. Die sexuellen Aspekte wurden der UPOINT-Klassifikation dabei nachträglich hinzugefügt. Im Rahmen der Diagnostik und Behandlung sollte der Patient jedoch frühzeitig darauf sensibilisiert werden, dass sehr oft keine Aussicht auf Heilung des chronischen Beckenschmerzes besteht, sondern nur ein Fortschreiten der Erkrankung verhindert bzw. eine Symptomlinderung erzielt werden kann. Nach Ausschluss anderer Organpathologien und Differentialdiagnosen richtet sich die Behandlung des chronischen Beckenschmerzes ebenso wie die Therapie der IC nach einem biopsychosozialen Modell. Empfohlen ist folglich eine multimodale Therapie, wobei das therapeutische Spektrum bis auf wenige Details der IC ähnelt. Die nicht-pharmakologischen Interventionen sollten dabei nicht unterschätzt, sondern im Gegenteil genutzt werden, wobei hier ein Cochrane Review zur chronischen Prostatitis und nachfolgendem Beckenschmerzsyndrom zeigen konnte, dass sich durch diese nicht-pharmakologischen Interventionen, wie Akupunktur und Lebensstiländerung, sehr wohl eine signifikante Verbesserung der Schmerzbeschwerden erzielen lassen. Nicht zuletzt ist auch eine psychologische oder psychosomatische Mitbetreuung des Patienten essenziell, denn ungeachtet der berühmten Frage, ob zuerst „Henne oder Ei", berichten viele der Patienten bereits bei Erstkonsultation von psychischen Belastungen. Psychosoziale Risikofaktoren sind dabei Depressionen, ein mangelnder sozialer Support, ein mangelndes „Coping" des Schmerzes sowie ein sog. „Pain catastrophizing". Indem wir diese Risikofaktoren erkennen, können wir die Dynamik der Reaktionen unserer Patienten klarer verstehen und in der Behandlung darauf eingehen. Das chronische Beckenschmerzsyndrom ist dabei jedoch kein alleinig physisches Phänomen, sondern muss vielmehr als komplexer organo-psychischer, emotionaler als auch zwischenmenschlicher Krankheitszustand begriffen werden, der äußerst negative psychosoziale Folgen mit sich bringt.

17.5 Neurogene Blasen- und Darmfunktionsstörung

Der untere Harntrakt erfüllt die Funktion der Harnspeicherung und -entleerung. In seiner Funktionsweise ist er dabei auf zentrale neuronale Informationen, vermittelt durch das vegetative Nervensystem, angewiesen. Bei Störungen der vorgeschalteten neuronalen Verarbeitung resultieren Störungen der Harnspeicherung und/oder -ent-

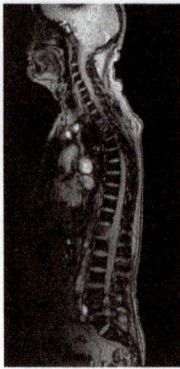

Läsion im Zerebrum (suprapontin)
→ Zentral enthemmte Blase =
Hyperreflexiver Detrusor **ohne** DSD

Läsion im Spinalmark „supra"sakral
→ Spinale Reflexblase =
Hyperreflexiver Detrusor **mit** DSD

Läsion im Spinalmark „sub"sakral
→ Atone (schlaffe) Blase

Abb. 17.1: Mögliche Störungen des unteren Harntraktes in Abhängigkeit der Lokalisation der neurologischen Erkrankungen/Schädigung.

leerung (siehe Abb. 17.1), wobei diese je nach Art und Ausprägung unterschiedliche Folgen oder auch Komplikationen am oberen und/oder unteren Harntrakt nach sich ziehen können. Zu beachten ist, dass das vegetative Nervensystem die Organe und Strukturen des gesamten kleinen Beckens innerviert, so dass neurologische Erkrankungen in der Regel nicht nur eine alleinige Blasenfunktionsstörung, sondern sehr häufig auch gleichzeitig eine Darm- und Sexualfunktionsstörung bedingen. Mittels urodynamischer Messung kann speziell für die Harnblase zwischen einer Detrusorhyperaktivität (phasische oder terminale Überaktivität des M. detrusor vesicae im Rahmen der Füllzystomanometrie), einer Detrusor-Sphinkter-Dyssynergie (Dyskoordination von M. detrusor vesicae und externem Sphinkter im Rahmen der Harnblasenentleerung) sowie einer Detrusorhypotonie (verminderte Aktivität des M. detrusor vesicae im Rahmen der Miktion) oder auch atonen (schlaffen) Harnblase unterschieden werden (Bsp. Urodynamik-Befund, siehe Abb. 17.2). Die klassische Detrusor-Sphinkter-Dyssynergie entsteht bei Läsionen zwischen dem pontinen und sakralen Miktionszentrum und führt zu hohen Detrusordrücken bereits in der Füllungsphase der Harnblase sowie auch im Rahmen der Miktion, was ohne konsequente Therapie bei etwa 50 % der Patienten zu Komplikationen am oberen Harntrakt bis hin zum postrenalen Nierenversagen führen kann. Epidemiologisch gibt es keine genauen Zahlen zur Prävalenz von neurogenen Blasen- und Darmfunktionsstörungen. Lediglich über die zugrundeliegenden neurologischen Erkrankungen und deren Risiko eine Blasen- und Darmfunktionsstörung zu entwickeln, gibt es Angaben zur Prävalenz, wobei jedoch die Mehrheit dieser Daten infolge der unterschiedlichen neurologischen Störungen und Schäden eine breite Varianz aufzeigt. Neurologische Ursachen für eine Blasen- und Darmfunktionsstörung sind beispielhaft Apoplex, Demenz, Morbus Parkinson, traumatische Hirn- und Rückenmarksverletzungen, zentrale Systematrophien wie Shy-Drager-Syndrom und Multiple Sklerose, autonome Dysreflexie, Tethered Cord- und Cauda equina-Syndrom sowie Läsionen der effe-

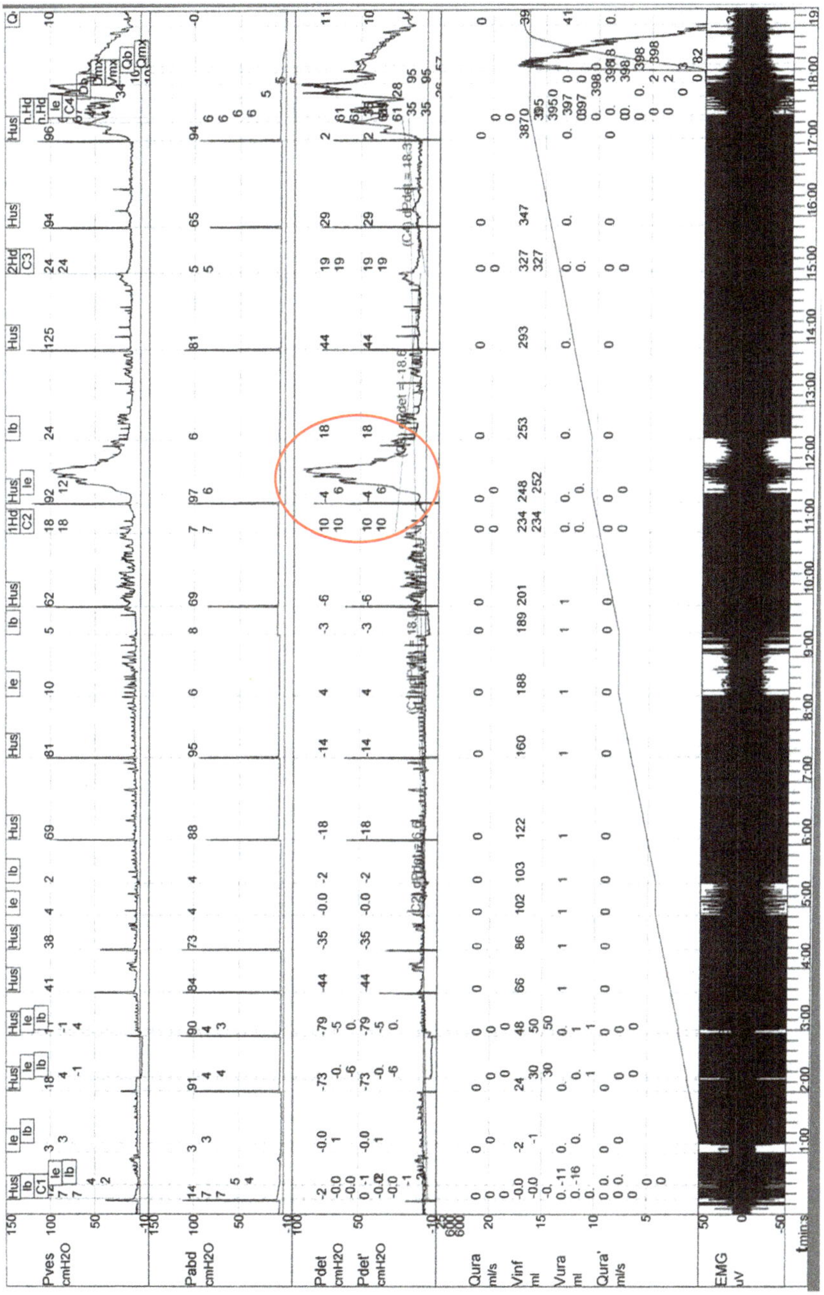

Abb. 17.2: Druckflussstudie mit Darstellung einer phasischen Detrusorhyperaktivität (rot markiert, Fallbeispiel UKH).

renten und afferenten Innervation wie bei Diabetes mellitus und größeren onkologischen Operationen und/oder Strahlentherapien im Bereich des kleinen Beckens.

Das therapeutische Spektrum der neurogenen Blasen- und Darmfunktionsstörung reicht über eine adäquate Versorgung mit unterschiedlichen Hilfsmitteln (für die Harnblase: Vorlagenversorgung, intermittierender Selbst- oder Fremdkatheterismus, ggf. Dauerableitung mittels suprapubischem Harnblasenkatheter sowie für den Darm: abführende Maßnahmen oder eine regelmäßige Darmirrigation), über interventionelle (beispielhaft transurethrale Botulinumtoxin-Injektion, sakrale Neuromodulation, Brindley-Vorderwurzelstimulator etc.) bis hin zu operativen Therapien (unter anderem Blasenaugmentation oder Zystektomie mit Harnableitung). Die Prognose der neurogenen Blasen- und Darmfunktionsstörungen ist dabei abhängig von der jeweils bestehenden neurologischen Grunderkrankung und deren individuellen Prognose. Eine allgemeingültige Prognose kann hierbei nicht gegeben werden.

17.6 Rektovesikale Fistelbildung

Nicht zuletzt tritt der Harntrakt mit dem Anorektum auch bei Fisteln und lokal fortgeschrittenen uro-onkologischen Erkrankungen in Verbindung (siehe Abb. 17.3). Die klinischen Folgen und konsekutiv Beschwerden des Patienten sind dabei abhängig von der jeweiligen Grunderkrankung sowie der bisherig erfolgten Therapie (Operation, Strahlentherapie, Chemotherapie). Neben einer Fistel-bedingten Extra- oder Paravasation von Urin, können auch tumor-bedingte Einengungen der natürlichen exkretorischen Körperöffnungen von Urethra und Anus schwere Entleerungsstörungen beider Organsysteme nach sich ziehen. Ursächlich können Fisteln auch angeboren sein, sind jedoch häufiger erworben. Im Fokus stehen hier Tumorerkrankungen, Operationen und Strahlentherapien im Bereich des kleinen Beckens, aber auch chronisch-entzündliche Erkrankungen des Darmtrakts. Wesentlich seltener, aber möglich, können auch Geburtstraumata zu pathologischen Verbindungen zwischen Harn- und Darmtrakt führen. Epidemiologisch liegen infolge der Unterschiedlichkeit der Fisteln in der Literatur keine validen Zahlen über Vorkommen und Verteilung vor. Die klinische Symptomatik wird durch die Lokalisation der Fistel bestimmt. Neben unspezifischen abdominellen und urogenitalen Beschwerden können auch eine Harn- und Stuhlinkontinenz, eine Pneumaturie oder Fäkalurie, rezidivierende Harnwegsinfektionen, ebenso wie eine Koprourie und Diarrhöen resultieren. Die Diagnostik erfolgt gezielt mit Blick auf die Lokalisation und der anatomischen Beziehungen sowie der Dignität und entzündlichen Aktivität der Fistel (siehe Abb. 17.4). Bei onkologischen Grunderkrankungen ist dabei von entscheidender Bedeutung, ob die Fistel unmittelbar tumorassoziiert ist. Gegebenenfalls muss hier vor definitiver Fistelversorgung eine histologische Sicherung mittels Probenentnahme erfolgen. Oberstes Ziel der Therapie ist die Rekonstruktion der normalen Anatomie. Kann dies jedoch nicht ermöglicht werden, steht eine Harnableitung, ggf. inklusive einer Ableitung mittels Anus praeter, zur Wiedergewinnung bzw. zum

Erhalt einer höchstmöglichen Lebensqualität im Vordergrund. Bei malignen Grunderkrankungen kann dies auch im Sinne einer palliativen Ableitung angezeigt sein. Die Nachsorge bzw. weitere Behandlung richtet sich nach der Grunderkrankung.

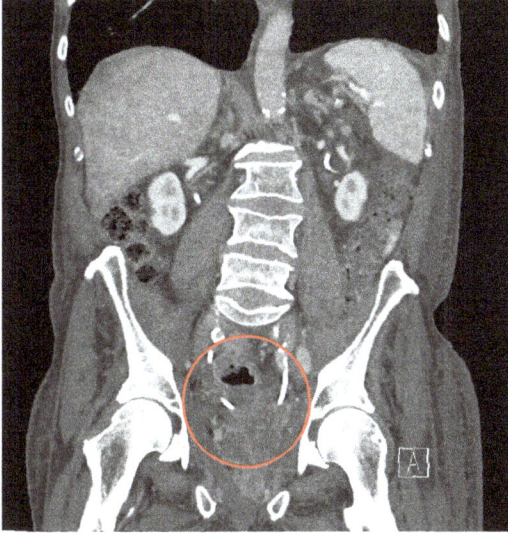

Abb. 17.3: CT-morphologisches Bild eines lokal fortgeschrittenen Urothelkarzinoms der Harnblase, cT4, mit Infiltration der Iliakalgefäße links und des Rektums (rot markiert; Fallbeispiel UKH).

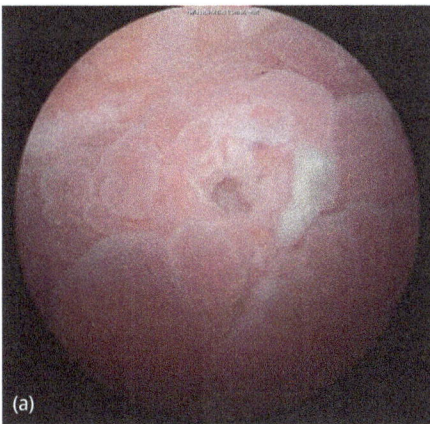

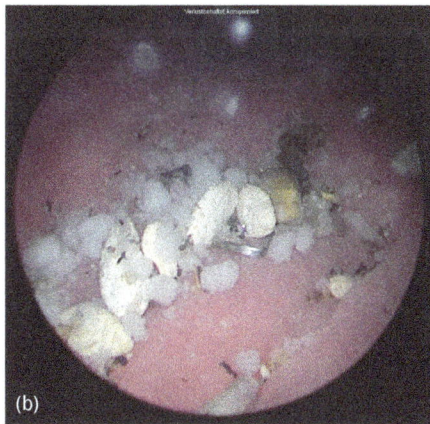

(a)

(b)

Abb. 17.4: Urethrozystoskopisches Bild einer enterovesikalen Fistel infolge einer Rezidiv-Sigma-Divertikulitis, bereits im Zustand nach Sigmaresektion und End-zu-End-Anastomose entsprechend der endovesikal darstellbaren Klammernahtmaterialanteilen (Fallbeispiel UKH).

Weiterführende Literatur

Kouri T, Fogazzi G, Gant V, et al. European urine analysis guidelines. Scand J Clin Lab Invest. 2000;60(231):1–96.

S3 Leitlinie Epidemiologie, Diagnostik, Therapie, Prävention und Management unkomplizierter Harnwegsinfektionen bei erwachsenen Patienten. AWMF-Register-Nr. 043/0444. Gültigkeit abgelaufen, Leitlinie wird zurzeit überprüft.

S2e Leitlinie Diagnostik und Therapie des benignen Prostatasyndroms (BPS). AWMF-Leitlinien-Register Nr. 043/034. Aktualisierung 02/2023, nächste geplante Überprüfung 2028.

Abrams P, Cardozo L, Fall M, et al. The standardisation of terminology of lower urinary tract function: Report from the standardisation subcommittee of the International Continence Society. Neurourol Urodyn. 2002;21:167–178.

Berges R, Oelke M. Age-stratified normal values for prostate volume, PSA, maximum urinary flow rate, IPSS, and other LUTS/BPH indicators in the German male community-dwelling population aged 50 years or older. World J Urol. 2011;29(2):171–178.

Engeler D, Baranowski AP, Borovicka, et al. EAU-Guidelines on chronic pelvic pain. EAU Guidelines. Edn. presented at the EAU Annual Congress Copenhagen 2018. ISBN 978–94–92671–0.

Franco JVA, Turk T, Jung JH, et al. Non-pharmacological interventions for treating chronic prostatitis/chronic pelvic pain syndrome: A Cochrane systematic review. BJU Int. 2019;124(2):197–208.

S2K-Leitlinie Diagnostik und Therapie der Interstitiellen Cystitis (IC/BPS). AWMF-Register-Nr.: 043/050. Gültigkeit abgelaufen, Leitlinie wird zur Zeit überprüft.

Homma Y, Ueda T, Tomoe H, et al. Clinical guidelines for interstitial cystitis and hypersensitive bladder syndrome. Int J Urol. 2009;16(7):597–615.

Davis N, Brady C, Creagh T. Interstitial cystitis/painful bladder syndrome: Epidemiology, pathophysiology and evidence-based treatment options. European Journal of Obstetrics & Gynecology and Reproductive Biology. 2014;175:30–37.

Petrovic Z. Leitlinie Beckenschmerzsyndrom. J Urol Urogynäkol. 2012;19(4):15–21.

Davis SN, Binik YM, Amsel R, Carrier S. Is a sexual dysfunction domain important for quality of life in men with urological chronic pelvic pain syndrome? Signs "UPOINT" to yes. J Urol. 2013;189:146–151.

Tripp DA. Managing psychosocial correlates of urologic chronic pelvic pain syndromes: Advice from a urology pain psychologist. Can Urol Assoc J. 2018;12(3):175–177.

Blok B, Pannek J, Castro-Diaz D, et al. EAU-Guidelines on Neuro-Urology. EAU Guidelines. Edn. presented at the EAU Annual Congress Copenhagen 2018. ISBN 978-94-92671-01-1.

Vilanova-Sanchez A, McCracken K, Halleran DR, et al. Obstetrical outcomes in adult patients born with complex anorectal malformations and cloacal anomalies: a literature review. J Pediatr Adolesc Gynecol. 2019;32(1):7–14.

Mühlstädt S, Mohammed N, Weigand K, et al. Radiogen bedingte Zystitis. Urologe A. 2017;56(3):301–305.

Rosellen J, Kranz J, Reisch B, Steffens J. Rekonstruktion des Harntraktes nach intestinaler Fistel. Urologe A. 2019;58:155–158.

18 Gynäkologie in der Koloproktologie

Christian Fünfgeld

18.1 Kapitelzusammenfassung

Der Beckenboden hat bei der Frau eine wichtige Stütz- und Haltefunktion. Durch den aufrechten Gang ist die Belastung relativ hoch. Die häufigste Ursache von Funktionsstörungen ist eine Schädigung des muskulären Beckenbodens und/oder des Halteapparats, der aus Faszien (Fascia endopelvina, Septum rectovaginale und perirektale Faszie) und Bändern (Ligg. sacrouterina, Arcus tendineus etc.) besteht. Betroffen sind Frauen mit konstitutioneller Bindegewebsschwäche und langandauernder hoher körperlicher Belastung. Zusätzlich steigern Entbindungen mit Überdehnung und Zerreißung von Muskulatur und Bindegewebe das Risiko. Anfangs kann die Frau die Symptome durch das Training der Muskulatur noch kompensieren. Mit dem Nachlassen der Muskelkraft nehmen die Funktionsstörungen zu. Die Betroffenen melden sich meist wegen Prolapsbeschwerden oder Harninkontinenz bei ihrem Gynäkologen. Anorektale Funktionsstörungen sind stärker tabuisiert und werden erst bei hohem Leidensdruck beim Frauenarzt beklagt, zumal dieser oft für hierfür nicht zuständig erachtet wird. „Obstipation sei ja bei Frauen normal". So wird eine Defäkationsstörung meist mit Abführmaßnahmen selbst therapiert. Eine anale Inkontinenz ist zu peinlich. Es bedarf eines aktiven Nachfragens bei der Anamneseerhebung insbesondere seitens des Gynäkologen, der im Rahmen der Vorsorgeuntersuchung eigentlich optimalen Zugang auch zu tabuisierten Beschwerden der Frau hätte.

18.2 Definition

In der Gynäkologie unterscheidet man zwischen einem Deszensus des anterioren (Zystozele), zentralen bzw. apikalen (Uterusprolaps oder Scheidenstumpfdeszensus) und posterioren Kompartiments (Rektozele, Enterozele), wobei häufig eine Kombination aus allen Senkungsformen vorliegt.

18.2.1 Deszensus des anterioren Kompartiments

Die vordere Vaginalwand ist durch eine Bindegewebsschicht (Fascia endopelvina) mit der Blase verbunden. Durch zentrale Überdehnung derselben kommt es zu einer Pulsationszystozele mit Verstreichen der Rugae vaginalis und erhaltenen Längs-Sulci. Dies wird öfters bei älteren Patientinnen beobachtet. Bei lateralem Abriss der Scheide (einseitig oder beidseitig) vom Arcus tendineus fasciae pelvis bildet sich eine Traktionszystozele mit erhaltenen Rugae. Dieser Defekt ist häufig geburtshilflich bedingt und kommt auch bei jüngeren Frauen vor.

18.2.2 Deszensus des apikalen Kompartiments

Im apikalen Kompartiment (häufig als zentrales Kompartiment bezeichnet) kommt es zum Descensus uteri. Hierbei deszendiert der Uterus beim Pressen in die Scheide oder darüber hinaus bis zum Prolaps. Je nach Ausprägung spricht man von einem Partialprolaps (die Zervix tritt bis zum Introitus), Prolaps (die Zervix tritt vor den Introitus) oder von einem Totalprolaps mit einem kompletten Vorfall mit Umstülpen der Scheide. Nach Hysterektomie senkt sich das Scheidenende ab, was in ausgeprägten Fällen bis zum kompletten Scheidenstumpfprolaps führen kann.

18.2.3 Deszensus des posterioren Kompartiments

Durch einen Defekt des Septum rectovaginale (anatomisch eher ungenau als Fascia rectovaginalis bezeichnet) kommt es zu einer Ventralverlagerung des Rektums mit Protrusion der Scheidenhinterwand (Rektozele). Das Rektum fällt nach vorne und nimmt meist an Zirkumferenz deutlich zu (Abb. 18.1).

Die Enterozele (Abb. 18.2) oder Douglasozele ergibt sich aus Absenken des Peritonealsacks mit Dünndarm als Herniation in das Becken zwischen Vagina und Rektum. Dies tritt nach Hysterektomie häufiger auf. Vor allem nach Operationen, die die Vaginalachse nach ventral verlagern. Besonders die bis vor einigen Jahren häufig durchgeführte Kolposuspension nach Burch zur Behebung der Harninkontinenz erhöht das Risiko einer Enterozele.

Ein Rektumprolaps und eine Intussuszeption (Abb. 18.3) werden vom Gynäkologen oft übersehen, wenn diese Veränderungen nur beim Pressen in Erscheinung treten.

Rektozele
Asusstülpung des Rektums in die Vagina

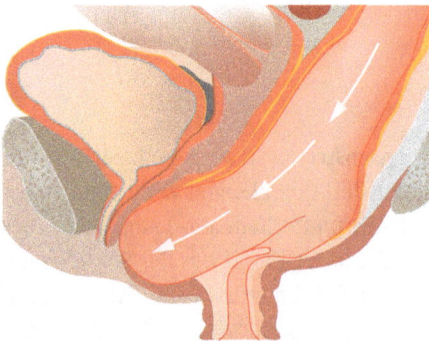

Abb. 18.1: Rektozele (das Rektum und die Vagina prolabieren nach ventral).

Enterozele
Senkung (Vorfall) oder Ausstülpung des
Darmes in die Vagina oder aus dem Anus

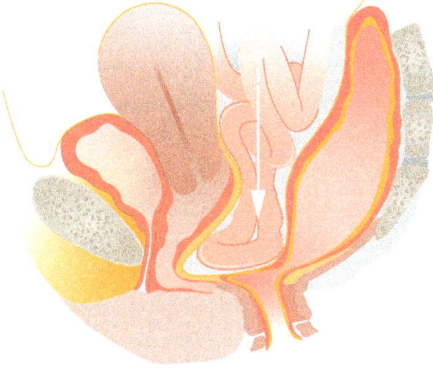

Abb. 18.2: Enterozele mit Prolaps der Vagina.

Rektale Intussuszeption
(rekto-rektale/rekto-anale Intussuszeption)
innerer Prolaps

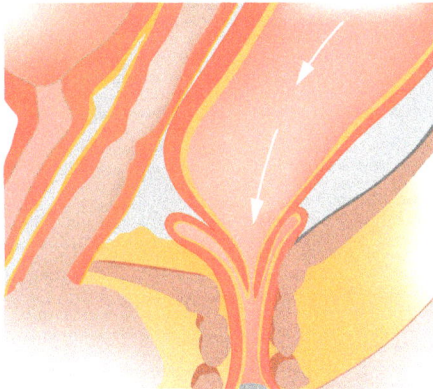

Abb. 18.3: Intussuszeption (die Vagina prolabiert nicht).

Beim Deszensus perinei senkt sich das Perineum unter die Sitzbeinhöcker, was radiologisch diagnostiziert wird, aber auch klinisch gesehen werden kann.

18.3 Ätiologie und Pathogenese

Beckenbodenfunktionsstörungen und anatomische Veränderungen sind multifaktoriell verursacht. Der aufrechte Gang führt zu einem hohen Druck auf den Beckenboden. Die knöcherne Öffnung des Beckens wird durch das Diaphragma pelvis und Diaphragma urogenitale, d. h. durch die Beckenbodenmuskulatur (hauptsächlich die Levatoranteile) und Faszien bzw. Septen verschlossen. Zusätzlich halten Ligamente die Organe in Position, was für die Funktion vor allem der Blase von wesentlicher Bedeutung ist.

Chronische Belastung, geburtshilfliche Traumen und angeborene Bindegewebsschwäche können zu Senkungszuständen führen. Bei chronischer Überlastung kommt es meist zur Überdehnung, bei Geburtstraumen oft zu Abrissen der Faszien oder Muskelanteilen (Levatoravulsion). Symptomatisch wird ein Deszensus erst bei größerem Prolaps (bis zum Introitus oder darunter) oder bei Blasen- und Darmfunktionsstörungen. Meist nimmt das Rektum bei einer Rektozele in seiner Zirkumferenz deutlich zu. Ursache einer Rektozele ist ein Defekt des Septum rectovaginale, einer dünnen Bindegewebsschicht zwischen Rektum und Hinterwand der Vagina, die auch als hintere endopelvine Faszie, Rektumfaszie oder Scheidenmuskularis bezeichnet wird. Distal geht diese Struktur in den Perinealkörper über. Lateral reicht sie bis zu den Sakrouterinligamenten.

18.4 Inzidenz und Epidemiologie

Die Inzidenz asymptomatischer Senkungszustände ist hoch. Etwa 50 % der Frauen, die geboren haben, haben ein Zeichen eines Deszensus, der oft wenig Symptome verursacht. 8–30,8 % der Frauen leiden jedoch unter Senkungsbeschwerden. Bis zu 40 % der Frauen geben dabei eine Blasenentleerungsstörung oder Harninkontinenz an. Jede 9. Frau (11 %) benötigt jedoch im Verlauf ihres Lebens eine Deszensusoperation. In 30 % ist eine weitere Operation erforderlich. Die Inzidenz ist bei Eurasierinnen deutlich höher als bei Afrikanerinnen.

18.5 Klassifikation

Die Klassifikation der Senkung in der Gynäkologie orientiert sich für alle 3 Kompartimente an der Höhe des Hymenalsaums. Eine Rektozele wird ausschließlich nach dem Absinken der hinteren Vaginalwand eingeteilt. Bleibt diese beim Pressen oberhalb des Hymenalsaums, liegt ein Stadium 1 vor. Beim Absinken bis zum Hymenalsaum das Stadium 2, darunter Stadium 3 (Abb. 1.4). Das gleiche gilt für die Zystozele oder den Deszensus uteri. Eine Enterozele wird nicht in Stadien eingeteilt, da diese in der klinischen Untersuchung schlecht beurteilt werden kann.

18.6 Symptomatik

Rektozelen sind bei einer gynäkologischen Untersuchung vor allem bei Frauen, die geboren haben, häufig zu sehen. Oft werden keinerlei Beschwerden angegeben. Erst wenn die Rektozele störend prolabiert (Abb. 18.4) oder wenn anorektale Funktionsstörungen auftreten, wird ein Arzt aufgesucht.

Am häufigsten werden dabei Defäkationsstörungen angegeben, die anfangs mit Laxanzien behandelt und von den Betroffenen als bei Frauen übliche Obstipation ge-

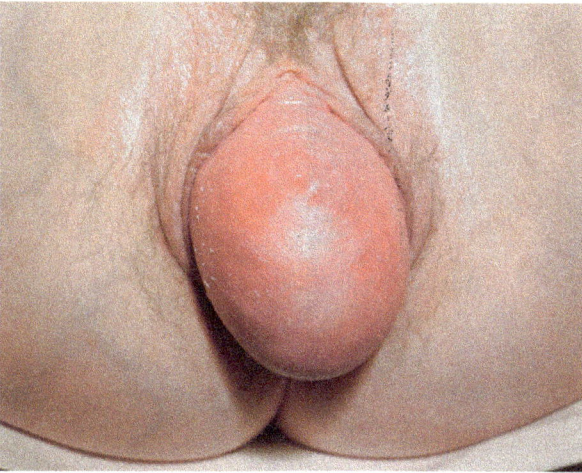

Abb. 18.4: Prolabierende Rektozele III° nach vorangegangener Hysterektomie.

deutet werden. Erst wenn manuell die hintere Vaginalwand reponiert oder Druck auf den Damm ausgeübt werden muss, steigt der Leidensdruck. Manche Patientinnen müssen auch digital das Rektum ausräumen. Eine bei Defäkationsstörung mögliche Überlaufinkontinenz verursacht ein Stuhlschmieren, das oft als anale Inkontinenz fehlgedeutet wird. Da eine anale Sphinkterschwäche zusätzlich vorliegen kann, ist eine Abgrenzung manchmal schwierig. Eine anale Inkontinenz durch Sphinkterinsuffizienz als geburtstraumatische Folge wird oft mit einer Latenzzeit von 20 Jahren und mehr symptomatisch, da die jüngere Frau dies lange kompensieren kann. Eine Enterozele macht häufig weniger Probleme. Die Symptome sind meist unspezifischer Natur. Eine verstärkte Harndrangsymptomatik mit Urge-Inkontinenz vor allem auch in der Nacht kann durch eine Enterozele bedingt sein. Als „cul-de-sac"-Phänomen bezeichnet man eine Defäkationsstörung, wenn die Darmschlingen der Enterozele das Rektum oder untere Sigma komprimieren.

18.7 Diagnostik

Eine Rektozele wird vom Gynäkologen durch eine vaginale Spekulumeinstellung diagnostiziert und deshalb als Vorwölbung und Absinken der hinteren Vaginalwand definiert. Der Chirurg untersucht rektal und spricht von einer Rektozele als ventrale Aussackung der Rektumvorderwand. Dieser Unterschied ist in den meisten Fällen nicht von Bedeutung, da Vagina und Rektum meist zusammen nach ventral prolabieren. Es gibt aber ausgeprägte Scheidenhinterwanddefekte, bei denen weniger eine Rektozele, sondern eine Enterozele im Vordergrund steht. Andererseits gibt es symptomatische Rektozelen mit ventraler Aussackung des Rektums, bei denen die vaginale Hinterwand sich nur wenig absenkt oder vorwölbt und so bei der vaginalen Untersuchung nicht diagnostiziert werden kann. Am einfachsten kann bei Vorwölbung der vaginalen Hin-

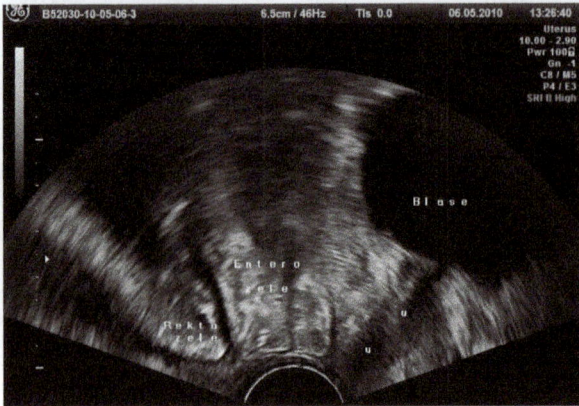

Abb. 18.5: Enterozele in der Introitussonographie.

terwand der verursachende Darmanteil in der Sonographie mit Perineal- oder Introitussonographie unterschieden werden (Abb. 18.5).

Eine Defäkographie erlaubt ebenfalls eine Differenzierung, am besten in 2 Ebenen. Allerdings mit erheblicher Strahlenbelastung. Aufwendiger dafür aber mit Beurteilung aller Kompartimente gelingt dies im dynamischen MRT, wobei diese meist in der physiologisch ungünstigen horizontalen Position durchgeführt wird. Die klinische Untersuchung mit Spiegeleinstellung der Vagina, rektaler digitaler Untersuchung mit Beurteilung des Sphinkters und Durchführung Prokto- bzw. Rektoskopie ist jedoch immer noch die wichtigste Basisdiagnostik.

Eine Zystozele und ein Deszensus des Uterus tritt häufig zusammen mit einer Rektozele auf. Eine große Zystozele kann so dominieren, dass die Rektozele nach dorsal verlagert wird und erst nach Reposition der Zystozele mit dem Speculum erkannt werden kann. Wenn eine Zystozele operiert wird, kann sich deshalb relativ schnell eine Rektozele mit Vorwölbung der hinteren Vagina entwickeln.

18.8 Therapie

18.8.1 Konservative Therapie

Bei einer Defäkationsstörung kann durch eine diätetische Stuhlregulierung, Laxanzien oder Irrigation oft eine deutliche Reduktion der Symptomatik erzielt werden. Auch eine Pessartherapie zur Reposition des Prolapses sollte erwogen werden. Ein täglicher Selbstwechsel ist, wenn möglich, anzustreben, um die Fluorbildung oder das Ulzerationsrisiko zu reduzieren. Welcher Pessartyp (zur Verfügung stehen Ring-, Siebschalen- oder Würfelpessar) gewählt wird, hängt davon ab, ob zusätzlich eine Zystozele oder ein Descensus uteri vorliegt und wie die Vagina und vor allem der Introitus vaginae konfiguriert ist. Oft sind Siebschalenpessare bei einer Zystozele und Würfelpessar bei

Descensus uteri oder Rektozele wirksamer. Man muss ausprobieren, welches Pessar der Patientin am meisten Erleichterung bringt und bei Belastung am besten hält und nicht disloziert.

18.8.2 Operative Therapie der Rektozele

Eine operative Therapie sollte erst nach Ausschöpfung konservativer Maßnahmen erwogen werden. Dabei hängt das Verfahren oft davon ab, ob die Patientin primär einen Chirurgen oder einen Gynäkologen aufsucht. Eine Rektozele wird in der Gynäkologie meist mit einer hinteren Plastik operiert. Bei genauer Betrachtung ist dies kein einheitliches OP-Verfahren. Unter diesem Begriff werden die hintere Kolporrhaphie, die Pelviperineoplastik, eine faszienspezifische Reparatur oder eine mediane Faszienraffung jeweils mit und ohne Levatorplastik oder Bulbospongiosus-Raffung zusammengefasst, die sich doch erheblich –darin unterscheiden, welche Strukturen „gerafft" werden. Zur Stabilisierung kann zusätzlich ein alloplastisches Netz implantiert werden. Auch biologische Patches wurden – allerdings mit schlechteren Ergebnissen – eingesetzt. Der koloproktologische Chirurg kann eine transanale oder transperineale Operation, eine staplergestützte Vollwandresektion (STARR) oder eine laparoskopische bzw. offene Resektionsrektopexie durchführen. Studien, die valide Daten zum Vergleich der unterschiedlichen OP-Techniken zuließen, liegen bis heute nicht vor. Die vorliegenden Ausgangsbefunde, die Indikationsstellung, die OP-Durchführung und die Parameter zur Messung des Erfolgs differieren erheblich. Wie soll Erfolg einer Operation definiert werden? Anatomisch oder funktionell? In chirurgisch durchgeführten Untersuchungen wird meist die Änderung im Stuhltagebuch als Erfolgsparameter benützt. Die gynäkologischen Studien beurteilen meist den anatomischen Erfolg der hinteren Vaginalwand, ohne die Verbesserung der Lebensqualität zu erfassen. Eine echte Vergleichbarkeit der einzelnen Rektozelenoperationen bei unterschiedlichen anatomischen Ausgangsbefunden und Symptomen, differenter Indikationsstellung, grundverschiedener OP-Verfahren, individueller operateursbezogener Variabilität der Durchführung und unterschiedlicher Parameter zur Erfolgsbeurteilung, ist nicht gegeben.

In der gynäkologischen AWMF-Leitlinie zur Deszensuschirurgie (DGGG 2016 und der angemeldeten überarbeiteten neuen Leitlinie, s. unten) ergaben sich nach umfangreicher Literaturrecherche der Arbeiten zur Rektozelenkorrektur folgende Ergebnisse:

   Erfolgsraten (Nachkontrollzeit > 12 Monate):
- hintere Scheidenplastik mit Eigengewebe: mediane Faszienraffung: 82–93 %
- Summe Versager: 83/576 → kumulative Erfolgsrate 86 %
- hintere Scheidenplastik mit Eigengewebe: defektspezifische Korrektur: 56–91 %
- Summe Versager: 82/271 → kumulative Erfolgsrate 70 %
- hintere Scheidenplastik mit Eigengewebe und Levatorennaht: 76–96 %
- Summe Versager: 45/220 → kumulative Erfolgsrate 80 %
- hintere Polypropylene-Netzeinlage: 78–100 %

- Summe Versager: 12/239 → kumulative Erfolgsrate 95 %
- hintere Scheidenplastik mit Polypropylene-Netzeinlage
- Summe Versager: 8/138 → kumulative Erfolgsrate 95 %
- hintere Plastik mit Schweindermis (Pelvicol)
- Summe Versager 14/53 → kumulative Erfolgsrate 74 %
- hintere Scheidenplastik mit Schweinedarm-Submucosa (SurgiSIS oder Fortagen)
- Summe Versager 27/119 → kumulative Erfolgsrate 77 %

In zwei randomisierten Studien zeigte sich die transvaginale hintere Scheidenplastik der transanalen Rektozelenkorrektur hinsichtlich der anatomischen und funktionellen Erfolgsraten überlegen.

Folgende Empfehlungen resultieren in der überarbeiteten angemeldeten AWMF-Leitlinie Deszensus zur operativen Therapie der Rektozele :
- Die hintere Scheidenplastik soll als transvaginale Standardtherapie bei anteriorer symptomatischer Rektozele mit der Patientin diskutiert werden.
- Die hintere Scheidenplastik als mediane Fasziennaht führt zu besseren Erfolgs-raten als die defekt-spezifische Faszienkorrektur und sollte bei primärer Rekto-zelenkorrektur bevorzugt durchgeführt werden.
- Auf den Einsatz von Xenograften (biologische Implantate) soll im hinteren Kom-partiment verzichtet werden.
- Auf die Anwendung von synthetischen Netzen im hinteren Kompartiment sollte bei Fehlen von Daten aus vergleichenden Studien in der Primärsituation verzichtet werden.

Alloplastische Materialen sind aber durchaus indiziert bei Rezidivrektozelen, aus-geprägten Befunden, hohem Rezidivrisiko und begleitenden Enterozelen, die ansonsten oft schwer zu korrigieren sind. Da wenig Eigengewebe zur Stabilisierung bei einer Rek-tozele im oberen hinteren Vaginalanteil vorhanden ist, kann diese ohne alloplastisches Netz oft schlecht korrigiert werden, ohne eine Dyspareunie durch eine konventionelle Kolporrhaphie zu verursachen. Routinemäßige Raffungen der Levatormuskulatur, die früher oft erfolgten, sind wegen des Dyspareunierisikos zu vermeiden. Rekonstruktio-nen des Perinealkörpers sind jedoch bei weitem klaffenden Hiatus genitalis sinnvoll, um Introitus vaginae wiederherzustellen und die Durchtrittsfläche zu reduzieren. Eine alleinige Rekonstruktion des Septum rectovaginale zur Reposition der hinteren Vagi-nalwand, ohne die meist zu große Zirkumferenz des Rektums zu reduzieren, erhöht das Risiko eines Auftretens oder Verstärkung einer Intussuszeption. Eine ausgeprägte-re präoperativ vorliegende Intussuszeption oder ein Rektumprolaps sollte interdiszipli-när gynäkologisch-koloproktologisch abgeklärt werden. Hier sind koloproktologische OP-Verfahren oft geeigneter. Bei elongiertem Rektosigmoid sind resezierende Verfah-ren mit und ohne zusätzliche Pexie indiziert. Dabei werden laparoskopische oder ab-dominale Verfahren bei ausgeprägten Prolapsstadien bevorzugt. Geringer ausgeprägte Intussuszeptionen können transanal therapiert werden. Wenn ein Vaginahinterwandprolaps mit Rektozele und einer Intussuszeption oder einem Analprolaps kombiniert vorliegt, kann ein zweistufiges Operationskonzept sinnvoll sein. Zunächst erfolgt eine gynäkologische Rekonstruktion und bei funktionell unbefriedigendem Ergebnis danach eine sekundäre koloproktologische Operation oder umgekehrt. Letztendlich sollten bei der Therapieplanung die Wiederherstellung der Lebensqualität durch Symptomreduktion und nicht fachspezifische Animositäten im Vordergrund stehen.

18.8.3 Therapie der Enterozele

Eine Enterozele stellt für die operative Therapie eine Herausforderung dar. Da eine Enterozele selten isoliert vorliegt, erfolgt eine Korrektur meist in Kombination mit Senkungseingriffen zur Behebung einer Zystozele, Rektozele oder Deszensus des Scheidenstumpfs bzw. Uterus. Beim vaginalen Zugang wird eine Eröffnung und Resektion des Enterozelenbruchsacks mit einer anschließenden „hohen Peritonealisierung" durchgeführt. Zur Stabilisierung kann ein alloplastisches Netz eingesetzt werden, um den oberen Anteil der hinteren Vagina zu stabilisieren, da hier meist wenig Eigengewebe für die Stabilisierung zur Verfügung steht. Beim abdominalen oder laparoskopischen Zugang steht die Douglasverödung (Excavatio rectouterina) mit zirkulären Nähten (Moschkowitz) oder anterioren-posterioren Nähten (Halban) zur Verfügung, wobei die wissenschaftliche Evidenz ungenügend ist. Da Enterozelen nach Hysterektomie häufiger auftreten, führen einige Operateure als prophylaktische Maßnahmen die Douglasverödung bei abdominalem oder laparoskopischem Vorgehen und beim vaginalen Zugang eine hohe Peritonealisierung durch, ohne dass hierzu eine durch Studien abgesicherte Evidenz vorliegt. Eine zusätzliche apikale Fixierung des Level 1 verbessert die Stabilität jeglicher Deszensusoperation und reduziert den Descensus perinei.

18.9 Komplikationen

Die konservative Therapie ist bis auf mögliche Ulzerationen der Vagina bei einer Pessartherapie in der Regel risikolos. Bei einer Deszensusoperation auf beschränktem und schlecht zugänglichem Raum im kleinen Becken besteht das Risiko einer Verletzung von Blase, Darm und Ureter. Die intraoperativ bemerkte Verletzung kann direkt während des Eingriffs versorgt werden. Thermische Läsionen und Strikturen werden oft erst sekundär bemerkt und sind eine der Hauptursachen für Fisteln zwischen Blase, Vagina, Darm oder Ureter. Gefürchtet sind Ureterstenosen mit Bildung einer Hydronephrose. Eine unerwünschte Folge ist eine Dyspareunie, die nach vaginalen Eingriffen etwas häufiger auftritt. Nach allen Deszensuskorrekturen, vor allem nach Zystozelenoperationen, kann es zur Ausbildung einer Denovo-Belastungsharninkontinenz kommen, wenn der „Quetschhahn" der Urethra behoben wird. Senkungsoperationen sind Eingriffe zur Rekonstruktion einer anatomischen Veränderung. Die Patientin wünscht sich jedoch die Beseitigung einer Blasen- und Darmfunktionsstörung. Auch bei perfektem anatomischem Ergebnis kann die Funktionsstörung persistieren, im ungünstigen Fall sich verschlechtern oder eine neue bisher nicht bestehende hinzukommen. Da es sich um elektive Eingriffe handelt, ist deshalb eine ausführliche präoperative Aufklärung über die Operationsrisiken und mögliche funktionelle Misserfolge zwingend erforderlich. Auch hier gilt das Therapieprinzip: konservativ vor operativ.

18.10 Besonderheiten

Harn- und Stuhlinkontinenz, Blasen- und Darmentleerungsstörungen und andere Beckenbodenfunktionsstörungen sind auch heute noch tabuisiert. Die Patientinnen gehen erst bei höherem Leidensdruck zum Arzt. Sie wissen meist nicht, welche Fachrichtung zuständig ist. Das weiß oft auch der befragte Hausarzt nicht. Je nach führendem Symptom wird dann ein Gynäkologe, Urologe oder Koloproktologe aufgesucht. Dieser behandelt dann die Störung, die in seinem Fachbereich liegt. Da aber oft kombinierte Störungen vorliegen, ist in vielen Fällen eine fachübergreifende Diagnostik und interdisziplinärer Therapieansatz sinnvoll. Dazu ist es erforderlich, sich auch in den Nachbardisziplinen auszukennen und fortzubilden. Für den Koloproktologen bedeutet dies, dass bei der Frau anamnestisch immer auch die Blasen- und Sexualfunktion erfragt und der Deszensus in allen drei Kompartimenten beurteilt werden sollte. Erfreulicherweise findet zunehmend eine interdisziplinäre Kooperation in Kontinenz- und Beckenbodenzentren statt, in denen diese Fachrichtungen eng zusammenarbeiten und Befunde austauschen.

18.11 Prävention

Die Prävention von anorektalen Funktionsstörungen, aber auch des Deszensus und der Harninkontinenz beginnt spätestens nach den Geburten. Training der Beckenbodenmuskulatur, Gewichtsoptimierung, Vermeidung von Obstipation, Erlernen einer beckenbodenschonenden Tragetechnik und Nikotinkonsumabstinenz reduzieren das Risiko. Postmenopausal hat eine lokale vaginale Applikation von Estriol über β-Östrogenrezeptoren proliferierende Effekte auf Vaginal-, Urethral- und Blasenepithelien und verbessert die Durchblutung im Urethralbereich samt Verschlussmechanismen über β-Östrogenrezeptoren in den Endothelien.

Weiterführende Literatur

Deutsche Gesellschaft für Gynäkologie und Geburtshilfe (DGGG); Arbeitsgemeinschaft der Wissenschaftlichen Medizinischen Fachgesellschaften (AWMF). Diagnostik und Therapie des weiblichen Descensus genitalis. 2016. http://www.awmf.org/uploads/tx_szleitlinien/015-006l_S2e_Descensus_genitalis-Diagnostik-Therapie_2016-11.pdf

Fünfgeld C. Prolapschirurgie – Komplikationsprävention und -management. Geburtshilfe und Frauenheilkunde. 2017;77(03):230–3. doi:10.1055/s-0042-124595

Fürmetz A, Jundt K. Beckenboden nach Schwangerschaft und Geburt. Frauenheilkunde up2date. 2015;9 (04):291–312. doi: 10.1055/s-0033-1358145

Petri E, Kölbl H, Hrsg. Gynäkologische Urologie. 4. Aufl. Stuttgart: Thieme; 2013. doi:10.1055/b-002-57147

Fünfgeld C. Operationstechniken in de Urogynäkologie bei Deszensus und Harninkontinenz. 1. Auflage Bremen: Uni-Med 2021 ISBN 978–3–8374–1604–6

Stichwortverzeichnis

www.ingramcontent.com/pod-product-compliance
Lightning Source LLC
Chambersburg PA
CBHW081511190326
41458CB00015B/5340